神经外科全媒体书系·第2辑·

丛书主编 ◎ 马廉亭
名誉主编 ◎ 于 康

SHENJING ZHONGZHENG LINCHUANG YINGYANG ZHILIAO

神经重症临床营养治疗

主编 ◎ 徐习 林宁

长江出版传媒
湖北科学技术出版社

图书在版编目（CIP）数据

神经重症临床营养治疗 / 徐习，林宁主编 . -- 武汉 ：湖北科学技术出版社，2025. 5. --（神经外科全媒体书系）. -- ISBN 978-7-5706-4105-5

Ⅰ . R741.05

中国国家版本馆 CIP 数据核字第 2025SJ1634 号

策　　划：冯友仁　　　　责任校对：童桂清
责任编辑：常　宁　　　　封面设计：胡　博

出版发行：湖北科学技术出版社
地　　址：武汉市雄楚大街 268 号（湖北出版文化城 B 座 13—14 层）
电　　话：027-87679468　　　　邮　　编：430070

印　　刷：湖北新华印务有限公司　　　　邮　　编：430035

---

889 毫米 ×1194 毫米　1/16　18.25 印张　467 千字
2025 年 5 月第 1 版　　　　2025 年 5 月第 1 次印刷
定　　价：168.00 元

《神经重症临床营养治疗》
编　委　会

名誉主编　于　康（北京协和医院）

主　　编　徐　习（中国人民解放军南部战区总医院）

林　宁（中国人民解放军西部战区总医院）

副 主 编　金　迪（中国人民解放军南部战区总医院）

时皎皎（中国人民解放军西部战区总医院）

全静雯（中国人民解放军南部战区总医院）

韦红梅（中国人民解放军新疆军区总医院）

编　　委　（按姓氏拼音排序）

陈　瑶（中国人民解放军南部战区总医院）

陈　志（中国人民解放军西部战区总医院）

陈进英（中国人民解放军南部战区总医院）

邓兵梅（中国人民解放军南部战区总医院）

凡　蝶（中国人民解放军西部战区总医院）

冯　健（中国人民解放军西部战区总医院）

侯　燕（中国人民解放军南部战区总医院）

胡吉蕾（中国人民解放军西部战区总医院）

蒋孟柳（中国人民解放军南部战区总医院）

康　超（中国人民解放军西部战区总医院）

罗高权（中国人民解放军南部战区总医院）

李　平（中国人民解放军南部战区总医院）

李福祥（中国人民解放军西部战区总医院）

梁伟芬（中国人民解放军南部战区总医院）

林佳佳（中国人民解放军南部战区总医院）
刘　畅（中国人民解放军西部战区总医院）
刘　杰（中国人民解放军西部战区总医院）
慕容敏（中国人民解放军南部战区总医院）
彭苏柳（中国人民解放军南部战区总医院）
粟叶萍（广西医科大学）
项　薇（中国人民解放军南部战区总医院）
肖春秀（中国人民解放军西部战区总医院）
谢　红（中国人民解放军南部战区总医院）
杨　蕾（中国人民解放军北部战区总医院）
于晓明（中国人民解放军总医院第一医学中心）
余　凤（中国人民解放军新疆军区总医院）
张　涛（中国人民解放军联勤保障部队第九二三医院）
张　永（中国人民解放军总医院第一医学中心）
张新胜（中国人民解放军总医院第一医学中心）
张依醒（美国马里兰大学帕克分校）
郑锦锋（中国人民解放军东部战区总医院）
周友田（中国人民解放军南部战区总医院）
朱忠立（中国人民解放军西部战区总医院）

主 编 简 介

徐习，中国人民解放军南部战区总医院营养科主任，医学硕士，主任护师，广东省医疗行业协会临床营养管理分会副主任委员，广东省营养学会营养教育与健康促进专委会常务委员。主编和参编专著6部，发表论文30余篇；主持参研省、市级课题项目4项；获得实用新型专利8项，享受军队优秀专业技术人才岗位津贴。在执行武汉抗疫、香港抗疫和国际军事任务中表现突出，火线立功，被评为广州市“最美拥政爱民标兵”，个人事迹多次被央视专题报道。

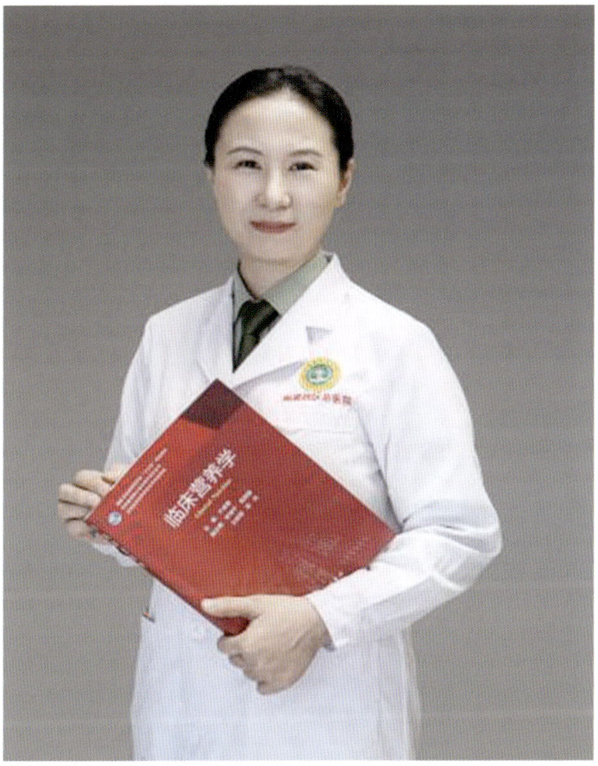

林宁，中国人民解放军西部战区总医院营养科主任，副主任医师，普通外科博士后，临床营养学博士，西南交通大学硕士生导师，成都医学院硕士生导师，国家注册营养师，四川省海外高层次留学人才，中国营养学会糖尿病营养分会常务委员，中国老年医学学会食品安全与营养分会委员，四川省营养学会和四川省营养师协会常务理事，日本国立健康营养研究所、美国塔夫茨大学国家公派访问学者。主编和参编专著10余部，发表论文80余篇。参研中央军委重大课题子课题2项、军队保健课题1项，主持省部级课题3项、市厅级课题2项，参与国家自然科学基金面上项目3项，获得四川省营养科技二等奖1项，实用新型专利3项。

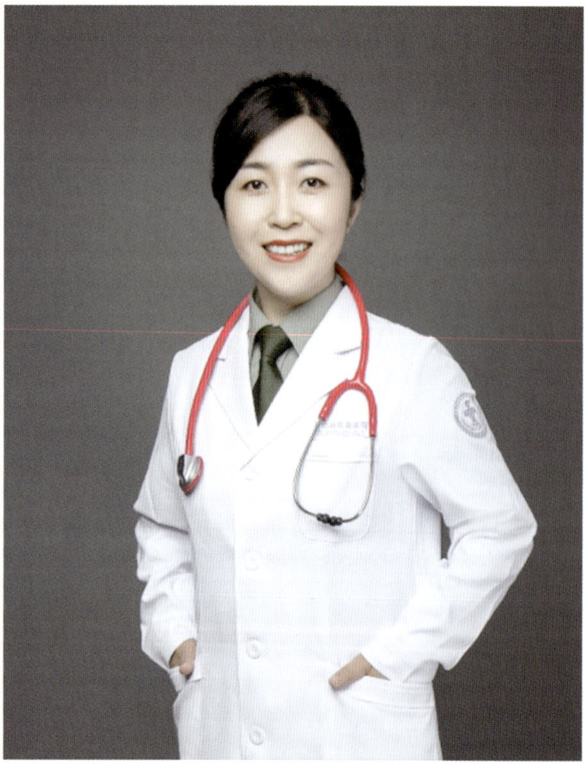

序 言

合理营养是健康的物质基础。非疾病状态下，我们需要合理膳食来预防疾病；而当生病的时候，我们仍需要合理的营养治疗来改善临床结局，提高生活质量。对危重症患者而言，营养是一道光，透过缝隙照亮世界，给患者带来支撑生命、打败病魔的力量，给家属和医生带来救治的信心。

营养治疗是有营养风险的患者、营养不良的患者改善临床结局不可或缺的“武器”。神经重症患者面临“吃”的难题更多。“吃”成为一项复杂的任务，需要牙齿的切碎咀嚼、口咽肌肉群的协调吞咽、消化道的蠕动运输和消化液的分泌酶解。神经重症患者可能因为意识障碍、吞咽困难、消化道出血等情况而无法经口进食，大量的能量和营养素消耗也让患者无力承受。因此，神经重症患者的营养治疗非常重要，且要很专业。

湖北科学技术出版社委托中国人民解放军南部战区总医院和西部战区总医院牵头编写《神经重症临床营养治疗》一书。经过编写团队历时 1 年的辛勤工作，本书终于与广大读者朋友见面了，编写团队有机会与国内神经内外科、重症医学科和营养专业的广大医务工作者和医学生“见字如面”的交流，这将成为神经重症临床营养治疗一个崭新的起点。

在此，真诚感谢所有参与本书编写的专家、学者以及幕后团队的辛勤工作，特别是南部战区总医院营养科徐习主任团队、西部战区总医院营养科林宁主任团队，他们以高度的敬业精神和专业素养，为本书的写作付出了巨大的努力。没有大家的专业精神和无私奉献，这本书不可能如期问世。最后，衷心感谢每一位读者朋友，期待着您对本书提出宝贵的建议和意见。

在神经重症患者临床营养诊疗的大道上，本书只是迈出了一小步。愿大家砥砺前行、不忘初心，为神经重症患者照亮通往更健康、更光明的未来之路。于斯，善莫大焉。

于康

北京协和医院临床营养科主任，健康医学系主任

主任医师，教授，博士研究生导师

2024 年 7 月 11 日

前言

神经重症患者是一个特殊的群体，经历着复杂多变的病痛折磨，生命经受着疾病的威胁。无论是常见的脑卒中、脑外伤、癫痫，还是并不多见但为人们所熟知的渐冻症，神经重症患者越来越多地出现在我们的诊室和家庭中。营养治疗是疾病的一线治疗，肿瘤治疗领域如此，神经重症领域亦然。重症阶段诸多棘手的问题正受到越来越多的关注，在监护病房，神经重症患者基于原发病和病情的重症化往往出现吞咽困难、意识和运动障碍、营养需求增加等症状或变化。如何在复杂且瞬息万变的临床情境下制订精准的营养治疗策略，是摆在我们面前的重大课题。

为了能给神经重症临床营养治疗领域提供有益参考，指导一线医护人员做出更科学的治疗决策，同时也为激发更多研究者对这一领域进行积极探索，我们集合了优秀的团队，在马廉亭教授和于康教授的指导下，结合最新的科研成果与丰富的临床经验，共同探讨了神经重症患者的营养筛查与评定、特定疾病的营养治疗、营养治疗的实施与监测等多个方面的问题，旨在通过促进临床实践的优化与治疗经验的分享，为提高神经重症患者的康复速度和生活质量做出贡献。

全书共两篇十六个章节，分别从神经重症的基本概念、流行病学特征、成本－效益分析以及标准化临床营养诊疗、各种致伤致病因素引起的神经重症诊疗谈起，对营养的作用进行了全方位的总结和概括，并用病例来阐述临床实践中的具体方法和步骤。本书还使用了视频和教学图片与理论文字相结合的表述方式，让临床的操作更加直观和精准。希望广大医务工作者、医学生可以从中简单快捷地学习各类工具的使用，掌握各类量表的应用，并结合自己的学习和工作实践迸发出新的研究或工作思路。

最后，衷心感谢本书所有参与写作、编辑、审校的老师和同仁，是你们的潜心钻研和不断打磨让这本书历时 1 年得以“诞生”，走进千万医务工作者中间，接受大家的审阅和批评。同时，鉴于编写人员的水平和能力有限，书中可能存在不足之处，也敬请广大读者批评指正！

CONTENTS

目 录

第一篇　总　论

第一章　神经重症营养治疗的相关问题

第一节　神经重症与临床营养

一、神经重症的定义

危重症是由严重感染、创伤、烧伤或其他类型的严重组织损伤（如胰腺炎）引起的危及生命的疾病。危重症的特征是身体的炎症反应，损伤激发机体强烈的代谢应激反应，机体“全身调动”来对抗外来病原体的威胁，神经内分泌系统和细胞因子调控能量消耗增加、蛋白质分解代谢增强，这与单纯饥饿产生的适应性分解代谢相区别。从病理生理角度来讲，交感神经系统激活以及外周组织对合成代谢激素的抵抗增强等因素，改变了能量产生路径，让能量供应向保护重要脏器功能集中，同时能量底物发生改变，如机体组织从利用葡萄糖到利用乳酸等（表 1-1）。神经系统危重症（即神经重症）患者也不例外，以急性重型颅脑损伤为例，应激期分解代谢增强、合成代谢减弱，能量供给和（或）基本底物比例不适当，代谢紊乱和脏器功能障碍加重，不良结局风险增加。神经重症一般是指神经系统的严重疾病，例如脑出血、脑梗死、脑肿瘤等，可能会引起昏迷、瘫痪、肢体麻木等症状，严重时甚至会危及生命。

表 1–1　危重症时机体内分泌和代谢变化

内分泌腺或者组织	代谢改变	血液中含量变化
垂体前叶	ACTH①、生长激素分泌增加	ACTH↑、生长激素↑
胰腺	胰高血糖素分泌增加 胰岛素分泌抑制	胰高血糖素↑ 胰岛素↓
肾上腺	皮质醇、肾上腺素分泌增加	皮质醇↑、肾上腺素↑
肝脏	糖原分解增加，合成减少 糖异生增强 脂肪酸 β 氧化增强，酮体生成增加	酮体↑、葡萄糖↑
肌肉	糖原分解增加 葡萄糖摄取和利用减少 蛋白质分解增加 脂肪酸 β 氧化增强	乳酸↑、葡萄糖↑、氨基酸↑

续表

内分泌腺或者组织	代谢改变	血液中含量变化
脂肪组织	脂肪分解增强 葡萄糖摄取和利用减少 脂肪合成减少	游离脂肪酸↑、甘油↑

注：ACTH——adrenocorticotropic hormone，促肾上腺皮质激素。

二、神经重症的评估

（一）与营养风险和营养状况相关的评估

针对重症疾病患者的营养风险和营养状况评估区别于普通病房的住院患者。由于患者液体管理的因素，体质量和体重指数（body mass index，BMI）并不能准确反映营养不良。在众多的营养风险筛查和评估工具中，营养风险筛查 2002（nutrition risk screening 2002，NRS 2002）、危重症营养风险评分（the nutrition risk in critically ill，NUTRIC）被认为可用于评定患者营养状况和疾病严重程度。NRS 2002 对 ICU 患者病死率具有很强的预测价值，而 NUTRIC 评分在预测 ICU 患者能量和蛋白质不足方面价值更高。NRS 2002 是欧洲肠外肠内营养学会（European Society for Parenteral and Enteral Nutrition，ESPEN）通过回顾性分析已有的营养治疗相关临床对照试验制订的一套营养风险筛查方法，由营养状态受损评分、疾病严重程度评分及年龄评分三部分组成。将三部分评分相加，总评分≥ 3 分者存在营养风险。NUTRIC 评分是基于年龄和疾病严重程度评分、共病情况、住院至 ICU 天数以及白细胞介素 -6（interleukin-6，IL-6）水平来评估炎症反应的风险评估工具。近些年，改良版的 NUTRIC 评分（modified nutrition risk in critically ill，mNUTRIC）也被证实了评估效果并加以推广应用，其主要特征是去掉了 IL-6 的指标，以总评分≥ 5 分作为营养高风险的判定。（NRS 2002 与 NUTRIC 评分详见第二章）

此外，在神经重症患者中，ICU 相关性衰弱的发生率显著升高。因此，神经重症患者营养状态的评估应更重视肌肉质和量的评估。对于意识清醒的患者，医学研究理事会评分（Medical Research Council，MRC）可以作为诊断 ICU 相关性衰弱的金标准；而对于意识障碍、镇痛镇静等患者，可借助床旁超声、CT、生物电阻抗技术等方法给予肌肉量动态变化的评估以及营养康复治疗效果的评估。

（二）与预后相关的评估

1. 急性生理和慢性健康状况评估Ⅱ

急性生理和慢性健康状况评估Ⅱ（acute physiology and chronic health evaluation Ⅱ，APACHE Ⅱ）量表作为国内外广泛认可的重症监护病房内使用的评估工具，主要用于评估重症患者病情的严重程度、预后结局和医疗质量等，此表对神经重症患者的评估也有一定的价值。

APACHE Ⅱ评分由年龄评分、急性生理评分及慢性健康评分构成，最终的 APACHE Ⅱ评分为三项之和。分值越高，表示病情越重，预后越差。宿英英等于 2005—2006 年在首都医科大学宣武医院神经外科 ICU 病房对 404 名重症患者进行了 0、24h、48h、72h 连续评估，发现了 72h 的评估分值与预后的关系最为密切，且 14 项参数中的 5 个参数（Glasgow 评分、心率、体温、血肌酐和白细胞计数）与预后相关。（表 1-2 至表 1-4）

表 1–2　年龄评分

参数	6 分	5 分	3 分	2 分	0 分
年龄 / 岁	≥ 75	65 ～ 74	55 ～ 64	45 ～ 54	≤ 44

表 1–3　急性生理评分

参数	4 分	3 分	2 分	1 分	0 分
1. 直肠温度 /℃	≥ 41	39 ～ 40.9	—	38.5 ～ 38.9	36 ～ 38.4
	≤ 29.9	30 ～ 31.9	32 ～ 33.9	34 ～ 35.9	—
2. 平均动脉压 /mmHg	≥ 160	130 ～ 159	110 ～ 129	—	70 ～ 109
	≤ 49	—	50 ～ 69	—	—
3. 心率 / 次 · min^{-1}	≥ 180	140 ～ 179	110 ～ 139	—	70 ～ 109
	≤ 39	40 ～ 54	55 ～ 69	—	—
4. 呼吸频率 / 次 · min^{-1}	≥ 50	35 ～ 49	—	25 ～ 34	12 ～ 24
	≤ 5	—	6 ～ 9	10 ～ 11	—
5.PaO_2/mmHg	＜ 55	55 ～ 60	—	61 ～ 70	＞ 70
6.A-aDO_2/mmHg	≥ 500	350 ～ 499	250 ～ 349	—	＜ 200
7. 动脉血 pH 值 或 HCO_3^-/mmol · L^{-1}	≥ 7.7	7.6 ～ 7.69	—	7.5 ～ 7.59	7.33 ～ 7.49
	≤ 7.14	7.15 ～ 7.24	7.25 ～ 7.32	—	—
	≥ 52	41 ～ 51.9	—	32 ～ 40.9	22 ～ 31.9
	＜ 15	15 ～ 17.9	18 ～ 21.9	—	—
8. 血 Na^+/mmol · L^{-1}	≥ 180	160 ～ 179	155 ～ 159	150 ～ 154	130 ～ 149
	≤ 110	111 ～ 119	120 ～ 129	—	—
9. 血 K^+/mmol · L^{-1}	≥ 7.0	6 ～ 6.9	—	5.5 ～ 5.9	3.5 ～ 5.4
	＜ 2.5	—	2.5 ～ 2.9	3 ～ 3.4	—
10.Cr（急性肾衰时加倍）/ mol · L^{-1}	≥ 308	176 ～ 307	132 ～ 175	—	52.8 ～ 131
	—	—	—	＜ 52.8	—
11. 血细胞比容 /%	≥ 60	—	50 ～ 59.9	46 ～ 49.9	30 ～ 45.9
	＜ 20	—	20 ～ 29.9	—	—
12. 白细胞计数 / × 10^9 · L^{-1}	≥ 40	—	20 ～ 39.9	15 ～ 19.9	3 ～ 14.9
	＜ 1.0	—	1.0 ～ 2.9	—	—
Glasgow 评分	等于 15 减去实际 GCS 分值				

注：工具使用说明如下。①氧合作用：当 FiO_2 ＜ 0.5 时用 PaO_2；FiO_2 ≥ 0.5 时用肺泡 - 动脉氧分压差 [（A-a）DO_2]。②血液酸碱度：血液酸碱度以动脉血 pH 值为好，无血气分析时则用静脉血 HCO_3^- 代替。③急性生理评分：上述 12 项生理指标评分之和。

表 1-4　慢性健康评分

参数	疾病种类
心血管系统	休息或轻微活动时出现心绞痛或心功能不全的表现，如心悸、气急、水肿、肝大、肺部啰音等或符合美国纽约心脏协会制订的心功能Ⅳ级标准
呼吸系统	慢性限制性、阻塞性或血管性肺部疾病导致患者活动严重受限，不能上楼、做家务或有慢性缺氧、高碳酸血症、继发性红细胞增多症、严重肺动脉高压或需呼吸机支持
肝脏	经活检确诊肝硬化伴门静脉高压，既往有门静脉高压致上消化道出血、肝功能衰竭、肝性脑病或肝昏迷史
肾脏	接受长期透析治疗
免疫功能障碍	接受免疫抑制剂治疗、化疗、放疗、长期激素治疗，或近期使用大量激素，或患白血病、淋巴瘤、艾滋病等抗感染能力低下者

注：工具使用说明如下。①凡上述器官、系统功能严重障碍或衰竭的慢性病，如行急诊手术或未手术者加 5 分，择期手术者加 2 分。② APACHE Ⅱ评分由年龄评分、急性生理评分及慢性健康评分构成，最终的 APACHE Ⅱ评分为三项之和。

2. 简明急性生理评分

简明急性生理评分（simplified acute physiology score，SAPS）Ⅱ问世于 1993 年，包括评分表和医院死亡率两个部分。SAPS Ⅱ可以用于预测院内死亡率，适用于除心脏外科和烧伤以外的绝大多数 ICU。2005—2007 年首都医科大学宣武医院医务人员对 653 名神经重症患者使用 SAPS Ⅱ进行死亡率预测，结果发现 SAPS Ⅱ适用于神经重症患者的病情评估和死亡率预测，其中 48h 和 72h 的预测最为准确，且不受疾病种类影响。2005 年，SAPS Ⅲ问世，该评分包括了三个部分，第一部分有 5 个变量：年龄、合并症、ICU 入住前血管活性药物的使用天数、ICU 入住前的院内科室、ICU 入住前血管活性药物的使用。第二部分有 5 个变量：ICU 入住计划内 / 计划外的原因、ICU 的入住原因、ICU 入住时手术部位、手术状态、ICU 入住时的急性感染。第三部分有 10 个变量：Glasgow 昏迷评分（最低分）、最高胆红素、最高体温、最高肌酐、最高心率、最高淋巴细胞、最低 pH 值、最低血小板、最低收缩压、氧合指数和机械通气。（表 1-5）

表 1-5　简明急性生理评分（SAPS）Ⅲ

项目	分值 / 分
年龄 / 岁	
20 ～ 39	0
40 ～ 59	5
60 ～ 69	9
70 ～ 74	13
75 ～ 79	15
≥ 80	18
合并症	
无	0
肿瘤治疗	3
慢性心衰（Ⅳ级）、血液肿瘤	6

续表

项目	分值 / 分
肝硬化、艾滋病	8
转移性肿瘤	11
ICU 入住前血管活性药物的使用 /d	
＜ 14	0
14 ～ 27	6
⩾ 28	7
ICU 入住前的院内科室	
没有院内停留科室	0
急诊室	5
其他 ICU	7
其他	8
ICU 入住前血管活性药物的使用	
没有血管活性药物	0
血管活性药物	3
ICU 入住	
计划入住	0
非计划入住	3
ICU 入住原因	16
所有其他原因	0
心血管系统：节律紊乱	-5
心血管系统：休克（感染性、过敏性等）	5
消化系统：急腹症、其他	3
消化系统：重症胰腺炎	9
肝脏：肝功能衰竭	6
神经病学：癫痫发作	-4
神经病学：昏迷、意识模糊、谵妄	4
神经病学：局灶性神经功能缺损	7
神经病学：颅内质量效应	10
手术部位	
所有其他	0
移植手术	-11
创伤：其他、单独的	-8
心脏外科	-6
神经外科	5
手术状态	
择期手术	0
没有手术	5
急诊手术	6

续表

项目	分值 / 分
ICU 入住时的急性感染	
无急性感染	0
院内感染	4
呼吸道	5
Glasgow 昏迷评分（最低）	
⩾ 13	0
7 ～ 12	2
6	7
5	10
3 ～ 4	15
总胆红素（最高），mg/dL	
＜ 2	0
2 ～ 5.9	4
⩾ 6	5
体温（°C）	
⩾ 35	0
＜ 35	7
肌酐（最高），mg/dL	
＜ 1.2	0
1.2 ～ 1.9	2
2 ～ 3.4	7
⩾ 3.5	8
心率（最高），次 /min	
＜ 120	0
120 ～ 159	5
⩾ 160	7
淋巴细胞（最高），个 /L	
＜ 15	0
⩾ 15	2
氢离子浓度（最低），pH 值	
＞ 7.25	0
⩽ 7.25	3
血小板（最低），个 /L	
⩾ 100	0
50 ～ 99	5
20 ～ 49	8
＜ 20	13

续表

项目	分值 / 分
收缩压（最低），mmHg	
≥ 120	0
70 ～ 119	3
40 ～ 79	8
< 40	11
氧合指数和机械通气	
PaO_2 ≥ 60 和无机械通气	0
PaO_2 < 60 和无机械通气	5
PaO_2/FiO_2 ≥ 100 和机械通气	7
PaO_2/FiO_2 < 100 和机械通气	11

三、神经重症患者的预后

神经重症患者的预后与疾病种类、病程长短、是否有并发症、患者年龄以及营养状况等因素密切相关。如脑梗死患者的预后既与阻塞血管的大小、梗死面积、梗死次数、栓子的性质、发病速度有关，又与有无机械通气、有无并发症、是否存在营养不良等因素有关。根据文献报道，需要机械通气的严重卒中患者的预后通常较差。最新研究发现患有严重卒中的机械通气患者虽然总体预后比之前报道得好，但因神经系统或呼吸系统恶化需要插管且入院时已昏迷的老年患者预后最差，这与患者的年龄、发病与恶化的速度以及营养状态均相关。

（林　宁　金　迪　郑锦锋）

第二节　神经重症治疗中的营养问题

一、神经重症患者营养治疗的现状

2012 年中华医学会肠外肠内营养学分会神经疾病营养学组对中国大城市的 18 家三级甲等医院神经内科调查后发现，大多数科室配备营养治疗相关仪器设备，由医师、护士、临床营养师组成的临床营养治疗团队达到 89%，按照《神经疾病营养支持操作规范共识（2011 版）》正确实施营养治疗的目标可以达到 70%。有研究报道了我国北方 123 家三级医疗机构的神经重症患者肠内营养治疗情况，入选的科室包括神经内科、神经内科 ICU、神经外科和综合 ICU。在设施设备方面，具有体重测量仪的机构占比 82.9%，配置了肠内营养输液泵的占比 85.4%，配备有间接能量代谢测量仪的占比 30.1%；在营养治疗流程管理方面，应用 NRS 2022 或 NUTRIC 评分来筛查神经重症患者的占比 74.8%，使用专业的营养评定量表进行营养状况评估的占比 71.5%，成立了营养治疗小组且有经皮内镜下胃造瘘技术或经皮内镜空肠造瘘技术的占比 46.3%，入住 ICU 后 48h 内能开展肠内营养治疗的占比 48.0%；在营养护理管理方面，进行肠内营养输注时能主动抬高床头≥ 30° 的占比 74.8%，依据洼田饮水试验来开始肠内营养输注的占比 57.7%，停止肠内营养输注的占比 58.5%。2013 年国内另一项多中心调查发现，神经内科住院患者营养不良风险率达 40%，但仅半数高风险患者得到营养治疗。

二、神经重症患者面临的常见营养问题

2017 年 ESPEN 神经系统疾病临床营养诊疗指南明确提出，神经重症患者基于原发病和病情的重症化容易出现吞咽障碍、意识障碍、精神障碍、认知障碍、营养需求增加等，这些会从患者进食意愿、经口咀嚼、吞咽、消化道蠕动 / 胃排空、排便功能等全过程影响患者食物摄入和消化吸收，引起或者加重患者住院期间的营养风险或营养不良发生率。以卒中患者为例，超过 50% 的卒中患者入院时伴有吞咽障碍，其中半数患者 6 个月甚至更长时间内仍不能恢复。9.3% ～ 19.2% 的卒中患者入院时已经存在营养不良，住院 1 周新增营养不良约 10%。神经重症患者面临的营养问题可归纳为以下几类。

（一）不同程度的吞咽障碍

吞咽障碍被认为是神经系统疾病影响患者营养状况的最主要营养问题之一。口咽吞咽涉及一组快速、高度协调的神经肌肉动作，包括从嘴唇闭合开始到打开食管上括约肌结束。中枢吞咽网络或下游周围神经、肌肉结构异常均可能导致口咽吞咽受损，即口咽吞咽困难（oropharyngeal dysphagia，OD）。OD 增加误吸和营养摄入不足风险、降低呼吸安全。在 ICD-10 目录中，“吞咽困难”用代码 R13 来参考，R13.0 表示“完全不能吞咽”，R13.11 表示“口服阶段吞咽困难”，R13.12 表示“口咽吞咽困难”，R13.13 表示“咽吞咽困难”。神经性吞咽障碍是导致摄入不足的首要原因，而脑卒中、颅脑外伤、神经变性疾病、神经肌肉疾病的患者发生神经性吞咽障碍比例高达 30% ～ 81%。洼田饮水试验方法及分级是临床上常用的吞咽障碍评估方法之一。（表 1-6、视频 1-1）

视频 1-1

表 1-6　洼田饮水试验

分级	表现
1 级（优）	5s 内能顺利将 30ml 水 1 次饮下，无呛咳
2 级（良）	5s 内能顺利将 30ml 水分 2 次饮下，无呛咳
3 级（中）	> 5s 将 30ml 水 1 次饮下，但有呛咳
4 级（可）	> 5s 将 30ml 水分 2 次及以上咽下，但有呛咳
5 级（差）	频繁呛咳，> 5s 不能将 30ml 水全部咽下

注：①操作如下。患者取端坐位，尽量在 5s 内咽下 30ml 温开水，观察有无呛咳、饮水频次、饮水用时。如果发生呛咳，应立即终止试验，协助其将水咳出。②结果判定。正常：1 级，5s 之内。可疑：1 级，5s 以上；或 2 级。异常：3 ～ 5 级。③疗效判定。治愈：吞咽障碍消失，洼田饮水试验评定 1 级。有效：吞咽障碍明显改善，洼田饮水试验评定 2 级。无效：吞咽障碍改善不显著，洼田饮水试验评定 3 级及以上。

不同类型和程度的胃肠功能障碍均容易造成患者进食受限或者管饲喂养的误吸风险增加。《中国神经外科重症患者营养治疗专家共识（2022 版）》指出误吸是吞咽过程中数量不等的液体或固体食物、分泌物、血液等进入声门以下呼吸道的过程。高龄（＞ 70 岁）、意识丧失 / 下降、经鼻胃管实施肠内营养、机械通气、吞咽功能障碍、声门或贲门关闭功能不全、合并神经系统疾病或精神类疾病、使用镇静药物或肌松药物、院内外转运等是误吸的高危因素。神经重症患者具有多种误吸的高风险因素，是误吸高风险人群。误吸风险增加给临床营养治疗和护理带来了挑战。

（二）上消化道出血

因严重脑外伤、卒中、严重感染、抗凝药物抗血小板药物使用等导致机体严重应激状态下发生急性消化道黏膜糜烂、溃疡、出血等病变，临床表现为呕血和（或）便血、经胃管喂养回抽时出现鲜血等情况，严重时患者出现失血性休克。中国神经外科重症患者消化道出血的发生率约为 12.6%。2009 年的《神经系统疾病肠内营养支持操作规范共识》指出当血性胃内容物＜ 100ml 时，可继续全量全速或全量减速（20 ～ 50ml/h）喂养，每天进行胃液隐血试验 1 次，直至正常 2d；当血性胃内容物＞ 100ml 时暂停喂养，必要时改为肠外营养。在实际临床工作中，往往会因为患者消化道出血而暂停肠内营养并改为全肠外营养，或因为肠外营养受限而暂停营养治疗。禁食水的主要目的是避免患者的再出血，对于再出血高风险的患者，应慎重考虑延迟启动肠内营养治疗。欧洲危重症医学会指南建议在出血停止后 24 ～ 48h 开始肠内营养。也有研究者于 2011 年提出若患者血性胃内容物＜ 100ml/d，可以 20 ～ 50ml/h 的速度缓慢泵入肠内营养液，每天进行胃液隐血试验 1 次，直至连续 2 次正常；若血性胃内容物＞ 100ml/d，可考虑行胃肠减压联合鼻空肠管喂养，若仍不耐受，则考虑通过肠外营养补充。

（三）胃肠功能障碍

胃肠功能障碍的主要临床表现是腹胀、腹泻、胃排空延迟或者胃（轻）瘫、肠麻痹等。

1. 腹胀

腹胀会引起患者食欲下降、排便困难甚至呼吸困难，是临床常见的引起患者摄入减少和肠内营养医嘱减量的问题。腹胀定义为患者清醒时主诉有胀气感、腹部膨隆（饱满）、张力增高、叩诊呈鼓音，《中国神经外科重症患者营养治疗专家共识（2022 版）》还特别强调了腰围测量采用软尺，测量的起点是受试者的肚脐，腰部做标记后于每次呼气时在相同的地方测量腰围，3h 内腰围增加 3cm 及以上认为出现腹胀。

2. 腹泻

重症监护营养组织（critical care nutrition，CCN）将腹泻定义为 24h 内出现 3 ～ 5 次排便或粪便量 ≥ 750ml，粪便质地稀薄，含水量＞ 85%。大便失禁常伴有大便不成形，但不定义为腹泻。腹泻是临床常见但又鉴别复杂的症状之一，若以营养治疗为分类方法，腹泻可分为肠内营养相关性腹泻和不相关性腹泻，前者指的是患者在接受肠内营养治疗连续 2d 后出现的腹泻。若以急性腹泻的病因来分类，大致可以分为感染性腹泻、中毒性腹泻、全身疾病引起的腹泻等。判断腹泻时需要对患者的粪便进行评估，目前布里斯托大便分类法（Bristol stool form scale，BSFS）、粪便视觉特征图表工具（the King’s of stool chart，KSC-Tr）或 Hart 腹泻计分法是常用评估手段。

（四）营养需求增加

神经重症患者疾病早期的应激高代谢状态，脑损伤或手术后出现的中枢性高热、肌张力增高，重症患者的全身炎症反应综合征等均是导致基础代谢增加的可能原因。但也有例外，在镇痛镇静，特别是深度镇静或亚低温治疗时，机体代谢率也可能明显下降。这就给全程营养治疗方案的制订，特别是不同重症阶段的能量目标制订带来了挑战。床旁、无创、实时连续的能量代谢测定如间接测热法是测定能量消耗（energy expenditure，EE）的金标准。接受机械通气的患者还可通过呼吸机推算的二氧化碳生成量来测定静息能量消耗（resting energy expenditure，REE），REE（kcal/d）=8.19 × VCO_2（ml/min）。

三、神经重症患者营养治疗的主要难点

（一）社会经济因素

尽管目前我国医保对于存在营养风险的重症患者、不能经口进食的患者给予营养治疗药品（包括肠内营养药品和肠外营养药品）的核准和使用报销，但神经重症的复杂性和后期康复的持续性使得总体费用支出高，照护成本增加，针对不同阶段制订方案和提供个体化的专业指导服务目前仍难以普及。

（二）患者和家属对疾病营养治疗的认知

尽管患者和家属往往赞同并理解“三分治、七分养”的理念，但对于规范的营养治疗，特别是神经重症患者的营养治疗方案和细节的理解知之甚少。有学者报告对快速康复外科患者本人进行关于营养治疗的知识、态度、行为的调查，结果发现尽管患者本人态度很积极，但是知识掌握欠缺、习惯欠妥。这种情况在住院患者和家属中常见，甚至医务人员也会存在很多认知上的盲区和误区。

（三）神经重症阶段疾病特殊型营养配方的研发

目前临床常用的营养配方主要为全营养配方食品、特定全营养配方食品、非全营养配方食品。而在我国，神经系统全营养配方食品是空白，常见的仍是糖尿病、肾病、肿瘤、肝病的特定全营养配方。因此，需加强对神经系统疾病特定全营养配方食品的研发，以满足专科患者的需求。

（林　宁　金　迪　郑锦锋）

第三节　神经重症营养治疗的成本 - 效益分析

一、营养不良的经济学后果

卫生经济学评价是一种评价健康干预手段是否具有“成本 - 效果”经济性的方法，其本质是比较不

同健康干预方案的“平均成本之差”除以“平均效果之差”的结果高低。增量成本-效果比值（incremental cost-effectiveness ratio，ICER）越小，表明每多获得一个单位的健康结果所需的花费则更少，干预方案就越经济。卫生经济学常用评价方式有三种，依据效果指标选用的差异，可以划分为成本-效果分析、成本-效用分析、成本-效益分析。在上述指标的选择中，直接客观的干预结果（如血压、胆固醇水平、死亡率等）被认为是效果指标；采用自然状态下干预方案的质量调整生命年（quality-adjusted life years，QALY）被认为是效用指标；而效益指标则需将上述效果或效用转换成货币形式。因此，在评价疾病治疗方案的卫生经济学时，需同时考虑成本和效果/效用/效益两个方面。成本包括直接成本、间接成本和无形成本，从医院管理角度考量，只需要纳入直接医疗成本；而站在社会角度考量，则需要纳入所有成本。

营养不良产生的经济学后果是直接且巨大的，主要表现在医疗资源的消耗增加和医疗费用的不断上升，站在卫生经济学的角度进行评价，既增加成本，又降低了效果/效用/效益。举例来说，2010—2014 年，美国国内 8 种疾病（骨骼肌相关疾病、抑郁、卒中、慢性阻塞性肺部疾病、冠心病、乳腺癌、痴呆和结直肠癌）相关性营养不良（disease-associated malnutrition，DAM）的直接医疗费用约为 155 亿美元（人均 48 美元），同比 2009—2010 年的 104 亿美元（人均 32 美元）增加显著。从这个层面上来解读，患者的营养状况直接影响了医疗总费用的高低。

神经系统疾病具有高死亡率和高致残率等特点，伴随人口老龄化，神经系统疾病的医疗负担将不可避免地持续增加，成为中国公共卫生领域不可忽视的巨大挑战。我国学者刘芳在国内某城市的调研中发现，神经系统疾病治疗费用从 2017 年的 19.55 亿元上升至 2019 年的 23.89 亿元，其中门诊费用从 1.58 亿元上升至 3.31 亿元，住院费用从 17.97 亿元上升至 20.58 亿元；2020 年治疗费用下降至 16.57 亿元，其中门诊费用上升至 3.71 亿元，而住院费用下降至 12.86 亿元。从筹资流向看，治疗费用的筹资来源主要为公共筹资方案和家庭卫生支出。治疗费用的机构分配流向主要发生在医院（88.40% ～ 96.69%），基层医疗卫生机构占比较少（3.28% ～ 11.02%）。从年龄分布看，治疗费用主要以 55 ～ 89 岁人群为主，在 60 ～ 69 岁人群中达到峰值。在不同类型神经系统疾病治疗费用构成中，脑血管疾病在门诊和住院患者中均占主导地位（59.69% ～ 71.29%），并呈波动上升趋势。从不同医疗机构的筹资流向看，综合医院筹资主要依赖于公共筹资方案和家庭卫生支出，基层医疗卫生机构主要依赖于公共筹资方案，而公共卫生机构主要依赖于家庭卫生支出。患者门诊次均费用中位数为 145.80 元，其中自付费用中位数为 90.06 元；住院次均费用中位数为 7309.75 元，其中自付费用中位数为 1827.84 元。单以神经系统疾病为例，仍不难看出疾病相关的成本呈现出上升的态势。

随着社会各界对优化医疗卫生资源、患者获益最大化的关注度不断提升，营养治疗在疾病治疗中的作用被广泛认可。相关专家共识明确，对卒中、颅脑外伤、神经系统变性等神经系统疾病伴吞咽障碍患者早期予以营养评估和营养治疗以降低病死率、减少并发症、减轻神经功能残疾和缩短住院时间（专家共识，A 级推荐）。然而，王沛于 2020 年对我国医学营养治疗经济学评价进行了系统性综述，结果却发现目前的治疗现状不尽如人意。尽管现在我国对医学营养治疗的经济性评价研究在不断增加，目前国内营养治疗中肠内营养治疗的使用比例（约 21%）远低于静脉营养治疗的比例（约 79%），这与国内外公认的在可以使用肠内营养治疗的情况下，肠内营养治疗是医学营养治疗的优选方案这一结论相违背，说明医学营养治疗的临床价值和经济性远未得到充分体现。

二、营养治疗对减轻神经重症患者经济负担的意义

营养不良可使神经重症患者的原发疾病加重、并发症发病率增加、住院时间延长、ICU 和(或)住院期间的医疗总费用增加，病死率升高。以神经系统疾病为例，运动神经元病的吞咽障碍发生率高达 68% ～ 87%，肌强直性营养不良为 25% ～ 80%，帕金森病为 50% ～ 77%。脑卒中患者入院时已经存在营养不良率为 9.3% ～ 19.2%，入院 1 周后增加至 26.4%，导致并发症和功能残疾程度增加。

在我国，除了营养在危重患者治疗中的作用逐渐被医院、家庭认可和重视外，国家医保政策也对患者医学营养治疗产生的住院费用给予了支持。我国 2019 版《国家基本医疗保险、工伤保险和生育保险药品目录》明确指出“使用肠内营养制剂需经营养风险筛查，明确具有营养风险，且不能经正常饮食补充足够营养的重症住院患者”。规范的营养治疗除了让患者在疾病治疗中受益外，也能在减轻医疗总费用中受益。欧洲的一项卫生经济学研究也证实营养不良使公共卫生体系的成本上升了 67%，让第三方支付费用上升了 308.9%。因此，营养治疗经济学价值不容小觑。

三、营养治疗对神经重症患者疾病康复的益处

神经重症患者早期积极正确的营养治疗既提高患者脱离呼吸机的成功率、缩短 ICU 入住时间、降低发生院内感染的风险、缩短抗生素的使用时间、改善患者的营养状况、降低死亡率，又为后期的康复治疗奠定了良好的基础。

（林　宁　金　迪　郑锦锋　张依醒）

参考文献

[1] 蒋薇，张艳，刘芳，等.2020 年调查中国北方三级医院神经疾病科室对患者肠内营养支持的现状[J]. 中华临床营养杂志，2021，17(2):96-103.

[2] 宿英英，潘速跃，彭斌，等 . 神经系统疾病肠内营养支持中国专家共识(第二版)[J]. 中华临床营养杂志，2019，27(4):193-203.

[3] 王沛 . 我国医学营养治疗经济学评价的系统性综述 [J]. 卫生经济研究，2020，37(7):16-21.

[4] 张知格，严明月，谈善军，等 .《ESPEN 重症病人营养指南(2023 版)》更新解读 [J]. 中国实用外科杂志，2023，43(12):1335-1343.

第二章　神经重症标准化临床营养诊疗流程

营养诊疗流程（nutrition care process，NCP）为营养治疗提供了标准程序。营养诊疗流程包括营养风险筛查、营养评定、营养诊断、营养干预、营养监测和效果评估。从营养风险的识别，到评估患者营养状况和需求；从制订个体化的营养治疗方案并实施，到密切监测和评价效果以及及时调整方案，直至营养治疗终止，这个标准化的临床营养诊疗流程需要多学科团队的协作、患者和家属的积极配合，方能确保营养治疗的规范性和有效性。

第一节　营养风险筛查

营养风险筛查是营养诊断的第一步。营养风险是指现存或潜在的某些营养和代谢状况造成疾病或手术有关的不良临床结局（如感染等并发症）的风险，强调的是与营养因素有关的不良临床结局的风险，而不是指营养不良的风险。识别营养风险、诊断营养不良和给予营养治疗，是神经重症患者改善预后的关键因素之一。ESPEN 认为，营养风险筛查可以快速发现患者是否存在营养风险，若结果显示患者存在营养风险，或者当医生对患者的营养状况有疑问，且不能确定是否应实施营养计划时，就需要进行更详细的营养评估。目前临床上针对营养筛查的方法较多，大致可分为两种：一种主要包括人体测量指标、实验室指标等单一指标；一种是复合型营养筛查与评估量表。临床常用的人体测量指标有 BMI、肱三头肌皮褶厚度（triceps skinfold thickness，TSF）等；常用的实验室指标有血清白蛋白、前白蛋白、总淋巴细胞计数等。单一指标具有获得结果快、成本较低的优点，可以在一定程度上反映个体的营养状况，但也存在一定的局限性，容易受年龄、疾病和药物等因素的影响，比如 BMI 不适用于 5 岁以下的幼儿，血清白蛋白会受到疾病和药物等因素的影响。此外，单一指标无法准确评估个人的营养状况，且不能对营养不良的严重程度进行分级。近年来，各种复合型营养筛查与评估量表是国内外很多研究探讨的重点。目前，NUTRIC 评分是 ICU 常用的营养风险评估量表，具有较高的预测价值。

一、营养风险筛查

目前常用筛查工具包括营养风险筛查 2002（NRS 2002）、主观全面评定（subjective global assessment，

SGA)、微型营养评定(mini nutritional assessment，MNA)、营养不良通用筛查工具(mal-nutrition universal screening tool，MUST)。其中，NRS 2002是临床工作中使用频率最高和使用范围最为广泛的营养风险筛查工具，是由临床医护人员、营养师等决定是否需要制订和实施营养治疗计划的快速而简便的方法。NRS 2002评分包括三部分的总和，即营养状态受损评分+疾病严重程度评分+年龄评分。当总分≥3分即表示存在营养风险，需进一步制订营养治疗计划。

在危重症患者中，NRS 2002也具有良好的适用性，且对其预后具有一定的预测价值。国外研究显示，NRS 2002评分越高，ICU患者感染率、住院死亡率更高，且NRS 2002≥5分是ICU患者死亡率的预测因子。国内研究显示，危重症患者NRS 2002评分越高，其预后不良风险越高，合并糖尿病时，营养状况对预后的影响更大。

然而，NRS 2002也有使用局限性。首先，NRS 2002需收集BMI，而神经重症患者基本处于卧床状态，并存在不同程度的意识障碍、体液丢失、水肿等情况，不易获得BMI。其次，危重症患者的疾病严重程度远大于普通住院患者，其急性生理和慢性健康状况评估Ⅱ(APACHE Ⅱ)>10分很普遍，筛出阳性患者的概率更大。有研究显示，基于NRS 2002筛查出的危重症患者中度以上营养风险的发生率高达88.6%；再者，NRS 2002包含的病种有限，在遇到未涵盖的疾病时需借助类比的方式进行评分，这可能会增加误差。(表2-1)

表2-1 营养风险筛查2002(NRS 2002)

分值	表现	得分/分
营养状态受损评分		
无(0分)	正常营养状态	
轻度(1分)	3个月内体重丢失>5%或者食物摄入为正常需要量的50%～75%	
中度(2分)	2个月内体重丢失>5%或者食物摄入为正常需要量的25%～50%	
重度(3分)	1个月内体重丢失>5%或者前1周食物摄入为正常需要量的25%以下或BMI<18.5kg/m^2	
疾病严重程度评分		
无(0分)	正常营养需要量	
轻度(1分)	髋骨骨折、慢性疾病有并发症、慢性阻塞性肺部疾病、血液透析、肝硬化、糖尿病、一般恶性肿瘤	
中度(2分)	腹部大手术、脑卒中、重度肺炎、血液恶性肿瘤	
重度(3分)	颅脑损伤、骨髓移植、APACHE Ⅱ>10分的ICU患者	
年龄评分		
0分	年龄<70岁	
1分	年龄≥70岁	
总分		

注：①总分=营养状态受损评分+疾病严重程度评分+年龄评分。②结果判定：总分≥3分提示有营养风险，需结合临床制订营养治疗方案。总分<3分时每周复查营养评定，如果患者将在1周内进行大手术，则需加上大手术的分值，同时考虑预防性营养治疗以避免营养不良风险。③ BMI=体重(kg)/身高(m^2)；卧床患者BMI=14.42–14.63×身高(m^2)+0.61×上臂围+0.46×小腿围。

二、营养风险评估

除 NRS 2002 外，NUTRIC 是目前推荐的应用于重症医学领域的营养风险评估量表，尤其用于 ICU 患者的营养风险评估。2011 年 Heyland 等设计出 NUTRIC，用来识别最有可能从强化营养干预中受益的危重症患者。与NRS 2002相比，NUTRIC综合考虑了年龄、疾病危重情况、脏器功能和总住院时间，对重症患者的营养风险评估更具针对性。NUTRIC 包含 6 个方面的内容：年龄（0 ～ 2 分）、APACHE Ⅱ评分（0 ～ 3 分）、序贯器官衰竭评分（0 ～ 2 分）、合并症数量（0 ～ 1 分）、入 ICU 前住院时间（0 ～ 1 分）以及 IL-6 水平（0 ～ 1 分）。总分 10 分，得分≥ 6 分提示存在高营养风险，评分越高，营养风险越高，对营养干预的需求越大。但是，IL-6 的检测成本高且不常使用，临床研究中往往得不到相关数据，因此衍生出了不包含 IL-6 的更加便捷、适用性更强的改良 NUTRIC 评分（mNUTRIC）。研究结果显示，在无 IL-6 的情况下，mNUTRIC 仍具有较高的效度和信度，得分＞ 4 分患者的蛋白质和能量不足的风险是得分≤ 4 分患者的 2 倍，目前暂未观察到 NRS 2002 与常量营养素缺乏之间的关系。因此，在评估 ICU 患者营养不良风险方面，NUTRIC 优于 NRS 2002。机械通气患者中 NUTRIC 评分较高者增加营养摄入量与更短的住院时间和较低的死亡率具有相关性。NUTRIC 和 mNUTRIC 操作简单、实用，弥补了传统评分系统无法准确获取 BMI 和饮食摄入的缺陷，既体现了患者的营养状况，又考虑到疾病的严重程度，因此被临床营养专家强烈推荐。（表 2-2）

表 2-2　危重症营养风险评分（NUTRIC）

评定内容	分值				得分 / 分
	0 分	1 分	2 分	3 分	
年龄 / 岁	＜ 50	50 ～ 74	≥ 75	—	
APACHE II 评分 / 分	＜ 15	15 ～ 19	20 ～ 27	≥ 28	
SOFA 评分 / 分	＜ 6	6 ～ 9	≥ 10	—	
合并症 / 个	0 ～ 1	≥ 2	—	—	
入住 ICU 前住院时间 /d	＜ 1	≥ 1	—	—	
IL-6（改良版不含）/ng · L^{-1}	＜ 400	≥ 400	—	—	

注：①总分 = 年龄评分 +APACHE II 评分 +SOFA 评分 + 合并症评分 + 入住 ICU 前住院时间评分 +IL-6 评分（改良版不含 IL-6 评分）。②结果判定：6 ～ 10 分（改良版 5 ～ 9 分）为高分，提示预后不良（高死亡率、机械通气时间），这类患者最可能从积极的营养治疗中获益。0 ～ 5 分为低分，提示营养不良风险小。③ APACHE Ⅱ为急性生理和慢性健康状况评估；SOFA 为序贯器官功能障碍评分；IL-6 为白细胞介素 -6。IL-6 水平如果不是常规检验项目也是可接受的，IL-6 水平对于 NUTRIC 评分的贡献通常较小。

神经重症患者入院后 24h 内可使用 NRS 2002 和 mNUTRIC 评分工具进行营养风险筛查。当 NRS 2002 ≥ 5 分或 mNUTRIC ＞ 4 分时，提示处于高营养风险状态，需要进一步行营养评定，并需营养医师介入。

（韦红梅　余　风　徐　习）

第二节 营 养 评 定

神经系统疾病患者一旦出现认知障碍、意识障碍、神经源性胃肠功能障碍、神经源性呕吐、神经源性吞咽障碍、神经源性呼吸衰竭及其他并发症，均可增加营养风险或营养不良的发生率，而营养不良可导致患者免疫功能受损、伤口愈合延迟、感染风险增加、住院时间延长、死亡率增加等后果。近20年来，随着对神经系统疾病，特别是对神经重症代谢问题的深入了解，越来越多的神经科医护人员开始关注临床营养治疗的重要性。识别营养风险、诊断营养不良和给予营养治疗，是改善神经重症患者预后的关键因素之一。

一、概述

营养评定（nutritional assessment）是通过膳食调查、人体测量、生化检验、人体成分测定等方法，对存在营养风险人群的食物摄入、营养代谢、机体功能等进行全面检查和评估，以确定营养不良的类型、程度、影响因素等，结合适应证和可能的不良反应，制订针对性的营养治疗计划，并监测营养治疗疗效的过程。

营养筛查与营养评定的区别在于：营养筛查旨在发现是否有导致不良临床结局的相关营养风险；而营养评定侧重于对患者营养状况进行分级。首先，通过营养筛查识别存在营养风险的个体，所有住院患者均应进行营养风险筛查。然后，对存在营养风险的患者进行营养评定，确定营养不良的程度，进而制订个体化营养治疗处方，并监测营养治疗的效果。营养评定应由具有临床营养经验的营养医师、注册营养师、营养护士或专科医生对存在营养风险的患者进行评价。

二、营养评定内容

（一）主观指标

主观指标包括膳食及营养摄入信息、疾病史、临床症状。通过24h膳食调查法（视频2-1）、食物频率法、称重法、记账法、食欲刻度尺等方法了解患者当前膳食及营养摄入情况，了解其宗教文化背景、饮食习惯、体重变化程度、酒类或补充剂等特殊食物的摄入情况、有无食物过敏史等。了解患者是否有与营养相关的疾病及临床症状，是否有脑卒中、2型糖尿病等；是否存在吞咽困难、消化道症状等；是否使用过抗凝药物、质子泵抑制剂、维生素、抗生素等；是否有消化道手术史以及抑郁症、痴呆等病史。

视频 2-1

（二）客观指标

客观指标包括体格检查、人体测量及人体成分分析、生化检查及实验室检查等方面指标。传统的营养状态评估指标包括病史、进食改变状况、体格检查、人体测量指标、实验室检查指标和功能学检查等，但这些单一的评估指标受机体状态影响大，大多数客观指标对危重症患者缺乏敏感性，用以诊断重症患者营养不良的准确率较低。营养评定时应该进行多方面评估，不宜使用传统、单一的临床营养指标。

1. 体格检查

通常包括临床体格检查与营养相关的检查。体格检查以视诊、触诊、叩诊、听诊为主。

2. 人体测量

（1）体重、身高：体重是脂肪组织和非脂肪组织的总和，从整体上反映人体营养状况。体重测量时需要保持时间、衣着、姿势等方面的一致，住院患者应选择晨起空腹、排大小便后，着内衣裤测量。体重指数（BMI）= 体重（kg）/ 身高 ^{2}（m^2）。使用一个身高体重秤就能获得，是判断营养状况最常用的指标。我国健康成年人（18 ～ 64 岁）的 BMI 应在 18.5 ～ 23.9kg/m^2。若 BMI ＜ 18.5kg/m^2，为体重过轻；若 24.0kg/m^2 ≤ BMI ＜ 28.0kg/m^2，为超重；若 BMI ≥ 28.0kg/m^2，为肥胖。但 BMI 也有局限性，对肌肉发达、水肿或肥胖者来说，BMI 可能过高地评估了其肥胖程度；而老年人的肌肉组织少，BMI 可能低估了其肥胖程度。（图 2-1、图 2-2，视频 2-2、视频 2-3）

视频 2-2　视频 2-3

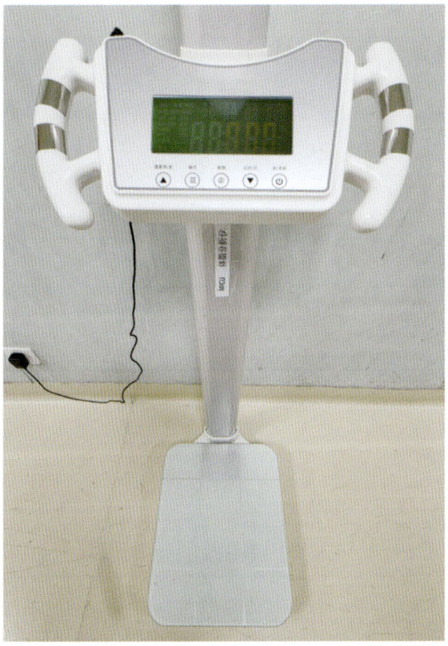

图 2–1　超声波身高体脂分析仪（一）

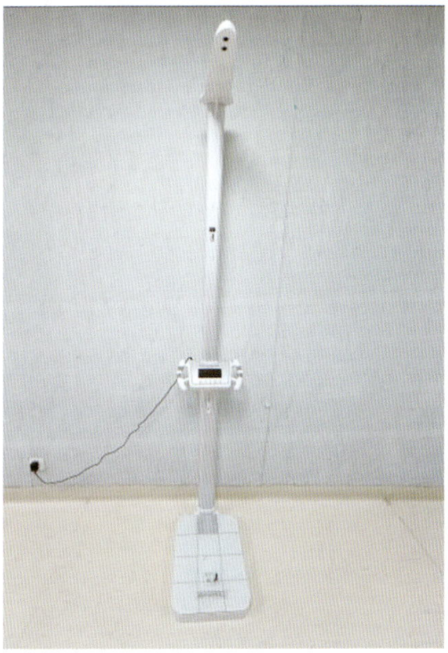

图 2–2　超声波身高体脂分析仪（二）

（2）皮褶厚度、上臂围和上臂肌围：通过皮褶厚度测定可以推算体脂总量，主要指标有三头肌皮褶厚度、肩胛下皮褶厚度和髋部与腹部皮褶厚度等。上臂围为上臂中点的周径；上臂肌围可间接反映机体蛋白质状况，其计算公式为：上臂肌围＝上臂围（cm）—3.14 × 三头肌皮褶厚度（cm）。以上测定需严格质控，否则结果可能存在较大误差。（视频 2-4、视频 2-5）

视频 2-4　视频 2-5

（3）腰围、臀围和腰臀围比值：腰围是指腹部周径长度。目前公认腰围是衡量脂肪在腹部蓄积程度（向心性肥胖）最简单和实用的指标。测定方法为：被测者空腹，着内衣裤，身体直立，腹部放松，双足分开 30 ～ 40cm，测量者沿腋中线触摸最低肋骨下缘和髂嵴，将皮尺固定于最低肋骨下缘与髂嵴连线中点的水平位置，在被测者呼气时读数，记录腰围。连续测量 3 次，取平均值。臀围测量位置为臀部的最大伸展度处，皮尺水平环绕，精确度为 0.1cm，连续测量 3 次，取平均值。（视频 2-6、视频 2-7、视频 2-8）

视频 2-6　视频 2-7　视频 2-8

世界卫生组织（World Health Organization，WHO）规定，亚太地区男性腰围≥ 90cm，女性腰围≥ 80cm，即为向心性肥胖。腰臀围比值（waist-to-hip ratio，WHR）= 腰围（cm）/ 臀围（cm）。男性腰臀围比值超过 0.9，女性腰臀围比值超过 0.85，即可认定向心性肥胖。根据在中国进行的 13 项总计 24 万成人的大规模流行病学调查数据汇总分析，男性腰围≥ 85cm，女性腰围≥ 80cm 者，患高血压的风险是腰围低于此界值者的 3.5 倍，患糖尿病的危险约为 2.5 倍。

（4）小腿围：研究发现小腿围与骨骼肌质量、骨骼肌指数（skeletal muscle index，SMI）呈高度相关，因此，小腿围作为肌少症筛查的重要指标备受关注。测量方法：被测者取坐位，双肩放松，屈膝屈髋 90°，双足分立，与肩同宽，自然置于地面。测试者站在被测者对面或侧面，将无弹力软尺绕小腿腓肠肌最粗处，水平环绕 1 周以获得最大周长，紧贴皮肤测量，无缝隙及勒紧现象。每条腿连续测量 2 次，取平均值。对 2 条腿的小腿围测量值再取平均值，记录为最终的小腿围测量值。小腿围测量值以 cm 为单位，精确到小数点后 1 位。（视频 2-9）

视频 2-9

（5）握力：握力在一定程度上反映机体肌肉力量。测定方法为：将握力计指针调至“0”位置。被测者站直、放松，胳膊自然下垂，单手持握力计，一次性用力握紧握力计，读数并记录。然后，被测者稍事休息，重复上述步骤，测定 2 ～ 3 次，取平均值。目前，尚无中国人握力的正常值范围，可比较被测者前后测定结果。（视频 2-10）

视频 2-10

3. 人体成分分析

可评估身体脂肪、肌肉的含量及分布情况。测量人体组成的方法很多，最常用的有以下 3 种。

（1）磁共振成像（magnetic resonance imaging，MRI）/ 计算机断层扫描（computed tomography，CT）：利用影像学技术对人体各个断层成像，显示骨骼、皮下脂肪、内脏脂肪等结构，并利用计算机技术计算脂肪、肌肉的分布和含量，对内脏脂肪的测定比较准确。

（2）双能 X 射线吸收法（dual energy X-ray absorptiometry，DEXA）：常用于骨密度的测定，是测定肌肉含量的金标准，但是具有一定的放射性。

（3）生物电阻抗法（bioelectrical impedance analysis，BIA）：是一种非侵入性的生物电阻抗分析法，测量简便、安全、经济、无创。人体成分分析仪可以相对准确地反映蛋白质、脂肪、水分、无机盐等人体成分的含量，进而分析机体组成成分是否正常。生物电阻抗法使用的电流为微电流（1000μA 以下电流），在人体生物电正常范围内，不损伤人体。（图 2-3、图 2-4）

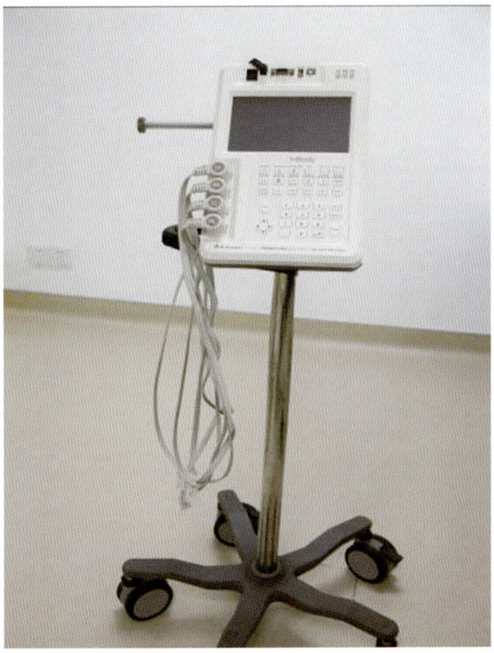

图 2-3　便携式人体成分分析仪

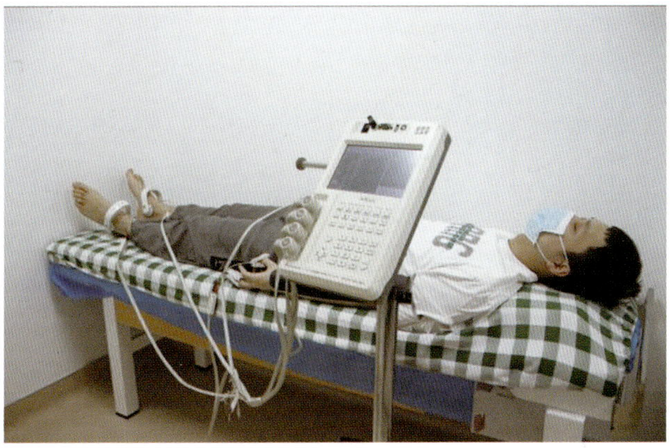

图 2-4　人体成分分析

4. 生化检查和实验室检查

（1）实验室检查：能够提供客观的指标，对于及早评价营养状况有重要的价值。如通过检测肝功能、肠道吸收功能、肠道菌群状况可评价机体消化道功能；通过测定血糖、血脂、白蛋白、前白蛋白、微量元素等营养指标可评价机体内糖、脂肪、蛋白质、微量元素的水平；通过头发、指甲等检测可评价机体维生素、微量元素的水平。

（2）氮平衡：是评价机体蛋白质状况的指标。食物中的含氮量占蛋白质的 16%，体内蛋白质的合成与分解处于动态平衡。若氮摄入量大于氮排出量，为正氮平衡；若氮摄入量小于氮排出量，为负氮平衡。摄入量可通过进食或静脉营养精确计算，人体约 80% 的氮经尿液排出，还有一部分氮经体表、体液、粪便等途径丢失，因此尿素氮是机体蛋白质分解代谢的重要指标，可以通过测定尿液中尿素氮的排出情况推算蛋白质分解情况。氮排出量高于氮摄入量时提示存在消耗性疾病、创伤、感染、蛋白质丢失或摄取不足等情况。氮平衡的计算公式为：氮平衡 = 氮摄入量—（尿氮 + 粪氮 + 体表丢失氮 + 非蛋白氮 + 体液丢失氮）。

（3）肌酐身高指数（creatinine height index，CHI）：是一种评估营养不良和肾功能的指标，肌酐是肌肉中的磷酸肌酸经不可逆的非酶促反应脱去磷酸转变而来。肌酐在肌肉中形成后，进入血液循环，最终由尿液排出。肌酐身高指数是衡量机体蛋白质水平的指标，CHI 测定方法：连续保留 3d 24h 尿液，取肌酐平均值并与相同性别及身高的标准肌酐值比较，所得的百分比即为 CHI。若 CHI ＞ 90% 为正常；80% ～ 90% 表示瘦体组织轻度缺乏；60% ～ 80% 表示中度缺乏；＜ 60% 表示重度缺乏。

（4）血电解质、微量元素及维生素：血液中钾、钠、钙、镁、磷等电解质水平，一定程度上反映了这些化学元素在机体中的水平，也是维持机体水电解质平衡、酸碱平衡和维持机体生化反应的基本条件。微量营养素包括铁、锌、碘、铜等多种微量元素以及所有的维生素。这些微量营养素在体内参与多种功能蛋白的构成，参与多种生化反应，若缺乏会造成相应的营养素缺乏症。

（5）免疫功能和炎性分子：营养不良时，外周血 T 淋巴细胞的数量和比例下降。严重营养不良时细胞免疫功能、补体系统功能、巨噬细胞功能、抗体产生等均受影响。某些单一营养素如铁、锌、硒、维生素 A、维生素 E、维生素 C 等缺乏，也会引起免疫功能受损。重症患者应激状态下免疫细胞产生的细胞因子如 IL-6、肿瘤坏死因子 -α（tumor necrosis factor-α，TNF-α）、干扰素 -γ（interferon-γ，IFN-γ）、白细胞介素 -1（interleukins 1，IL-1）等，是介导机体代谢异常、引发恶病质的主要因素之一。多项研究显示 C- 反应蛋白（C-reactive protein，CRP）高水平与营养不良密切相关，同时是不良结局的危险因素。

5. 临床检查

临床检查是通过病史采集及体格检查来发现营养素缺乏的体征。病史采集的重点在于：①膳食史，包括有无厌食、食物禁忌、吸收不良、消化障碍及能量与营养素摄入量不足等；②已存在的疾病与营养素吸收或代谢影响因子，包括传染病、内分泌疾病、肿瘤、慢性疾病（如肝硬化、肺病及肾衰竭等）；③用药史及治疗手段，包括代谢药物、类固醇、免疫抑制剂、放疗与化疗、利尿剂、泻药等；④对食物的过敏及不耐受等。

体格检查的重点在于发现下述情况，判定其程度并与其他疾病鉴别：①恶病质；②肌肉萎缩；③毛发脱落；④肝大；⑤水肿或腹腔积液；⑥皮肤改变；⑦维生素缺乏体征；⑧必需脂肪酸缺乏体征；⑨常量元素和微量元素缺乏体征等。WHO 专家委员会建议特别注意心血管系统、消化系统、神经系统以及头发、面色、眼、唇、舌、齿、龈、皮肤、指甲等。

三、综合评定

目前，综合营养评定工具主要有：主观全面评定（SGA）、微型营养评定（MNA）、患者参与的主观全面评定（patient-generated subjective global assessment，PG-SGA）等。

（一）主观全面评定

SGA 是由美国肠外和肠内营养学会（American Society for Parenteral and Enteral Nutrition，ASPEN）和 ESPEN 共同推荐的在住院患者中使用的营养评估工具，是目前应用于神经外科重症患者的营养评估工具，因其使用简便、可重复性高被广泛运用于临床实践中，同时被证实适用于危重症患者的营养评估。SGA 是一种基于病史和体格检查结果评估营养状况的诊断工具。于 1984 年由加拿大学者 Detsky 提出，其有效性通过大量研究得到了证实，并广泛适用于不同年龄段、不同疾病的患者。在 SGA 的 8 项指标中，如果至少有 5 项属于 C 级或 B 级，即可判定为重度或中度营养不良。Ferrie 等研究者利用 SGA 对 1034 例 ICU 成年患者进行回顾性分析，发现营养不良发生率为 39.5%，对比分析显示，营养不良患者的 ICU 入住时间、总住院时间更长，压疮发生率更高，90d 和 180d 的死亡率也更高。这些结果表明，SGA 适用于重症患者，是评估重症患者营养状况的重要工具。（表 2-3）

表 2-3　主观全面评定（SGA）

指标	A 级 营养状况正常	B 级 轻 – 中度营养不良	C 级 重度营养不良
1. 近期体重改变	近 6 个月体重无下降 或近 6 个月体重下降＞ 10%，但近 1 个月体重又恢复	近 6 个月体重持续性下降达 5% ～ 10%	近 6 个月体重下降＞ 10%
2. 饮食改变	无	摄食量减少	不进食 / 低能量流食
3. 胃肠道症状	无 / 食欲减退	轻度消化道症状持续时间＜ 2 周	重度消化道症状持续时间＞ 2 周
4. 活动能力改变	无 / 减退	正常活动受限 或虽不能正常活动但卧床、坐椅子时间不超过半天	活动明显受限，仅能卧床或坐椅子 或大部分时间卧床，很少下床活动
5. 应激反应	无 / 低度	近 3d 体温波动在 37 ～ 39℃	体温≥ 39℃，持续 3d 以上
6. 肌肉消耗	无	轻度～中度	重度
7. 三头肌皮褶厚度 /mm	正常（＞ 8）	轻度减少（6.5 ～ 8）	重度减少（＜ 6.5）
8. 踝部水肿	无	轻度～中度	重度

注：①体重改变。考虑过去 6 个月或近 2 周的，若过去 5 个月变化显著，但近 1 个月无丢失或增加，或近 2 周经治疗后体重稳定，则体重改变一项不予考虑。②胃肠道症状。以至少持续 2 周的症状来评估，偶尔一两次不予考虑。③应激反应。大面积烧伤、高热或大量出血属高应激；长期发热、慢性腹泻属中应激；长期低热或恶性肿瘤属低应激。④结果判定。评价结果中，有 5 项以上属于 C 级或 B 级，可定为重度或中度营养不良。具体判定方法是 C 级≥ 5 项定为重度营养不良，有明显躯体症状；C 级＜ 5 但 B 级 +C 级≥ 5 项定为中度营养不良；B 级 +C 级＜ 5 项为轻度营养不良；A 级≥ 5 项定为良好，或有明显改善。

（二）微型营养评定

微型营养评定（MNA）主要适用于养老院和社区的老人，评价内容包括人体测量（身高、体重及体重丢失）、疾病状况、饮食状况和主观评定（对健康及营养状况的自我监测）等。其评定结果将评定对象分为营养良好、营养不良风险及营养不良三类。MNA 适用于所有老年人群，包括 65 岁以上的神经重症患者，现已在欧美广泛应用，在我国已有多家医院使用 MNA 评价外科住院老年患者的营养状况。研究证实，MNA 简便易行，与传统的人体营养评定方法等具有良好的相关性。（表 2-4）

表 2-4　微型营养评定（MNA）

指标	计分标准				
	0 分	0.5 分	1 分	2 分	3 分
1. 近 3 个月体重丢失	＞ 3kg	—	不知道	1 ～ 3kg	—
2.BMI	＜ 19kg/m²	—	19 ～ 21kg/m²	21 ～ 23kg/m²	≥ 23kg/m²
3. 近 3 个月有无应激或急性疾病?	是	—	—	否	—
4. 活动能力	卧床或轮椅	—	能下床，但不能外出活动	能外出活动	—

续表

指标	计分标准				
	0 分	0.5 分	1 分	2 分	3 分
5. 神经精神疾病	严重痴呆或抑郁	—	轻度痴呆	无心理问题	—
6. 近 3 个月有无饮食量减少？	严重减少	—	轻度减少	无减少	—
7. 是否能独立生活？	不能	—	能	—	—
8. 每天服用 3 种以上药物吗？	是	—	否	—	—
9. 身体上是否有压痛或皮肤溃疡？	是	—	否	—	—
10. 每天用餐次数	1 餐	—	2 餐	3 餐	—
11. 每天摄入奶类或每周吃 2 次豆制品、禽、蛋或每天吃鱼、肉、禽类食品	0 ～ 1 项	2 项	3 项	—	—
12. 是否每餐都吃蔬菜水果？	否	—	是	—	—
13. 每天饮水量	＜ 3 杯	3 ～ 5 杯	＞ 5 杯	—	—
14. 进食情况	无法独立进食	—	能自行进食，但稍有困难	独立进食	无体重下降
15. 自我营养评价	营养不良	—	不能确定	营养良好	—
16. 与同龄人相比认为自己的营养状况	没别人好	不知道	一样	更好	—
17. 上臂围	＜ 21cm	21 ～ 22cm	≥ 22cm	—	—
18. 小腿围	＜ 31cm	—	≥ 31cm	—	—
总分值					

注：①结果判定。前 6 项总分≥ 12 分即评为营养良好，＜ 12 分者继续进行测试。MNA ≥ 24 分表示营养良好；17 分≤ MNA ≤ 23.5 分表示存在发生营养不良的风险；MNA ＜ 17 分表示有确定的营养不良。

（三）患者参与的主观全面评定

PG SGA 是在 SGA 的基础上发展起来的，最先由美国 Ottery FD 于 1994 年提出，适用于已经确诊但尚未治疗和已经进行治疗的恶性肿瘤患者的营养评定，亦可评价神经外科肿瘤患者的营养状况。大量研究表明 PG-SGA 得分与患者的临床结局，如并发症的发生率、机械通气时长、总住院时间等呈正相关。PG-SCA 由患者自评与医务人员评估两部分组成。

1. 患者自评表（A 评分）

患者自评表的内容包括体重、进食情况、症状、活动和身体功能，A 评分＝体重评分＋进食评分＋症状评分＋活动和身体功能评分。（表 2-5）

表 2-5 患者参与的主观全面评定自评表（A 评分）

指标	评价内容	评分说明	得分
A-1. 体重	目前体重约为 ________kg，身高 _______m 1 个月前体重约为 _______kg 6 个月前体重约为 _______kg （1）A： □ 4 分：1 个月内体重下降≥ 10% 或 6 个月内体重下降≥ 20% □ 3 分：1 个月内体重下降 5% ～ 9.9% 或 6 个月内体重下降 10% ～ 19.9% □ 2 分：1 个月内体重下降 3% ～ 4.9% 或 6 个月内体重下降 6% ～ 9.9% □ 1 分：1 个月内体重下降 2% ～ 2.9% 或 6 个月内体重下降 2% ～ 5.9% □ 0 分：1 个月内体重下降 0 ～ 1.9% 或 6 个月内体重下降 0 ～ 1.9% （2）B □ 1 分：2 周内体重有减轻 □ 0 分：2 周内体重无减轻	（1）+（2）之和为该指标的分值	
A-2. 进食情况	（1）在过去 1 个月里，我的进食情况与平时相比： □ 1 分：比以往少 □ 0 分：没变化或比以往多 （2）我目前进食： □ 4 分：几乎吃不下什么 □ 3 分：流食或只能口服营养制剂 □ 2 分：软饭 □ 1 分：正常饮食，但比正常情况少 □ 0 分：只能通过管饲进食或静脉营养	（1）（2）根据实际取最高分后，两项之和为该指标的分值	
A-3. 症状	近 2 周来，以下问题影响我的饮食： □ 3 分：呕吐 □ 3 分：腹泻 □ 3 分：没有食欲，不想吃 □ 3 分：疼痛 __________（部位） □ 2 分：口腔溃疡 □ 2 分：吞咽困难 □ 1 分：恶心 □ 1 分：口干 □ 1 分：一会儿就饱胀了 □ 1 分：食物气味不好 □ 1 分：感觉食物没味、变味 □ 1 分：便秘 □ 1 分：其他 ___________（如牙齿疾患、抑郁状态、经济状况） □ 0 分：吃饭没有问题	各项得分相加	
A-4. 活动和身体功能	在过去的 1 个月，我的活动： □ 3 分：几乎完全卧床，无法起床 □ 3 分：几乎干不了什么，一天大多数时候都卧床或坐椅子上 □ 2 分：多数时候不想起床活动，但卧床或坐椅子时间不超过 12h □ 1 分：不像往常，但还能起床进行轻微的活动 □ 0 分：正常，无限制	单选，取最符合的一项	

2. 医务人员评估表

医务人员评估表的内容包括疾病与营养需求的关系（B 评分）、代谢应激状态（C 评分）、体格检查（D 评分）三个方面。（表 2-6 至表 2-8）

表 2-6　疾病与营养需求的关系（B 评分）

分类	分值 / 分
癌症	1
艾滋病	1
肺性或心脏性恶病质	1
压疮、开放性伤口或瘘	1
创伤	1
年龄超过 65 岁	1

注：本表累计评分。如果患者不存在表中所列出来的疾病，不予记分。

表 2-7　代谢应激状态（C 评分）

应激状态	无（0 分）	轻度（1 分）	中度（2 分）	高度（3 分）
发热	无	37.2 ～ 38.3℃	38.3 ～ 38.8℃	＞ 38.8℃
发热持续时间	无	＜ 72h	72h	＞ 72h
糖皮质激素用量 /mg · d^{-1}	无	＜ 10	10 ～ 30	⩾ 30

注：本表累计评分，如患者体温 37.5℃，记 1 分；持续发热已经 4d，记 3 分；每天使用 20mg 泼尼松，记 2 分。

表 2-8　体格检查（D 评分）

检查项目	检查要点	评价内容	分值 / 分
颞部（颞肌）	直接观察，让患者头转向一边	□ 3 分：显著凹陷 □ 2 分：凹陷 □ 1 分：轻度凹陷 □ 0 分：看不到明显的凹陷	
锁骨部位（胸部三角肌）	看锁骨是否突出	□ 3 分：明显凸出 □ 2 分：凸出 □ 1 分：部分凸出 □ 0 分：男性看不到锁骨；女性看到，但不凸出	
肩部（三角肌）	看肩部是否凸出和形状，手下垂	□ 3 分：肩锁关节方形，骨骼凸出 □ 2 分：介于二者之间 □ 1 分：肩峰轻度凸出 □ 0 分：圆形	
骨间肌	观察手背，拇指和食指对捏，观察虎口处是否凹陷	□ 3 分：明显凹陷 □ 2 分：平坦和凹陷 □ 1 分：平坦 □ 0 分：拇指和食指对捏时肌肉凸出，女性可平坦	

续表

检查项目	检查要点	评价内容	分值 / 分
肩胛骨（背阔肌、斜方肌、三角肌）	患者双手前推，看肩胛骨是否凸出	□ 3 分：肩胛骨明显凸出，肋、肩胛、肩、脊柱间显著凹陷 □ 2 分：肩胛骨凸出，肋、肩胛、肩、脊柱间凹陷 □ 1 分：肩胛骨轻度凸出，肋、肩胛、肩、脊柱间轻度凹陷 □ 0 分：肩胛骨不凸出，肩胛骨内侧不凹陷	
大腿（股四头肌）	不如上肢敏感	□ 3 分：大腿明显消瘦，几乎无肌张力 □ 2 分：介于二者之间 □ 1 分：轻度消瘦，肌力较弱 □ 0 分：圆形，张力明显	
小腿（腓肠肌）		□ 3 分：瘦，无肌肉轮廓，肌肉松垮无力 □ 2 分：瘦，肌肉轮廓模糊 □ 1 分：瘦，有肌肉轮廓 □ 0 分：肌肉发达	

注：①体格检查包含肌肉、脂肪及液体三个方面，其中肌肉权重最大，因此体格检查项目评分以肌肉丢失得分为体格检查项目的最终得分。②各检查项目得分相加即为肌肉消耗的分值。

3. 综合评价

（1）定量评价：总分 =A 评分 +B 评分 +C 评分 +D 评分。若总分为 0 ～ 1 分，此时不需要干预措施，治疗期间保持常规随诊及评价；2 ～ 3 分由营养师、护师或医生对患者或照护者进行营养教育，并根据患者存在的症状和实验室检查结果，进行药物干预；4 ～ 8 分由营养师进行干预，并可根据症状的严重程度，与医生和护士联合进行营养干预；总分≥ 9 分时，急需进行症状改善和（或）同时进行营养干预。

（2）定性评价：对患者进行营养评定分级。（表 2-9）

表 2–9　患者营养评定分级

指标	A 级 营养良好	B 级 中度或可疑营养不良	C 级 严重营养不良
体重	无丢失或无水肿或近期明显改善	1 月内丢失不超过 5% 或 6 个月丢失不超过 10% 或体重持续下降	1 个月内丢失＞ 5% 或 6 个月丢失＞ 10% 或体重持续下降
营养摄入	无缺乏或近来显著改善	摄入明显减少	摄入重度降低
营养相关症状	没有或近期显著改善	存在相关症状（详见表 2-7）	存在明显的症状（详见表 2-7）
功能	无缺陷或近期明显改善	中度功能缺陷或近期加重（详见表 2-8）	重度功能缺陷或显著的进行性加重（详见表 2-8）
体格检查	无缺陷或慢性缺陷，但近期有临床改善	轻度到中度的体脂 / 肌肉丢失	显著的营养不良指征，包括水肿
总评价			

（3）定性评价与定量评价的关系：PG-SGA 定性评价与定量评价关系密切。（表 2-10）

表 2-10　PG-SGA 定性评价与定量评价的关系

等级	定性评价	定量评价
PG-SGA　A 级	营养良好	0～1 分
PG-SGA　B 级	可疑或中度营养不良	2～8 分
PG-SGA　C 级	重度营养不良	≥ 9 分

（韦红梅　余　凤　张依醒　林佳佳）

第三节　营 养 诊 断

神经系统疾病如颅脑损伤、重症脑血管病、脑肿瘤、颅内感染等患者病情危重，处于高代谢状态，能量需求较其他重症更多，且往往存在意识及吞咽功能障碍，导致患者面临更高的营养风险。随着病情的发展，长期营养摄入不足或利用障碍引起能量或营养素缺乏的状态即为营养不良（malnutrition）。临床上对营养不良的定义、分类和诊断标准仍在不断深化和完善中，这也使营养治疗更趋规范、有效和安全。

一、传统定义与分类

营养不良包括营养不足（undernutrition）和营养过剩（overnutrition）两类。营养不足通常是指蛋白质 - 能量营养不良（protein energy malnutrition，PEM），即由于能量或蛋白质摄入不足或吸收障碍，引起特异性的营养缺乏症状和体征。PEM 通常分为以下 3 种类型。

1. 干瘦型或单纯饥饿型营养不良

常见于慢性疾病或长期饥饿的患者，若发生于婴幼儿则表现为生长发育迟缓。主要原因是长期能量和蛋白质均摄入不足，临床表现为严重的脂肪和肌肉消耗，皮褶厚度和上臂围减小，躯体和内脏肌肉量减少，血浆白蛋白可显著降低。

2. 低蛋白血症型营养不良

常见于长期蛋白质摄入不足或创伤、感染等应激状态的患者。与干瘦型营养不良的区别在于：低蛋白血症型伴有明显的生化指标异常，主要表现为血浆白蛋白值明显下降和淋巴细胞计数下降。患者内脏蛋白质迅速减少，毛发易脱落，出现水肿以及伤口愈合延迟。如果不采用有效的营养治疗，将导致免疫力低下。

3. 混合型营养不良

常见于伴有消化道瘘和晚期肿瘤的患者。混合型营养不良是最严重的一类蛋白质 - 能量营养不良，为蛋白质和能量的摄入均不足所致。因原本能量储备少，在应激状态下，血清蛋白急剧消耗，极易发生伤口不愈和感染等并发症，病情危重，死亡率高。

二、GLIM 诊断标准

长期以来，营养不良的诊断方法多种多样，没有统一标准。2019 年，美国、欧洲、亚洲、拉丁美洲的四大肠内肠外营养学会联合制订针对营养不良评定（诊断）的全球领导人营养不良倡议（Global Leadership Initiative on Malnutrition，GLIM）标准共识，GLIM 诊断标准的制订有利于统一营养不良的定义和诊断标准，该标准在不同国家、不同医疗场所、不同人群中得到广泛应用，显示出良好的准确性，且能够较好地预测患者短期和长期临床结局。GLIM 诊断标准将营养不良评定（诊断）明确分为营养筛查和诊断评定两个步骤。

1. 营养筛查

作为第一步，必须使用经过临床有效性验证的筛查工具对患者进行营养筛查。常用的筛查工具是营养风险筛查 2002（NRS 2002）、营养不良通用筛查工具（MUST）和微型营养评定 - 简表（mini-nutritional assessment short form，MNA-SF）等。对筛查结果为阳性的患者进一步进行诊断评定。

2. 诊断评定

供参考的营养不良评定（诊断）标准是从现有营养筛查和营养不良评定方法中获得的。GLIM 诊断标准包括表现型指标 3 项和病因学指标 2 项。表现型指标有非自主性体质量减轻、肌肉减少和低体重指数；病因学指标有摄食减少或消化吸收障碍、疾病或炎症。营养不良的评定需要至少符合 1 项表现型指标和 1 项病因学指标，并通过表现型指标对营养不良的严重程度进行分级。（表 2-11）

表 2–11　GLIM 诊断评定

<table>
<tr><th colspan="3">表现型指标</th><th colspan="3">病因学指标</th></tr>
<tr><th>非自主性体质量减轻</th><th>肌肉减少（kg/m²）</th><th>低体重指数（kg/m²）</th><th>摄食减少或消化吸收障碍</th><th colspan="2">疾病或炎症</th></tr>
<tr><td rowspan="4">□> 5%
（6 个月内）
□> 10%
（6 个月以上）</td><td rowspan="4">BIA：
□男 ASMI < 7
□女 ASMI < 5.7
或
□男 FFMI < 17
□女 FFMI < 15</td><td rowspan="4">□< 18.5（< 70 岁）
□< 20
（≥ 70 岁）</td><td>□摄食 ≤ 50% 需求量（> 1 周）</td><td colspan="2">□急性疾病或创伤，如严重感染、烧伤、创伤或闭合性头部伤</td></tr>
<tr><td>□摄食减少> 2 周</td><td colspan="2">□慢性、复发性轻中度炎症疾病，如恶性肿瘤；慢性阻塞性肺部疾病；充血性心力衰竭；慢性肾脏疾病</td></tr>
<tr><td rowspan="2">□患有任何影响食物消化、吸收的慢性胃肠道疾病</td><td colspan="2">□任何伴随慢性或复发性炎症的疾病</td></tr>
<tr><td colspan="2">□轻度炎症 CRP 3.0 ～ 9.9mg/L
□中度炎症 CRP 10 ～ 50mg/L
□重度炎症 CRP ≥ 50mg/L</td></tr>
<tr><td>营养不良判断</td><td colspan="5"></td></tr>
<tr><td rowspan="2">营养不良分级</td><td colspan="5">表现型指标</td></tr>
<tr><td colspan="3">非自主性体重减轻</td><td>肌肉减少</td><td>低体重指数（kg/m²）</td></tr>
<tr><td>中度营养不良（任一）</td><td colspan="3">□ 5% ～ 10%（6 个月内）
□ 10% ～ 20%（6 个月以上）</td><td>□轻度减少
□中度减少</td><td>□ 18.5（< 70 岁）
□ 20（≥ 70 岁）</td></tr>
</table>

续表

表现型指标			病因学指标	
非自主性体质量减轻	肌肉减少（kg/m^2）	低体重指数（kg/m^2）	摄食减少或消化吸收障碍	疾病或炎症
重度营养不良（任一）	□> 10%（6 个月内） □> 20%（6 个月以上）		□严重减少	□ 17.0（< 70 岁） □ 17.8（≥ 70 岁）
营养不良分级判断				

注：①满足任一表现型指标的同时，满足任一病因学指标即诊断为营养不良。② BIA 为生物电阻抗分析法（bioelectrical impedance analysis）；ASMI 为四肢骨骼肌质量指数（appendicular skeletal muscle mass index）；FFMI 为去脂体重指数（fat free mass index）；CRP 为 C- 反应蛋白（C-reactive protein）。

Theilla 等在一项 84 例 ICU 患者的观察性研究中以 SGA 为参照验证 GLIM 诊断标准的有效性。84 例 ICU 患者的平均年龄为（50 ± 20）岁，BMI 为（25.3 ± 5.1）kg/m^2，急性生理和慢性健康状况评估Ⅱ（APACHE Ⅱ）评分为（20.5 ± 7.7）分。根据 SGA 结果，对 GLIM 诊断标准进行受试者操作特征曲线分析，曲线下面积为 0.85，敏感性为 85%，特异性为 79%。由此可见，GLIM 诊断标准诊断营养不良的准确度较高，且适用于 ICU 重症患者。另有研究在神经外科重症患者中应用 GLIM 诊断标准，发现在 GLIM 诊断标准的 5 个指标中，非自主性体质量减轻、低体重指数、肌肉减少、摄食减少或消化吸收功能障碍、疾病或炎症的发生率分别为 9.52%、7.14%、16.67%、0、100%。推测是由于神经外科重症患者发病急，病程进展快，其 3 项表现型指标变化不大，少数患者能达到标准的界限，造成表现型指标的发生率低。多项研究表明，GLIM 诊断标准适用于疾病发病周期较长的患者，如肿瘤患者等，各指标和营养不良的发生率都更接近患者真实的营养状况，但 GLIM 诊断标准作为新型营养诊断工具，在神经重症患者中的有效性和适用性仍需更多临床研究加以验证。

（韦红梅　余　凤　徐　习）

第四节　营 养 治 疗

神经重症患者早期处于高分解代谢状态，且伴有不同程度的意识障碍、吞咽障碍，导致营养不良风险大大增加。营养不良会导致或加剧某些神经系统症状和障碍，是影响患者住院时间、机械通气持续时间、感染率和死亡率等主要结局的危险因素。及时有效的营养治疗有助于改善患者营养状态，减轻机体损伤，促进康复，是改善预后的重要治疗措施之一。

一、营养治疗的时机

治疗时机对于神经重症患者来说非常重要，因为神经重症患者常伴有意识及吞咽障碍，发生营养不良的风险增加。存在营养不良的神经重症患者，应尽早实施营养治疗。《中国神经外科重症患者营养治疗专家共识(2022 版)》推荐，神经重症患者在血流动力学稳定的情况下，应在进入 ICU 的 24 ～ 48h 以内开展肠内营养治疗。对于肠胃功能尚可的患者，肠内营养治疗的早期介入能促进患者肠胃功能的尽快恢复，同时为机体提供必需的营养物质，帮助患者术后快速康复。

二、营养治疗的方式

目前，营养治疗的方式主要有肠内营养治疗和肠外营养治疗，两种营养治疗在临床上均比较常见，其中肠内营养治疗为首选，但当肠内营养治疗提供的能量和蛋白质低于机体目标需要量的 60% 时，则应考虑启动肠外营养治疗。

(一)肠内营养治疗

与肠外营养治疗相比，肠内营养治疗的优点是增加胃肠道血流、促进胃肠激素的释放、保持肠道黏膜细胞结构与功能完整性、改善肠黏膜屏障功能、减少肠道对毒素的吸收、减少肠道细菌易位、降低感染及其他并发症的发生率等。在急重症患者开展临床救治的过程中，肠内营养占据着特殊的地位，它在提高患者救治的成功率、缩短患者住院时间和改善预后上有着重要作用。《ESPEN 重症病人营养指南(2023 版)》建议，可进食的重症患者应优先考虑经口进食；若无法经口进食，在 48h 内开展早期肠内营养(early enteral nutrition，EEN)。神经重症患者常首选经鼻胃管喂养作为肠内营养途径，它简单易行，可及时给予患者足够热量；但当患者存在意识障碍、机械通气等高误吸风险时，则选用经鼻空肠管喂养作为肠内营养途径，因其可将营养输送至幽门后，具有不受胃排空延迟的影响，减少反流、误吸及并发症的优点，常被临床医护人员作为神经重症患者喂养的优选方式。置管操作中管道末端通过幽门，到达屈氏韧带及其远端视为操作成功。相关研究对比连续喂养和间歇喂养两种方式对老年脑卒中患者胃肠功能和营养状况的影响时发现，患者对持续泵注的耐受性更好，并发症发生率更低。

(二)肠外营养治疗

实际上，临床实践中肠内营养治疗的实施常受到诸多因素的影响，当肠内营养治疗达不到一定的需要量时，可添加肠外营养治疗作为补充。一项 Meta 分析结果显示，在危重症急性期，因为手术频繁和胃肠道不耐受等情况，仅使用肠内营养通常不足以达到能量和蛋白质目标。ESPEN 指南建议，严重营养不良患者若存在肠内营养禁忌证，应早期从低剂量开始实施肠外营养并逐步达标，而不是无营养治疗；存在经口营养治疗和肠内营养的禁忌证时，应在 3 ～ 7d 内开展肠外营养；尝试所有能改善肠内营养耐受的方法都无法奏效时，应开展肠外营养。如果肠内营养治疗不能获得超过 60% 的有效营养，则选择肠外营养治疗或部分肠外营养治疗。对于肠外营养启动时机，意见略有不同，ASPEN 指南建议，存在营养风险的患者若不能达到预期的摄入量或摄入量不足 3 ～ 5d，则需要应用肠外营养。目前研究证据表明，肠内营养供给不足的危重症患者早期补充肠外营养可显著减少医院感染。

肠外营养一般可通过外周静脉、中心静脉、静脉输液港三种途径输注，其中经外周静脉输注适用于短期、低渗透浓度喂养的患者，经中心静脉输注适用于超过 10d、高渗透浓度喂养的患者，静脉输液港则适用于长期肠外营养患者，其安全性更高，发生并发症的风险更低。目前常用的肠外营养制剂主要有 2 种，分别是预混肠外营养和复合肠外营养。二者均能基本满足患者的营养需求。预混肠外营养的优势在于血流感染率更低、安全性更高；复合肠外营养则可满足患者的个体化营养需求，进行精细化营养管理。具体的肠外营养制剂选择需根据临床实际决定。

三、营养治疗的目标

（一）能量目标

神经重症患者可能在疾病早期处于应激高代谢状态，部分患者因脑损伤或者手术出现中枢性高热、肌张力增高、强直等交感神经兴奋性增高表现，导致基础代谢增加。在镇痛镇静治疗管理下，代谢率可能明显下降，尤其是严重颅内压升高患者使用深度镇静或亚低温治疗时，代谢率仅为非低温治疗患者的 60% ～ 70%，在计算患者的营养目标时都应加以考虑。目前国内普遍采用的是美国肠外和肠内营养学会 / 危重病医学会营养指南（2016）（American Society for Parenteral and Enteral Nutrition/Society of Critical Care Medicine，ASPEN/SCCM）推荐的简单易用的预测公式法。早期阶段，机体的能量需求低于能量消耗，此阶段应避免过度喂养。因此，建议在急性期（1 ～ 3d）使用低热量营养 [不超过 70% 能量消耗（EE 值）]，而不是等热量营养（70% ～ 100%）。如果采用预测公式法，7d 内进行低热量营养，7d 后逐渐增加到等热量营养，体质量按理想体重（ideal body weight，IBW）计算。对严重营养不良患者需注意预防再喂养综合征，血磷＜ 0.8mmol/L 时应引起关注，＜ 0.5mmol/L 时应立即治疗，并减少能量的供给。

（二）碳水化合物目标

高碳水化合物可能会导致喂养不耐受，肠内营养配方中其他多糖成分也可能导致患者不耐受。在神经重症患者中，应激性高血糖的发生率高，故建议碳水化合物的供能比不超过 60%，其中低血糖指数（glycemic index，GI）的食物为佳，同时增加膳食纤维的摄入。肠外营养时静脉葡萄糖给药剂量应控制在 5mg/（kg · min）以内。

（三）蛋白质目标

神经重症患者蛋白质的消耗可通过氮平衡公式进行评估，根据指南的推荐意见，可按照 1.2 ～ 2.0g/（kg · d）补充蛋白质，其中超过 50% 应来源于优质蛋白质，并可通过氮平衡公式持续监测，以确保营养治疗的合理性和有效性。一项针对 886 名患者进行的研究发现，按 1.2 ～ 1.5g/（kg · d）的标准提高 ICU 患者的蛋白质供给量能降低 28d 的病死率。此外，还有一项纳入 2824 名患者的研究发现，当患者接受的蛋白质摄入量为目标量的 80% 以上时，生存率会提高。

（四）脂肪目标

脂质氧化为肝脏、心脏和骨骼肌提供了所需能量的一半以上，虽然有研究从提高氮平衡的角度评

价了最佳糖 / 脂比，但是由于神经外科重症患者脂质代谢的改变，目前对于每天所需的最佳脂质总量尚不明确。除总量外，实施肠内营养时需评估肠内营养配方（enteral nutrition formula，EF）的构成成分，应限制脂肪组成，但不完全排除 ω-6 脂肪酸；应提供单不饱和脂肪酸、ω-3 脂肪酸，如二十二碳六烯酸（docosahexaenoic acid，DHA）和二十碳五烯酸（eicosapentaenoic acid，EPA）；应减少饱和脂肪酸和避免反式脂肪酸。必需脂肪酸（fatty acid，FA）的推荐剂量按照中国居民膳食营养素参考摄入量（dietary reference intakes，DRIs）供给。同时，重症患者的脂肪吸收功能受损，脂质超负荷可能引起免疫抑制，并损害肺功能和肝功能。因此，建议根据血三酰甘油水平和肝功能情况来调整脂质比例。静脉脂质（包括非营养性脂质来源）不可超过 1.5g/（kg · d），以避免脂质超负荷。

四、营养治疗的配方选择

（一）肠内营养制剂的配方选择

1. 整蛋白配方对比短肽型配方

ASPEN 营养指南推荐标准的整蛋白配方作为肠内营养的首选剂型，但实施肠内营养过程中，神经重症患者常会出现肠内营养不耐受、胃肠道蠕动功能受损等情况，临床表现为腹泻和胃瘫。若使其处于低喂养状态，每天摄入的能量和蛋白质均低于处方量，将导致能量和蛋白质摄入不足。而含有短肽和中链脂肪酸（medium chain triglycerides，MCT）的短肽型营养液，能改善胃肠道耐受性，更容易消化、吸收，降低腹泻发生率，更适合胃肠功能损伤的患者。

2. 糖尿病配方对比标准配方

高血糖是严重 ICU 并发症的独立风险因素，神经重症患者中出现高血糖的比例很高，如神经外科重症患者出现高血糖的比例可达 60%。糖尿病剂型营养配方通常为低糖、高单不饱和脂肪酸（monounsaturated fatty acids，MUFA），且将标准配方中麦芽糖改为消化较慢的淀粉。研究表明，与标准肠内营养配方相比，糖尿病配方配合胰岛素治疗能有效控制重症缺血性卒中患者的血糖水平。

3. 免疫调节配方对比标准配方

与标准肠内营养配方相比，含有精氨酸、谷氨酰胺（glutamine，Glu）、ω-3 脂肪酸等的免疫调节配方能降低颅脑损伤患者感染的发生率，可改善重症患者的免疫状态。研究人员发现，与标准肠内营养配方相比，免疫调节配方能降低感染的发生率。

4. 添加水溶性膳食纤维的混合配方

神经重症患者的胃肠功能耐受性通常较差，当出现持续腹泻时，可以将肠内营养配方换为含膳食纤维的混合配方。选择膳食纤维添加剂时，可溶性较差的纤维导致喂养管堵塞的风险较高。可溶性较好的纤维在溶解时不呈胶状，如部分水解瓜尔豆胶、小麦糊精、菊粉或低聚果糖，喂养管堵塞概率大大下降。水溶性膳食纤维的补充不但可以减少临床腹泻的发生率，还能利用肠道益生菌酵解产生短链脂肪酸，促进肠道有益菌生长，调节肠道微生态。

综上所述，对神经重症患者实施肠内营养治疗时，可选择整蛋白营养剂型；对于胃肠功能损伤的患者，可选择短肽剂型；对于合并糖尿病或高血糖患者，选用糖尿病剂型营养配方有助于急性期的血糖控制；对于感染风险较高的患者，可选择使用免疫调节型营养配方；对于持续腹泻的重症患者，可考虑使用含水溶性膳食纤维的混合配方。

（二）肠外营养治疗制剂的选择

1. 复合肠外营养与预混肠外营养配方比较

复合肠外营养与预混肠外营养均能基本满足患者的营养需要。复合肠外营养配方在热氮比、糖脂比上与推荐值差距较大，复合肠外营养配方的热氮比是（180～250）：1、糖脂比是（0.56～1.26）：1，推荐的热氮比为（100～150）：1、糖脂比为1：1。预混肠外营养配方的热氮比、糖脂比相对更为理想。

2. 复合肠外营养与预混肠外营养并发症比较

预混肠外营养治疗的患者血液感染率低于复合肠外营养治疗的患者。2项关于肠外营养相关血液感染的回顾性分析，纳入113342例接受肠外营养治疗的患者，试验组接受预混肠外营养，对照组接受复合肠外营养。通过使用多元Logistic回归对基线差异、危险因素和潜在混杂因素进行调整，并采用倾向评分匹配作为敏感性分析，结果显示预混肠外营养治疗的患者血液感染率低于复合肠外营养治疗的患者，差异具有统计学意义。

总之，复合肠外营养与预混肠外营养均可以满足肠外营养治疗患者的基本需要。预混肠外营养的血液感染率较低，安全性高，可作为首选；对于需要补充更多电解质或者对营养需求更高的患者，可选择复合肠外营养进行个体化的肠外营养治疗。

（余　凤　韦红梅　徐　习）

第五节　营养监测

神经重症患者的病情常对机体多系统产生影响，对消化系统的影响尤其明显，极大地干扰了患者机体的代谢与营养水平。早期肠内营养以及严格的血糖控制可以改善危重症发展的进程，因此，对营养干预措施的效果监测能科学评估营养治疗目标的实现情况，也是标准化临床营养诊疗流程中重要的一环。2018年ESPEN将“在ICU期间对营养治疗进行监测”这一条写进指南推荐意见，进一步显示了营养监测的重要性。

一、血糖的监测及处理

重症患者容易出现应激性血糖增高，血糖管理也是神经重症患者病情管理的基石，低血糖和高血糖都与患者的不良结局和高死亡率有相关性。规范实施营养监测有助于营养治疗时的血糖控制和胰岛素的合理使用，进而优化血糖管理。因此，不论患者是否有糖尿病病史，在启动营养治疗时都需监测血糖，在血糖不稳定期或治疗前 48h 内血糖监测频率不少于 1 次 /4h，稳定后可降低频次。空腹血糖控制目标为 7.8 ～ 10.0mmol/L，当血糖水平超过 10mmol/L 时可予以胰岛素治疗，无须强化降血糖治疗而将血糖控制在正常值，急性期建议使用胰岛素泵，病情稳定后可使用长效胰岛素替代。

二、胃肠功能评估与监测

重症患者早期肠内营养不耐受是导致患者病死率增加和住院时间延长的重要因素。在肠内营养过程中，可使用肠内营养耐受性评分表评估患者的喂养耐受情况。缺乏有效的评估和及时的干预措施将导致喂养不耐受各种症状的持续存在并可能逐渐加重。肠内营养过程中出现喂养不耐受时，需要每 6 ～ 8h 评估 1 次，根据评分结果进行肠内营养液输注调整。肠内营养耐受性总分为三项评估内容得分之和，总分为 0 时为胃肠功能正常，1 ～ 2 分为胃肠功能轻度损害，0 ～ 2 分时可继续肠内营养，增加或维持原速度，对症处理；3 ～ 4 分为胃肠功能中度损害，可继续肠内营养，但需减慢速度，2h 后重新评估；总分≥ 5 分为胃肠功能重度损害，应暂停肠内营养，重新评估或更换喂养途径，并做相应处理。(表 2-12)

表 2-12 肠内营养耐受性评分表

评价内容	计分标准			
	0 分	1 分	2 分	5 分
腹胀、腹痛	无	轻度腹胀，无腹痛	明显腹胀或腹痛，可自行缓解或 IAP15 ～ 20mmHg	严重腹胀或腹痛，不能自行缓解或 IAP ＞ 20mmHg
恶心、呕吐	无，或持续胃肠减压而无症状	恶心，但无呕吐	恶心、呕吐(不需要胃肠减压)或 GRV ＞ 250ml	呕吐，且需胃肠减压或 GRV ＞ 500ml
腹泻	无	稀便 3 ～ 5 次 /d 且量＜ 500ml	稀便≥ 5 次 /d 且量 500 ～ 1500ml	稀便≥ 5 次 /d 且量≥ 1500ml

注：GRV 为胃残余量，IAP 为腹内压，1mmHg=0.133kPa。

三、误吸的监测及预防

1. 误吸的风险因素

包括高龄(＞ 70 岁)、经鼻胃管肠内营养、机械通气、吞咽功能障碍、意识丧失 / 下降、声门或贲门关闭功能不全、胃潴留、肠道麻痹、合并精神类疾病、使用镇静或肌松药物、院内外转运等。神经重症患者具有误吸的多重风险因素，是误吸高风险人群，在入院、手术、病情变化等关键节点，都应进行误吸风险的评估。

2. 误吸风险的评估

在肠内营养治疗前，应进行误吸风险的评估。误吸风险的评估标准：10 ～ 12 分为低风险，13 ～ 18 分为中风险，19 ～ 23 分为高风险。评估要求：入院或转入、手术(含介入手术)、病情变化

（护理级别更改为上一级、医嘱变更饮食）时；低中误吸风险者每周评估 1 次；高风险者，需每天评估 1 次。（表 2-13）

表 2-13　误吸风险评估表

评估内容	计分标准		
	1 分	2 分	3 分
年龄 / 岁	10 ～ 49	50 ～ 80	＞ 80 或＜ 10
意识	清醒	清醒 + 镇静	昏迷
痰	少	多，且稠	多，且稀薄
合并阿尔茨海默病、脑血管意外、重症肌无力、帕金森病	无	1 种	1 种以上
饮食	禁食	普食	流食或半流食
体位	半卧≥ 30°	半卧＜ 30°	平卧
饮水试验	1 级	2 级	3 级及以上
人工气道、机械通气	无	有	—

3. 预防误吸的措施

在肠内营养治疗时，不建议将蓝色食用色素、任何染色剂以及葡萄糖氧化酶试剂作为判断肠内营养误吸的标志。应采取以下预防误吸的措施。

（1）促进胃肠动力：对于误吸高风险患者，建议使用甲氧氯普胺、红霉素等促胃肠动力药或枸橼酸莫沙必利片等抗反流药物来防止误吸。

（2）促进咳嗽和吞咽反射：对于误吸高风险的神经重症患者，建议使用血管紧张素转化酶抑制剂促进咳嗽和吞咽反射，进而减少误吸。

（3）体位：喂养时及喂养后半小时，采取半卧位，即床头抬高 30° ～ 45° 来预防误吸。若误吸风险很高，推荐幽门后喂养。

（4）定时监测胃残余量：对于机械通气等误吸高风险患者，每 4h 监测 1 次胃残余量（gastric residual volume，GRV），有条件的情况下，可通过床边胃超声监测评估 GRV。根据患者胃肠耐受性情况动态调整肠内营养液的喂养量及速度，以减少 GRV，进而减少误吸的风险。

（5）人工气道患者的预防措施：建立人工气道时，采用带锥形或圆锥形气囊的气管导管来预防误吸。将气管导管的囊内压维持在 25 ～ 30cmH_2O，每隔 6 ～ 8h 重新手动测量囊内压，并及时清理测压管内的积水。体位改变后，宜重新测量囊内压。对气管插管患者常规行声门下分泌物引流术预防误吸，降低吸入性肺炎和呼吸机相关性肺炎（ventilator associated pneumonia，VAP）的发生率。

（6）降低镇痛镇静水平：在病情允许的情况下，尽可能降低患者的镇痛镇静水平，并尽量精简 ICU 患者外出进行诊断性检查的项目和流程，以减少不必要的风险。

四、腹胀的监测及处理

神经重症患者往往伴有意识障碍，需要监测腰围、腹内压（intra abdominal pressure，IAP）、胃残余量等。通过测量腰围值或腹部深、浅触诊的方法对腹胀进行评估，监测频率取决于患者的喂养情况，不少于每天 1 次。出现腹胀后，应进行腹内压（IAP）监测，推荐将测量膀胱内压力作为间接测量患者 IAP 的首选方法，有条件的医疗机构也可以直接通过测压尿管外接监护仪进行实时监测，并根据 IAP 调整肠内营养治疗方案。监测频率为每 4 ～ 6h 1 次。当 IAP 为 12 ～ 15mmHg 时，可以继续进行常规肠内营养；IAP 为 16 ～ 20mmHg 时，应采用滋养型喂养；当 IAP ＞ 20mmHg 时，则应暂停肠内营养。

五、胃残余量的监测

监测胃残余量（GRV）是国内外对接受肠内营养治疗的重症患者的常见监测手段。神经重症患者出现腹胀后，建议进行 GRV 监测。通过抽吸患者胃残余量，观察总量、颜色和性状，监测频率为每 4h 1 次，根据胃残余量情况调整营养治疗方案。当 GRV ＞ 250ml 时，建议给予幽门后喂养，并采取提高胃肠动力、持续匀速喂养等措施；6h 内 GRV ＞ 500ml 时，需延迟肠内营养。注意在喂养期间，床头抬高 30° ～ 45° ，酌情添加促胃肠动力药，以促进胃排空以及改善肠内营养的耐受性。促胃肠动力药物效果的随机对照试验显示，静脉注射红霉素为首选，每次剂量为 100 ～ 250mg，每天 3 次，持续 2 ～ 4d；若有呕吐，则推荐静脉注射甲氧氯普胺，每次剂量为 10mg，每天 2 ～ 3 次。

六、腹泻的监测及处理

重症监护营养组织（Critical Care Nutrition，CCN）将腹泻定义为 24h 内出现 3 ～ 5 次排便或粪便量≥ 750ml。肠内营养相关性腹泻指的是患者在接受肠内营养治疗 48h 后出现的腹泻。一般情况下，采用调整输入营养液温度、减少营养液的输入量、降低营养液的浓度、控制输注速度、酌情使用止泻药物等措施后，腹泻症状可得到有效控制。

判断患者是否发生腹泻，需对粪便进行准确评估，评估内容应包括：腹部检查、排便量、粪便性状、粪便细菌培养、电解质检查、药物的使用等。《中国危重症患者肠内营养治疗常见并发症预防管理专家共识（2021 版）》推荐采用 Hart 腹泻计分表。Hart 腹泻计分表对 9 个分类进行赋值，每次排便均按此表进行评分，其总分是当天每次排便的分数之和，若 24h 累计总分≥ 12 分则判断为腹泻。（表 2-14）

表 2-14　Hart 腹泻计分表

形态	排便量		
	＜ 200ml	200 ～ 250ml	＞ 250ml
成型	1 分	2 分	3 分
半固体	3 分	6 分	9 分
液体样	5 分	10 分	15 分

对于肠内营养相关腹泻的处理，需医务人员共同制订临床治疗方案，建立由医生、营养师、护士及药剂师组成的多学科营养治疗团队，负责监测患者的营养状况，减少腹泻等并发症的发生，缩短住院时间和降低医疗费用。肠内营养相关腹泻由多因素造成，包括营养制剂的种类、肠内营养的方式及途径、肠内营养的开始时间及持续时间、输注的速度与量、肠道应激反应、营养制剂是否被污染等。在肠内营养实践中，推荐给予个体化适宜温度的营养液，并严格遵守操作流程，避免重复使用一次性物品，防止造成肠内营养液的污染。同时，保持良好的手卫生习惯可以降低肠内营养液的细菌污染风险。对于神经重症患者，推荐采用肠内营养泵匀速输注的方式进行喂养，从低剂量开始，根据患者的耐受性并遵循肠内营养序贯治疗原则逐步加量，直至达到目标量。不能因患者发生腹泻而自动中止肠内营养，而应在继续喂养的同时，查找腹泻的原因以便针对性地调整治疗策略。发生肠内营养相关腹泻时，应密切观察患者肠鸣音变化、排便次数、粪便的性状和量等。根据耐受性评分进行分级管理，采取纠正水电解质紊乱、改变喂养方式、改变蛋白质类型、增加膳食纤维摄入、补充外源性益生菌等措施来优化肠内营养方案，并酌情经验性使用止泻药物，最终达到恢复肠道功能的目的。

综上所述，营养治疗的监测是神经重症患者标准化临床营养诊疗流程中重要的环节。随着临床治疗理念的更新和营养学的不断发展，临床营养治疗已从辅助性治疗转变为一线治疗。与其他治疗方法一样，只有规范的监测才能保证治疗的安全性和有效性。因此，建立并完善营养治疗的监测体系，对于提高神经重症患者的治疗效果和促进康复具有重要意义。

（余　凤　粟叶萍　金　迪　徐　习）

参考文献

[1] 全国科学技术名词审定委员会，肠外肠内营养学名词审定分委员会 . 肠外肠内营养学名词[M]. 北京：科学出版社，2019.

[2] 石汉平，丛明华，陈伟 . 再论营养不良的三级诊断 [J]. 中国医学前沿杂志(电子版)，2020，12(1):1-7.

[3] 钟迪，张舒婷，吴波 .《中国急性缺血性脑卒中诊治指南(2018)》解读 [J]. 中国现代神经疾病杂志，2019，19(11):897-901.

[4] CATTANI A，ECKERT I C，BRITO J E，et al.Nutritional risk in critically ill patients: how it is assessed，its prevalence and prognostic value: a systematic review[J]. Nutr Rev，2020，78(12):1052-1068.

[5] MACIEL LRMA，FRANZOSI O S，NUNES D S L，et al.Nutritional risk screening 2002 cut-off to identify high-risk is a good predictor of ICU mortality in critically ill patients[J].Nutr Clin Pract，2019，34(1):137-141.

[6] 乔永涛，刘惠双，刘杰，等 .NRS 2002 量表对危重症患者的应用价值 [J]. 中国卫生工程学，2021，20(2):287-289.

[7] 杨月欣，葛可佑 . 中国营养科学全书 [M]. 2 版 . 北京：人民卫生出版社，2022.

[8] ZHANG P，BIAN Y，TANG Z P，et al.Use of Nutrition Risk in Critically Ill（NUTRIC）scoring system for nutrition risk assessment and prognosis prediction in critically ill neurological patients: a prospective observational study[J].Journal of Parenteral and Enteral Nutrition，2021，45（5）: 1032-1041.

[9] FERRIE S，WEISS N B，CHAU H Y，et al.Association of subjective global assessment with outcomes in the intensive care unit: a retrospective cohort study[J].Nutrition & Dietetics，2022，79（5）: 572-581.

[10] 孙乔，张腾松，关纯，等 . 不同营养评估工具在 ICU 患者营养状况评估中的应用比较 [J]. 中华危重病急救医学，2020，32（1）:72-77.

[11] 中华医学会神经外科分会，中国神经外科重症管理协作组 . 中国神经外科重症患者营养治疗专家共识（2022 版）[J]. 中华医学杂志，2022，102（29）:2236-2255.

[12] 张知格，严明月，谈善军，等 .《ESPEN 重症患者营养指南（2023 版）》更新解读 [J]. 中国实用外科杂志，2023，43（12）：1335-1343.

[13] 陈曦，杨剑，林晓倩，等 . 重庆某三甲教学医院用 NRS 2002 及诊断营养不良（GLIM）标准对癌症患者营养风险和营养不良患病率调查研究初探 [J]. 中华临床营养杂志，2020，28（4）: 201-206.

[14] 谈善军，严明月，王俊杰，等 . 营养不良诊断 GLIM 标准在国内外的应用现状与展望 [J]. 中华临床营养杂志，2022，30（1）:53-60.

[15] CHAO K，WANG D，YANG H，et al. Beneficial effect of immune-enhanced enteral nutrition on immune function in patients with severe neurological diseases：a single-center randomized controlled trial[J].Front Nutr，2021，8：685422.

[16] ZHANG Z，WAN Z，ZHU Y，et al. Prevalence of malnutrition comparing NRS 2002，MUST，and PG-SGA with the GLIM criteria in adults with cancer: a multi-center study[J]. Nutrition，2021，83（5）: 111072.

[17] 章黎，王新颖 .《中国成人患者肠外肠内营养临床应用指南（2023 版）》解读 [J]. 肿瘤代谢与营养电子杂志，2023，10（6）：718-723.

[18] 梁素娟，林晓燕，裴芬霞，等 .GLIM 标准与 SGA 在神经外科重症患者营养不良诊断中应用的观察性研究 [J]. 肠外与肠内营养，2023，5（10）:304-307.

[19] JENSEN G L，CEDERHOLM T，CORREIA MITD，et al. GLIM criteria for the diagnosis of malnutrition: a consensus report from the global clinical nutrition community[J]. J Parenter Enteral Nutr，2019，43（1）:32-40.

[20] KE L，LIN J，DOIG G S，et al. Actively implementing an evidence-based feeding guideline for critically ill patients（NEED）：a multicenter，cluster-randomized，controlled trial[J].Crit Care，2022，26（1）：46.

[21] 米元元，黄海燕，尚游，等 . 中国危重症患者肠内营养治疗常见并发症预防管理专家共识（2021 版）[J]. 中华危重病急救医学，2021，33（8）：903-918.

第三章　神经重症不同时期的营养治疗

第一节　危重症早期

神经重症患者早期多处于昏迷状态，生命体征不平稳，机体代谢处于应激状态，生存为重点。患者一方面无法主动进食，另一方面消耗大，常伴有脱水、高钠血症、血浆渗透压升高，神经、组织细胞内营养的缺失，这将进一步加重病情，增加并发症，导致呼吸机撤机困难、ICU入住时间延长及病死率增加。因此，神经重症患者早期的营养治疗不容忽视。

一、危重症早期的代谢特点

神经重症早期患者在应激状态下，机体神经内分泌代谢发生变化，包括交感神经系统激活、下丘脑激素释放、外周组织对下丘脑激素及其他合成代谢激素的抵抗，导致机体处于高分解代谢状态，同时合成代谢受限，可迅速出现负氮平衡，糖类、氨基酸和脂肪代谢以及能量代谢、水电解质代谢紊乱。

（一）能量代谢

能量代谢与机体组织的构成变化是危重症患者代谢的特征。早期患者的机体处于高分解代谢状态，心排血量、氧耗量和二氧化碳产生量均增加，一旦患者发热则能量消耗会更明显增加，体温每升高1℃，能量消耗增加10%～15%。人体组织的构成包括脂肪组织、体细胞群和细胞外液三部分，当人体处于应激、分解代谢状态时，这三部分的构成比例迅速发生改变，最为明显的是水钠潴留及细胞外液的增加，其次表现为体重下降，主要是体脂和体细胞群的减少。应激时，脂肪作为能源被动用；蛋白质是维持各项功能和构成组织结构的重要成分，一旦丢失，意味着某些功能正在丧失或已经丧失。

（二）糖类代谢

神经重症早期患者机体处于严重应激状态时，垂体-肾上腺功能会发生改变，将大量生成儿茶酚胺、胰高血糖素、促生长激素等促分解代谢激素。儿茶酚胺直接作用于肝脏，致糖原分解、葡萄糖释放；作用于肌肉，则导致肌糖原分解，产生乳酸，乳酸在肝脏通过葡萄糖乳酸盐循环合成新的葡萄糖；儿茶酚胺还可降低胰岛素与胰高血糖素的比值，从而加速糖原分解和糖异生，使血糖升高；同时，脂肪和蛋白质分解也为糖异生提供了大量底物。除此之外，由于儿茶酚胺直接抑制胰岛素受体和胰岛 β 细胞的分泌，体内会出现胰岛素受体数量减少或不敏感等胰岛素抵抗现象，葡萄糖耐量下降，血糖进一步升高。

（三）氨基酸代谢

神经重症早期患者体内分解激素的增加，导致机体蛋白质的分解加剧，骨骼肌等组织的蛋白质释放出氨基酸（amino acid，AA），尤其是支链氨基酸（branched-chain amino acid，BCAA），所以病情越重，患者血清氨基酸谱的改变越明显，而此时，补充的外源性氨基酸往往并不能很好地被机体利用。同时，在严重应激状态下，肝脏利用氨基酸的能力也下降，导致血液中的支链氨基酸减少，苯丙氨酸和丙氨酸等其他氨基酸增加，尿中尿素氮的排出量明显增加，机体出现负氮平衡。

（四）脂肪代谢

在应激状态下，早期患者机体糖皮质激素的分泌能促进脂肪动员，血中蛋白质、磷脂和脂蛋白升高；儿茶酚胺分泌的增加和胰岛素抵抗，可导致脂肪动员，血中游离脂肪酸升高；另外，创伤、感染后，患者血液中肉碱水平会不同程度下降，尿及伤口肉碱排出增加，肉碱的减少影响了脂肪酸 β 氧化，继而导致三酰甘油在体内积聚。早期患者体内神经营养因子（neurotrophic factors，NTFs）的产生也可促进脂肪分解，抑制脂肪廓清能力及脂肪酸的合成。

二、重症早期的营养供给

神经重症早期患者机体处于高分解代谢状态，营养消耗增加，能量需求增加，但生命体征尚不平稳，因此早期急性应激状态下“允许性低热卡”营养治疗原则，对帮助患者顺利度过这一阶段有非常重要的作用，影响着原发病治疗进程及预后转归。

尽早实行肠内营养治疗，能够刺激胃肠道激素分泌，维持胃肠黏膜屏障结构与功能的完整性，保持肠道菌群平衡，保持内脏血流的稳定性，减少应激性溃疡的发生，进而有效阻断营养不良的恶性循环，降低肠源性感染发生的概率。有研究显示，重型颅脑损伤患者 48h 内开始肠内营养与患者生存率、Glasgow 昏迷量表（Glasgow coma scale，GCS）评分改善及预后呈正相关。此外，对于可进食的危重症患者，经口进食优于肠内营养或肠外营养。若患者不能经口进食，则给予早期肠内营养（≤ 48h）要优于延迟肠内营养（＞ 48h）和肠外营养。对于存在经口进食或肠内营养禁忌证的患者，需要在 3 ～ 7d 启动肠外营养。

（一）能量供给

神经重症患者急性应激期代谢变化剧烈，能量供给或基本底物比例不当可能会加重机体代谢紊乱和脏器功能障碍，导致不良结局。间接测热法（indirect calorimetry，IC）是测定能量消耗（EE）的金标准。因此，建议采用间接测热法对患者进行能量代谢的测定。但对于神经重症早期患者，发热、机械通气、躁动、镇静剂的使用、持续肾脏替代治疗等因素都可影响间接测热法的可行性和可靠性。因此，虽然间接测热法能更准确地测量营养消耗，但目前并未得到普及。在重症早期，可采取“允许性低热卡”方式 15 ～ 20kcal/（kg · d）来提供机体所必需的最低能量，在病情处于相对稳定期或长期营养治疗时则需提供充足的能量。

（二）碳水化合物供给

在神经重症患者中，应激性高血糖的发生率高，因此建议碳水化合物的供能比低于 60%，并选择低血糖指数（GI）的食物作为碳水化合物的来源。进行肠外营养时，葡萄糖的过量能量供应与高血糖、CO_2 生成增加、脂肪生成增加、胰岛素需求增加有相关性，并在减少蛋白质消耗方面不具优势，而较高浓度葡萄糖肠外营养相关的高血糖症往往需要更大剂量的胰岛素，因此建议葡萄糖静脉的给药剂量不应超过 5mg/（kg · min）。

（三）蛋白质供给

神经重症患者的高分解代谢状态与显著的蛋白质水解和肌肉丢失相关，导致机体对蛋白质的需求增加，因此一般认为神经重症患者较其他重症患者有更高的蛋白质需求，高蛋白质供给与机体氮平衡改善有相关性。患者可按照 1.2 ～ 2.0g/（kg · d）补充蛋白质，其中优质蛋白质不应少于 50%，并定期评估和持续监测。对于合并肾功能不全的非透析患者，需要根据病情来确定蛋白质的目标值，必要时经多学科讨论来决定。

（四）脂肪供给

重症患者的脂肪吸收功能受损，脂质超负荷可能引起免疫抑制，并损害肺功能和肝功能，因此，建议脂肪供能比在 25% ～ 30%，增加单不饱和脂肪酸的摄入有助于改善患者的应激性高血糖。对于静脉用脂质，建议供给上限为 1g/（kg · d），耐受剂量最高为 1.5g/（kg · d）。脂质比例可根据血三酰甘油水平和肝功能情况来调整。

（慕容敏　张　永　徐　习）

第二节　危重症后期与恢复期

危重症后期即急性后期，一般指入住 ICU 的第 3 ～ 7 天。营养不良是神经重症患者普遍存在的临床现象，并作为独立危险因素影响着重症患者的预后。

一、危重症后期与恢复期的代谢特点

（一）危重症后期的代谢特点

危重症后期以明显的肌肉萎缩和代谢紊乱逐渐稳定为临床特征。此阶段营养物质的代谢仍然被认为是受损的，新陈代谢很可能存在一个由分解代谢转为合成代谢的"点"，但目前尚缺乏可清晰划分不同临床阶段的营养生物标志物。鉴于重大疾病期间机体代谢的变化，科学合理的营养治疗能够为机体康复提供最大益处和可能。

（二）危重症恢复期的代谢特点

随着神经重症原发病得到控制、机体内环境趋于稳定以及全身炎症反应的改善，合成代谢逐步占据主导地位，此阶段机体对葡萄糖的利用率升高、蛋白质与脂肪的合成增加，患者从高分解代谢状态逐渐向合成代谢状态转变，营养需求相应增加。同时，组织修复和伤口愈合使机体对蛋白质和其他营养素的需求相应增加。

二、危重症后期的营养供给

（一）能量供给

越来越多的研究结果显示，与过度喂养及足量喂养相比，允许性肠内低喂养策略能够使重症患者获益，不仅能明显提高喂养的耐受性，还能降低血糖水平，减少胰岛素使用，改善预后，降低病死率。神经重症患者入住 ICU 的第 1 周，若使用预测方程评估能量需求，则采用能量摄入量低于目标值 70% 的低能量喂养方式。若采用拇指法则评估能量需求，患者能量目标按 25 ～ 30kcal/（kg · d）计算和供给。对于肥胖的危重患者应采用校正体重公式，即校正体重 = 理想体重＋ 0.4 ×（实际体重 − 理想体重）。有条件的 ICU 可采用间接测热法，能量需求逐步增加至所测能量消耗值的 80% ～ 100%。危重患者渐进式能量管理策略的目的为提供适当的能量和蛋白质、减轻负氮平衡、减少肌肉丢失、提供微量元素；减少消化道黏膜萎缩、维护消化道屏障结构及功能的完整性、防止菌群移位；减少喂养不耐受及相关并发症。鉴于不同患者能量代谢存在差异，故应根据实际情况采用个体化的营养治疗方案。严重营养不良患者启动营养治疗时，需注意观察和预防再喂养综合征。如果血磷＜ 0.8mmol/L，应引起关注，＜ 0.65mmol/L 或下降＞ 0.16mmol/L 时应立即治疗，并减少能量的供给。

（二）蛋白质供给

蛋白质是促进伤口愈合、支持免疫功能和维持体重最重要的常量营养素。对于大多数危重患者来说，蛋白质需求的比例更高，因此患者不容易通过蛋白质能量比例不够高的常规肠内营养配方获得满足。神经重症的急性后期，蛋白质需求量预计在 1.2 ～ 2.0g/（kg · d）。研究表明，蛋白质目标 1.2 ～ 1.5g/（kg · d）和能量目标均达标的治疗与患者 28d 死亡率降低 50% 具有相关性，而仅达到能量目标则与死亡率降低无关。另一项研究也显示，在 NUTRIC 评分为高营养风险的 ICU 机械通气患者中，蛋白质摄入量每增加 10%，其死亡率就显著降低 6.6%。除此之外，频繁中断肠内营养、肠内营养效果不佳的患者也可从蛋白质补充中获益。

三、危重症恢复期的营养供给

患者能量目标可增加至 30～35kcal/(kg·d)，蛋白质需求可继续维持或略增至 1.5～2.0g/(kg·d)。对于正接受肠外营养治疗且无肠内营养禁忌证的神经重症患者，建议尽早转变为肠内营养治疗。随着肠内营养的逐渐加量，相应减少肠外营养的能量，直至肠内营养达到能量目标的 60% 时，可选择终止肠外营养，继续逐渐增加肠内营养的供给量。在最大化的肠内营养策略下，能量供给仍不能达到目标(间接测热法为 80%EE，预测公式法为 60%)的神经重症患者，7～10d 后可考虑启动肠外营养，但不建议提前启动肠外营养。

如果患者始终不能完全恢复，则可能形成持续数周的慢性危重症期，出现持续性炎症 - 免疫抑制 - 分解代谢综合征，表现为长期免疫与代谢紊乱、静息能量消耗增加和分解代谢严重，从而导致营养不良、瘦体重下降、反复感染、伤口不愈合等。营养治疗是 PICS 治疗中的重要组成部分，一方面早期肠内营养本身能够改善 PICS 患者的免疫功能；另一方面近年来免疫营养的应用越来越成熟，往往在标准营养配方中添加具有免疫调节作用的营养素。因此，营养物在为机体提供营养底物及能量的同时，还能调节机体免疫，增强细胞反应活性及改善胃肠功能，促进神经重症患者尽快康复。

（慕容敏　张　永　徐　习）

第三节　后 ICU 期

随着科学技术和医疗水平的不断提高，ICU 患者的生存率逐步提高，ICU 转出患者的生活质量受到关注。研究结果显示，超过 70% 的 ICU 转出患者存在以躯体功能障碍、认知功能障碍和精神心理功能障碍为主要表现的综合征。因此，应当特别关注 ICU 转出的神经重症患者的躯体功能、认知功能、精神心理功能状态。

一、后 ICU 期患者的代谢特点

2012 年 SCCM 将危重症患者转出 ICU 后，在生理、认知和心理方面新出现或加重的一系列功能障碍，定义为重症监护后综合征(post-intensive care syndrome，PICS)。危重症患者认知功能受损的发生，通常与住院期间发生的低灌注、低氧血症、血糖异常、谵妄等有关。后 ICU 期患者的内环境趋于稳定、全身炎症反应得到改善，合成代谢已占据主导地位，机体对蛋白质及其他营养素的需求增加。

二、后 ICU 期的营养供给

目前，尚无指南或共识明确提出该阶段患者的能量和蛋白质供给量，但积极的能量和蛋白质供给是必要的，可以避免骨骼肌的进一步损失，并有效促进机体肌肉量的恢复。

（一）能量供给

应用间接测热法监测显示，合并 PICS 的患者代谢需求显著增加，总能耗（total energy expenditure，TEE）是静息能耗的 1.7 倍。有研究表明，脓毒症后的第 2 周，患者的总能耗为 3250kcal/d 或 47kcal/（kg · d）；而在较年轻的创伤患者中，总能耗甚至高达 4120kcal/d 或 59kcal/（kg · d）。因此，对于后 ICU 期神经重症患者，提供充足的能量非常重要。

（二）蛋白质供给

目前已有研究证实，较高的蛋白质分解与生存率之间存在相关性，即给予较高蛋白质组的患者在出院后 90d 的死亡率下降了 17%。基于合并 PICS 的患者蛋白质合成代谢阈值更高（合成代谢抵抗）的假设，提供充足的蛋白质是非常必要的，如神经外科患者的蛋白质摄入量最好在 1.5 ～ 2.5g/（kg · d）。

（三）口服营养补充

合并重症监护后综合征（PICS）的患者，其进食的生理调节功能会随着时间逐步恢复。空腹期的无食欲、进食期的吞咽困难、进食后的胃排空障碍和胃动力不足及腹胀等问题，导致了营养摄入不足。一项针对创伤性颅脑损伤患者的研究显示：与合成代谢期患者相比，重症监护后综合征（PICS）患者的摄入量较差；与接受人工营养治疗的患者相比，单独经口营养的患者营养缺乏更加明显。因此，口服营养补充营养素在该阶段应得到重视，在补充维生素及微量元素的同时，建议口服营养补充能量＞400kcal/d，其中蛋白质＞ 30g，连续补充 1 个月。

（慕容敏　张　永　徐　习）

第四节　出院居家期

医疗技术的不断进步使神经重症患者的救治成功率越来越高，但救治成功后相当一部分患者仍存在吞咽、运动、心肺功能、语言等方面的障碍，甚至出现 PICS。对于出院后仍存在营养风险或营养不良，经口进食不能满足营养需求，但能够接受安全治疗的患者，在专业的营养支持团队（nutritional support team，NST）指导下进行家庭营养支持（home nutritional support，HNS），可有效减少医疗费用，提高患者的生活质量。家庭营养支持是指在专业营养支持团队的指导下，让某些病情相对平稳、需要长期或较长期营养支持的患者在家中实施肠内营养或肠外营养。家庭营养支持的实施涉及多个学科，需要相关专业的人员为患者提供合理、全面而有效的营养治疗服务。家庭营养支持可以分为家庭肠内营养（home enteral nutrition，HEN）和家庭肠外营养（home parenteral nutrition，HPN）。HEN 已成为一种有效可靠的营养干预手段，患者通常在住院期间就开始为未来长期的家庭营养支持做准备。

一、家庭肠内营养(HEN)

(一)HEN 的适应证

1. 需进行 HEN 的对象

存在营养风险或营养不良且具有正常的胃肠功能，但正常饮食摄入不能满足其营养需求，能够接受在医疗机构之外进行治疗，同意并能进行 HEN 治疗以改善体重、功能状态或生命质量的患者。不能满足营养需求是指患者在 1 周内不能进食，或指能量摄入少于 1 周预计需求量的 60%，即相当于能量摄入量小于 10kcal/(kg · d)或能量减少到 600 ～ 800kcal/d。

2. 需进行 HEN 的疾病 / 状态

包括神经系统疾病导致的吞咽障碍；恶性肿瘤造成的消化吸收障碍；恶性肿瘤导致的恶病质；合并心脏疾病、肝脏疾病、慢性阻塞性肺部疾病、慢性感染、胰腺或肠道疾病造成的消化吸收障碍等。

(二)HEN 的禁忌证

1. 与疾病相关的禁忌证

存在可能导致胃肠道严重损伤的疾病，包括严重肠道功能紊乱、胃肠道阻塞、胃肠道出血、严重吸收不良或代谢严重失衡等。

2. 与患者及家庭因素相关的禁忌情形

患者或照护者不同意家庭肠内营养计划，或不太可能遵守家庭肠内营养计划，或存在无法克服的家庭肠内营养相关问题，则不应提供 HEN。

(三)HEN 的实施

1.HEN 团队与职责

启动 HEN 时，需由医生、护士、营养师、药剂师组成的多学科营养支持团队负责患者营养治疗方案的制订，并为患者或照护者提供相关技能培训，以期提高实施的质量，防止并发症的发生。营养支持团队除负责制订方案、建立输注途径外，还应根据实际情况及时调整营养治疗方案、维护输注途径、监测与评估疗效、处理并发症、随访患者，以及决定中止、继续或变换营养治疗等。

2.HEN 的启动时机

对于有营养不良风险的神经系统疾病患者，出院后满足以下条件则可开始 HEN：喂养管放置到位；肠内营养耐受；患者出院前应建立稳定的肠内营养计划，确定出院后可耐受的现有配方及剂量；患者或照护者具有相当知识和技能管理 HEN，能独立完成喂养相关的基本技能。

3.HEN 的处方原则和给药注意事项

(1)HEN 的处方原则：与医院内的肠内营养一致。首先，根据患者基础疾病及代谢情况选择合适的制剂，首选商用的肠内营养制剂，而不是自制匀浆。常见的肠内营养制剂按制剂类型可分为粉剂、混悬液和乳剂；按氮的来源，分为氨基酸型、短肽型以及整蛋白型；从疾病生理病理角度可分为全面型和疾病导向型。其次，根据患者胃肠功能状态及吸收能力选择配方、输注途径、治疗方案，需考虑的因素包括患者营养状态、肝肾功能、液体耐受性、电解质平衡等。

（2）HEN 的给药注意事项：通过喂养管给药时应选择适宜的剂型。一方面，适宜的剂型不易造成管道堵塞；另一方面，因存在药物暴露和给药剂量不准确的潜在风险，故应尽可能避免粉碎药物，而采用适宜剂型。选择管饲药物的剂型时，还需考虑到以下风险：通过鼻胃管等管道给予固体剂型药物时堵管发生率较高；给予含有山梨糖醇的液体药物时可能导致腹泻；液体药物的渗透压超过 500 ～ 600mOsm/kg 时可能导致肠道功能障碍等。最后，在确定通过管道给药的必要性和适当性时，还应考虑对药物输送部位的影响、肠内营养制剂配方和药物的相互作用等因素。

4.HEN 的输注途径

营养素有多种进入消化道的途径，而采用 HEN 时应选择操作尽可能简便、对患者损害相对更小的途径。喂养途径的选择应视患者疾病、胃肠功能情况、预计需要肠内营养治疗的时间、患者自身的偏好以及是否存在禁忌证等因素综合评估后确定。对于最多 4 ～ 6 周以内的短期 HEN 患者，可以使用鼻饲管实施 HEN，管饲时应抬高头 30° ～ 45° ，以降低误吸、吸入性肺炎的风险。对于需要长期 HEN，且存在相关指征的患者，则应选用其他途径，如经皮内镜下胃造瘘术（percutaneous endoscopic gastrostomy，PEG）或经皮内镜下空肠造瘘术（percutaneous endoscopic jejunostomy，PEJ）。由于并发症发生率低，兼顾手术时间和成本效益的考虑，目前 PEG 为首选。PEG 患者在造瘘道形成、切口愈合前，应每天监测 PEG 出口部位，定期使用无菌敷料换药，保持清洁干燥。置管术后第 1 周，可使用甘油水凝胶或糖基凝胶敷料替代传统无菌敷料；愈合后，可将更换敷料减少到每周 1 ～ 2 次，回家后应每天用棉签蘸肥皂液及温水清洁 PEG 管道及附件，每次管饲前后用饮用水冲管，以防管道堵塞。如果 PEG 不适合部分患者长期使用，经皮腹腔镜下辅助胃造瘘术（percutaneous laparoscopic assisted gastrostomy，PLAG）为一种安全的替代方式。

间歇喂养一般为 4 ～ 6 餐 /d，200 ～ 400ml/ 餐的液体量。连续喂养或高能量喂养时更推荐使用营养泵输注的方法，能更精确地控制喂养量。随着营养泵设备的不断改进，HEN 的计划也逐渐灵活。HEN 患者可根据自己的需求调整喂养计划，比如有些患者可以采用日间顿服、夜间泵注的方式。在喂食前后常规清水冲洗防止导管阻塞，应作为患者或照护者教育的一部分。

5.HEN 的监测

在治疗期间强调对患者进行综合性的监测，包括营养效果、不耐受反应及院外管理等。营养效果的监测内容包括体质量、人体成分、肌力和肌功能、膳食摄入量、前白蛋白等；不耐受反应的监测主要包括管饲相关性并发症、呼吸道和消化道症状等，最常见的 HEN 不良反应多与喂养管相关，如堵管、喂养管脱落等。HEN 的监测还涉及管理相关的因素，如 HEN 的多学科营养支持团队是否仍然存在。HEN 的监测需要医生、护士、照护者等人员之间进行良好的前瞻性规划和沟通，患者出院后的系统化管理是减少并发症发生的重要手段。研究报道，医疗团队远程视频咨询配合每个月 1 次的入户随访能明显减少代谢并发症的发生。

6.HEN 并发症及处理

肠内营养的并发症通常也存在于 HEN 中，主要包括误吸、胃肠道并发症、代谢并发症、机械并发症及造口并发症等。误吸是神经重症恢复期患者的常见并发症，误吸可导致肺炎，甚至呼吸衰竭等严重后果。减少误吸的措施包括抬高床头、幽门后喂养以及加用促胃肠动力药物等。胃肠道并发症包括呕吐、腹泻、便秘等；代谢并发症包括高血糖、电解质紊乱、微量元素缺乏及再喂养综合征等；机械并发症主要是指喂养管堵塞或者移位。对于部分堵管，通过冲管即可使喂养管道通畅。对于比较顽固的管道堵塞，部分专家推荐采用胰酶等方式进行通管处理。多数潜在的长期并发症取决于出院后管理的质量，如果采取适当的措施，可以有效避免。有研究报道，在未建立 HEN 多学科营养支持团队前，胃造瘘术后 6 个月的再入院率可高达 23%，而 HEN 多学科营养支持团队介入后，因造瘘导致的再入院率可降低到 2%。还有研究发现，对出院后管饲的观察组患者实行一对一技能培养、电话随访及家访等管理方案后，可明显防止并发症的发生。

7.HEN 的停止时机

（1）达到目标：当患者达到理想体重，经口摄入量也可以满足需求时，即可停止 HEN。此过程不是骤然停止，而是根据患者实际情况逐步进行，由全肠内营养（total enteral nutrition，TEN）逐渐改为部分肠内营养（partial enteral nutrition，PEN），最后过渡到全部经口进食。对于疾病终末期的患者，根据 ESPEN 关于人工营养的指南，如果人工营养的可行性或有效性不确定，使用 HEN 时应持尝试的态度，一旦出现不良反应或未能取得预期的效果，应停止尝试。

（2）出现严重并发症：若在 HEN 治疗过程中，出现了严重并发症，如顽固性腹泻、吸入性肺炎等；或患者因病情变化，出现了肠内营养治疗的禁忌证，需停止 HEN。

（3）照护条件发生改变：患者由家庭照护转为长期护理机构照护，不需要多学科营养支持团队的帮助，不需要患者或照护者自己实施肠内营养时，可停止 HEN。

二、家庭肠外营养（HPN）

HPN 是无法正常进食、肠内营养禁忌证患者的基本生命支持手段，包括全肠外营养和补充性肠外营养两类，常用于合并慢性肠衰竭、恶性肿瘤梗阻或胃肠道不全梗阻等患者。实施 HPN 时不仅需要满足肠外营养的基本条件，还要求患者病情稳定、出院后可延续肠外营养治疗，同时能得到患者和照护者的配合以及有实施肠外营养的家庭环境。

（一）HPN 的适应情形

（1）患者病情稳定可以出院，但存在肠功能暂时性或永久性障碍，无法正常进食、肠内营养，或者肠内营养不能满足机体对营养的需求、维持液体平衡，预计须通过肠外途径供给营养及液体来维持生命的时间超过 2 周。

（2）患者和照护者均渴望并要求出院在家中继续治疗，且能积极配合医护人员进行 HPN 的相关培训和教育，能掌握肠外营养的配置、输注等基本操作及常见并发症的预防和初步处理。

（3）患者的家庭居住条件较好，有特定的房间供肠外营养液配置；或者附近医院能够配置和提供患者所需的肠外营养液。

（4）癌症患者预期寿命超过 3 个月，即使未接受积极的抗肿瘤治疗，也应予以 HPN 以防患者因营养不良而过早死亡。

（二）HPN 的实施条件

安全实施 HPN 的必要条件主要包括：直接参与诊疗的医护人员了解提供充足营养的重要性，并接受了安全实施 HPN 的理论、技能及职责的教育与培训；应制订操作规范和卫生标准，防止 HPN 产品污染及相关感染；不可忽视多学科营养支持团队在延续性家庭营养管理中的重要性，HPN 的患者能得到多学科营养支持团队的照护；至少有 1 名专业营养支持人员管理 HPN 患者，如护士或营养师等。

（慕容敏　余　凤　韦红梅　徐　习）

参考文献

[1] 石磊，龚杰，柳园，等. 我国家庭肠内营养研究文献的计量学分析[J]. 中华临床营养杂志，2019，27(2):76-83.

[2] 亚洲急危重症协会中国腹腔重症协作组 . 重症患者胃肠功能障碍肠内营养专家共识(2021)[J]. 中华消化外科杂志，2021，20(11):1123-1136.

[3] VAN ZANTEN ARH，DE WAELE E，WISCHMEYER P E.Nutrition therapy and critical illness: practical guidance for the ICU，post-ICU，and long-term convalescence phases[J].Critical Care，2019，23(1): 368.

[4] WEIMANN A，BRAGA M，CARLI F，et al.ESPEN practical guideline: clinical nutrition in surgery[J]. Clin Nutr，2021，40(7):4745-4761.

[5] SINGER P，BLASER A R，BERGER M M，et al.ESPEN guideline on clinical nutrition in the intensive care unit[J].Clin Nutr，2019，38(1):48-79.

[6] BISCHOFF SC，AUSTIN P，BOEYKENS K，et al.ESPEN practical guideline: Home enteral nutrition[J].Clin Nutr，2022，41(2):468-488.

[7] 中华医学会肠外肠内营养学分会神经疾病营养支持组，中华医学会神经病学分会神经重症协作组，中国医师协会神经内科医师分会神经重症专业委员会 . 神经系统疾病肠内营养支持中国专家共识(第二版)[J]. 中华临床营养杂志，2019，7(4)：193-203.

[8] 中国卒中营养标准化管理专家委员会 . 中国卒中营养标准化管理专家共识 [J]. 中国卒中杂志，2020，5(6)：681-689.

[9] 中华医学会神经外科学分会，中国神经外科重症管理协作组 . 中国神经外科重症管理专家共识(2020)[J]. 中华医学杂志，2020，100(19):1443-1458.

[10] YANG L，LIAO D，HOU X，et al.Systematic review and meta-analysis of the effect of nutritional support on the clinical outcome of patients with traumatic brain injury[J].Ann Palliat Med，2021，10(11):11960-11969.

[11] GUO Y，XU M，SHI G，et al.A new strategy of enteral nutrition intervention for ICU patients

targeting intestinal flora [J].Medicine（Baltimore），2021，100（47）: e27763.

[12] 沈晓圆，金红芳，许冠华，等 . 肠内途径补充足量蛋白质在重症颅脑损伤患者营养支持治疗中的价值探讨 [J]. 中华急诊医学杂志，2021，30（10）:1260-1263.

[13] 邹丽，丁婉，李俊，等 . 个性化肠内营养干预在神经外科危重症患者中的应用研究 [J]. 中国急救复苏与灾害医学杂志，2021，16（2）：157-160.

[14] 游倩，胡雯，石磊 .《ESPEN 家庭肠内营养指南（2019）》解读 [J]. 中国全科医学，2020，23（5）:505-510.

[15] 四川大学华西循证护理中心，中华护理学会护理管理专业委员会，中华医学会神经外科学分会. 中国卒中肠内营养护理指南 [J]. 中国循证医学杂志，2021，21（6）:628-641.

[16] 杨鸿雁，袁菲，解红文. “互联网＋”持续性营养管理模式在脑梗死吞咽障碍患者家庭肠内营养中的应用研究 [J]. 解放军护理杂志，2021，38（6）:9-12.

[17] 赵洋漪，张云，史芝璟，等. 基于 WOS 核心合集数据库的国际家庭肠内营养研究热点分析 [J]. 中国医药导报，2021，18（30）: 180-183，192.

第四章　神经重症的肠内营养治疗

第一节　肠内营养的适应证与禁忌证

一、肠内营养的概念和优点

（一）肠内营养的概念

肠内营养指经消化道提供营养素的营养治疗方法，包括经口肠内营养和管饲肠内营养两种，是胃肠功能正常的神经重症患者首选的营养治疗手段。

（二）肠内营养的优点

与肠外营养相比较，肠内营养具有诸多优点，主要优点如下。

（1）可改善和维持肠道黏膜细胞结构与功能的完整性，维持肠道机械屏障、化学屏障、生物屏障和免疫屏障的功能，防止细菌易位的发生。

（2）营养物质经门静脉系统吸收输送至肝脏，使代谢更加符合生理特点，有利于内脏（尤其是肝脏）的蛋白质合成和代谢调节。

（3）刺激消化液和胃肠道激素的分泌，促进胆囊收缩、胃肠道蠕动，减少肝、胆并发症的发生。

（4）在同样能量和氮水平的治疗条件下，肠内营养患者的体重增加和氮潴留情况均优于肠外营养患者。

（5）技术操作与监测更为简单、安全、并发症少，费用低。

二、肠内营养的适应证

肠内营养的可行性主要取决于患者的小肠是否具有吸收各种营养素的功能。因原发疾病或治疗与诊断需要，患者不能或不愿经口摄食，造成摄食量不足以满足机体需要，在其胃肠功能允许且可耐受的情况下，应当优先考虑肠内营养。

（一）中枢神经系统疾病

因脑血管疾病、颅脑外伤、脑部肿瘤、颅脑手术和中枢神经系统感染等昏迷患者以及精神疾病或老年性痴呆患者无法经口正常进食时，应考虑给予肠内营养治疗。这类患者通常采用鼻胃管喂养或长期造口管饲喂养。

（二）合并吞咽困难和失去咀嚼能力

重症肌无力、脑卒中等神经重症疾病合并吞咽功能或咀嚼功能障碍而不能进食者；神经系统创伤合并下颌骨骨折、颞颌关节病变或损伤者；因进食而影响创面修复愈合者；因进食致疼痛强度明显加大而拒绝进食者等。

（三）合并消化系统疾病

神经重症患者合并其他胃肠道疾病时，采用肠内营养对治疗是有利的。如合并食管狭窄、不完全性肠梗阻、胰腺疾病、溃疡性结肠炎、克罗恩病、腹泻引起的吸收不良综合征等，食管狭窄等患者可暂时停止经口进食，通过各种胃肠道置管技术实施肠内营养。

（四）术前/术后营养治疗

对手术前已存在营养不良的患者，应积极尽早进行肠内营养治疗，以提高机体免疫力和对手术创伤应激的耐受性，确保手术顺利进行以及促进术后切口愈合。对于术后营养不良者，只要胃肠功能存在，就可采用合适的肠内营养治疗，以尽快纠正营养不良，降低并发症发生的危险，促进患者早日康复。

三、肠内营养的禁忌证

只要胃肠道有功能，就可实施肠内营养治疗。胃肠功能障碍等属于肠内营养禁忌证，严重吸收不良综合征等情形下应当慎用肠内营养，具体如下。

（一）不宜应用肠内营养的情况

（1）重症胰腺炎急性期、短肠综合征急性期。

（2）严重消化道出血，如胃出血、肠道出血等。

（3）严重腹部感染，如腹膜炎、小肠炎和结肠炎等。

（4）完全性肠梗阻、麻痹性肠梗阻及胃肠道蠕动严重减慢。

（5）顽固性呕吐、严重腹泻、术后禁食、休克等情形。

（二）谨慎应用肠内营养的情况

（1）严重吸收不良综合征、长期少食衰弱。

（2）小肠缺乏足够吸收面积的空肠瘘。

（3）休克、昏迷。

（4）症状明显的严重糖尿病。

（5）接受高剂量类固醇药物治疗者。

（梁伟芬　张　永　徐　习）

第二节　肠内营养的启动时机

一、启动时机

神经重症患者在血流动力学稳定、胃肠功能存在的情况下，应早期启动肠内营养治疗。ASPEN/SCCM（2016）和《中国急诊危重症患者肠内营养治疗专家共识》均建议 24 ～ 48h 内启动肠内营养，且肠内营养优于肠外营养。ESPEN 建议颅脑外伤患者 48h 内启动肠内营养。欧洲危重病协会（the European society of intensive care medicine，ESICM）营养指南（2017）建议，虽然目前的多项随机对照试验（randomized controlled trial，RCT）研究尚不能得出早期肠内营养利大于弊的结论，但基于专家意见，对颅脑损伤、缺血性或出血性脑卒中、脊髓损伤的患者，均应早期启动肠内营养。机体受到严重打击后的代谢改变导致能量消耗与蛋白质分解增加，营养不良迅速出现，并成为影响重症患者预后的独立风险。合理的营养治疗能够帮助重症患者度过高分解与负氮平衡时期，改善预后。

二、延迟肠内营养治疗的情况

早期肠内营养的理念已被临床工作者普遍接受，但实际应用中仍存在较大差别。早期肠内营养的实施需要一系列措施的保证。首先，要保证重症患者血流动力学稳定与组织灌注充分，并排除其他原因所致的血管活性药物依赖；其次，鉴于重症患者常常并存多方面病理生理异常，故在实施营养治疗前，应首先处理危及生命的病理生理紊乱；最后，应当考虑患者的合并症，如控制应激所导致的高血糖等。

虽然肠内营养治疗优势明显，但出现以下情况时，需延迟启动肠内营养治疗：未控制的休克、低氧血症、严重酸中毒、活动性消化道出血、胃潴留＞ 500ml/6h、严重的肠缺血、完全性肠梗阻、腹腔间隔室综合征等。严重颅脑损伤进行亚低温治疗的患者，由于代谢水平下降，且胃肠功能明显受到降温的抑制，建议给予低剂量早期肠内营养，复温后逐渐加量。

三、围手术期肠内营养的启动时机

对于择期手术的患者，若存在营养不良或营养风险，术前应采用肠内营养，以改善患者的营养状况和免疫功能、提高手术耐受力、降低手术风险、减少手术并发症。术后患者何时进食、采用何种饮食为宜，都应根据患者具体情况而定。一般原则如下。

（1）对于行大手术的患者，一般术后 2 ～ 4d 后可进食。

（2）对于患神经系统疾病同时行胃肠道手术的患者，多在 24 ～ 48h 内禁食；3 ～ 4d 肠功能恢复、肛管排气后少量多餐，进食清流质饮食，后逐步改为流质饮食；5 ～ 6d 进少渣半流质饮食或半流质饮食；7 ～ 9d 可恢复普通饮食。

（3）对于非腹部手术患者，可根据手术大小、麻醉方法、患者对麻醉的反应情况来决定进食时间。行小手术而无全身反应者，术后即可进食。

（4）全身麻醉患者，应在完全清醒，恶心、呕吐症状消失后方进食；椎管内麻醉患者手术结束 3 ～ 4h 后可进食；局部麻醉下行体表手术患者如无任何不适或反应，术后即可进食。

（梁伟芬　张　永　徐　习）

第三节　肠内营养制剂的选择

临床常用的肠内营养制剂品种较多，按组成成分可分为要素型肠内营养制剂、非要素型肠内营养制剂、组件型肠内营养制剂及特殊应用型肠内营养制剂四大类。神经重症患者肠内营养治疗可选择非要素型肠内营养制剂，胃肠功能损伤的患者可选择要素型肠内营养制剂。对于合并糖尿病或者高血糖的患者，选用糖尿病剂型肠内营养配方有助于改善急性期血糖控制。选择和使用肠内营养制剂时应考虑患者的疾病类型、胃肠功能、能量的需要量、喂养途径、肠内营养制剂的配方特点及价格等因素，选择最适合患者实际情况的肠内营养制剂，以达到最佳的营养治疗效果。

一、要素型肠内营养制剂

要素型肠内营养制剂是一种营养素齐全、无须消化即可直接或接近直接吸收的少渣营养制剂，经胃肠道为人体提供必需的热量及营养素。要素型肠内营养制剂分为以多肽为氮源的要素膳和以氨基酸为氮源的要素膳。使用要素型肠内营养制剂的对象主要为胃肠动力障碍、消化吸收不良、腹泻等患者。此类型营养制剂在胃内排空快，可更好地满足重症患者的能量和营养需求，但因其渗透压高，故容易引起高渗性腹泻，同时口味相对偏差，费用也较高。要素型肠内营养制剂主要由氮源、糖类、脂肪、维生素和矿物质组成。其氮源的氨基酸组成直接影响营养价值，其中必需氨基酸（essential amino acids，EAA）的组成模式应与参考模式相近，氮源有 L- 氨基酸、蛋白质完全水解或部分水解产物。糖类是大多数肠内营养配方中主要的营养素，占全部热量的 28% ～ 82%，有单糖、双糖、葡萄糖低聚糖、玉米低聚糖、麦芽糖糊精等。脂肪在肠内营养配方中既作为能量来源，也作为必需脂肪酸来源，配方中的脂类为三酰甘油，由长链脂肪酸、中链脂肪酸组成，常用的有红花油、葵花籽油、玉米油、大豆油、花生油等。维生素主要指多种维生素，矿物质包括微量元素和常量元素。

二、非要素型肠内营养制剂

非要素型肠内营养制剂以整蛋白或蛋白质游离物为氮源，渗透压接近等渗（300 ～ 450mOsm/L）、口感较好，适合口服，亦可管饲，使用方便，耐受性强，适用于胃肠功能较好的患者，是目前应用最为广泛的肠内营养制剂。

（一）整蛋白为氮源的肠内营养制剂

（1）含乳配方：氮源为全奶、脱脂奶或酪蛋白，蛋白质生物价高，口感较以分离大豆蛋白为氮源者佳。但含有乳糖，不宜用于乳糖不耐受的患者。

（2）无乳糖配方：对于乳糖不耐受的患者，可采用不含乳糖配方的营养制剂。氮源为可溶性酪蛋白盐、大豆蛋白分离物或鸡蛋清固体。

（3）含膳食纤维配方：根据是否可溶于水，将含有的膳食纤维分为水溶性膳食纤维和非水溶性膳食纤维。水溶性膳食纤维，如果胶和瓜尔胶，可被结肠中细菌发酵，能够预防结肠黏膜萎缩，刺激黏膜再生，为结肠细胞提供能量。另外，水溶性膳食纤维可增加肠道对钠和水的吸收，这是与管饲相关性腹泻治疗中的一个潜在益处。非水溶性膳食纤维，如大豆多糖，可增加大便重量，从而增强肠蠕动并缩短排便时间。含膳食纤维的配方适用于血糖异常、结肠疾患、便秘或腹泻等患者，使用时应采用口径较大的输注管。

（二）匀浆制剂

此类制剂采用天然食物经捣碎器捣碎并搅拌后制成。其成分需经肠道消化后才能被人体吸收和利用，残渣量较大，故适用于肠道功能正常的患者。匀浆制剂一般包括商品匀浆和自制匀浆两类。

（1）商品匀浆：是无菌、即用的均质液体，成分明确，可通过细孔径鼻饲管，使用较为方便，缺点是营养成分不易调整，价格较高。

（2）自制匀浆：由多种食物混合、搅拌后制成，每天食谱中应包括米面类主食、肉类、奶、蛋、豆、菜、油、盐等，在保证每天所需各种营养素摄入量的同时，注意营养素的食物来源及其比例。自制匀浆价格较低、制备方便灵活，三大营养素及液体量明确，但维生素和矿物质的含量不明确或差异较大，固体成分易沉降，不易通过细孔径鼻肠管。（图 4-1）

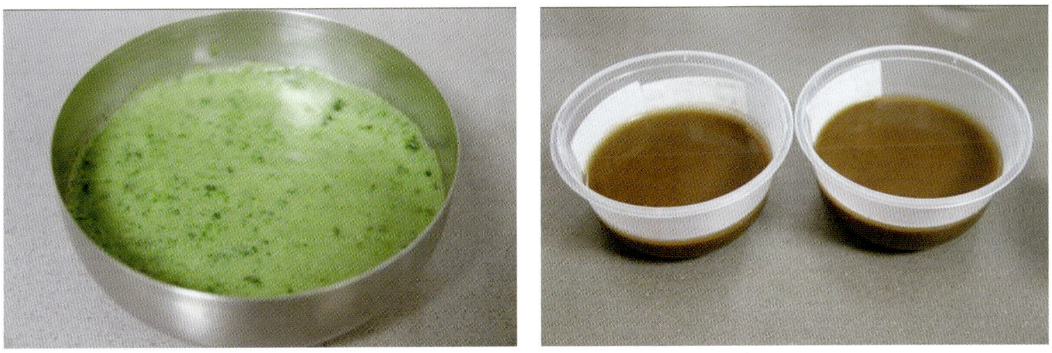

图 4–1　自制匀浆膳

三、组件型肠内营养制剂

组件型肠内营养制剂是以某种或某类营养素为主的肠内营养制剂，也称不完全型营养制剂。它可对完全型制剂进行补充或强化，以弥补完全型制剂在适应个体差异方面欠缺灵活的不足。亦可采用两种或两种以上的组件制剂构成组件配方，以适合某些患者的个性化需要。组件制剂包括蛋白质组件、糖类组件、脂肪组件、维生素及矿物质组件等。

（一）蛋白质组件

它的氮源为氨基酸混合物、蛋白质水解物或高生物价整蛋白，包括酪蛋白、乳清蛋白、大豆蛋白分离物等，该组件适用于创伤、烧伤、大手术等后需要增加蛋白质的患者。

（二）糖类组件

糖类包括单糖、双糖、低聚糖或多糖。单糖有葡萄糖、果糖和半乳糖；双糖有蔗糖、乳糖和麦芽糖；低聚糖有糊精、葡萄糖低聚糖、麦芽三糖和麦芽糊精；多糖有淀粉和糖原。糖类组件在临床上一般与其他组件一起组成配方，多应用于有特殊需要的患者，如心力衰竭患者、肝功能衰竭患者、肾功能衰竭患者等。

（三）脂肪组件

包括长链三酰甘油（long-chain triglyceride，LCT）和中链三酰甘油（medium-chain triglyceride，MCT）两种。LCT 富含必需脂肪酸，适合必需脂肪酸缺乏的患者；MCT 不含必需脂肪酸，熔点低、分子量小、溶解度高、水解快而完全，直接由门静脉系统进入肝脏，适用于脂肪消化吸收不良的患者，但应用 1 周以上时应该补充必需脂肪酸。此外，MCT 有较强的生酮作用，故不宜用于糖尿病酮症酸中毒的患者。

（四）维生素及矿物质组件

维生素组件主要含维生素，矿物质组件含有各种电解质和微量元素。在使用组件型肠内营养制剂时，应添加维生素及矿物质组件。

四、特殊应用型肠内营养制剂

特殊应用型肠内营养制剂是为某些器官或疾病专门设计的，可以适用于特殊情况下代谢异常、代谢障碍和营养素需要量的改变。常见的剂型包括肝功能衰竭用肠内营养制剂、肾功能衰竭用肠内营养制剂、肺疾患用肠内营养制剂、糖尿病用肠内营养制剂、肿瘤用肠内营养制剂、创伤用肠内营养制剂、免疫增强肠内营养制剂、婴儿用肠内营养制剂、先天性氨基酸代谢缺陷症专用制剂等。

（一）肝功能衰竭用肠内营养制剂

由于芳香族氨基酸对大脑有抑制作用，浓度高时可引起嗜睡、昏睡等肝昏迷症状，增加血中支链氨基酸的浓度，就能使芳香族氨基酸进入大脑的量减少，达到纠正肝昏迷的目的。肝脏疾病型营养制剂的氮源多为 14 种氨基酸，支链氨基酸可占总氨基酸的 35% ～ 50%，芳香族氨基酸浓度较低，有利于肝功能恢复和肝细胞再生，防止或减轻肝性脑病，非常适合肝功能不全患者的营养治疗。

（二）肾功能衰竭用肠内营养制剂

它的氮源为 8 种必需氨基酸，可用于急性或慢性肾功能衰竭，供给的这 8 种必需氨基酸可重新利用体内分解的尿素氮来合成非必需氨基酸（non-essential amino acids，NEAA），这样既可减轻氮质血症，又可合成蛋白质，节省必需氨基酸，能有效减轻肾脏负担。肾病患者蛋白质消耗增加，容易出现负氮平衡，需要低蛋白而氨基酸丰富的制剂。肾功能衰竭用肠内营养制剂含有肾功能损害时必需的组氨酸，同时提高了碳水化合物占总热量的比例。

（三）肺疾患用肠内营养制剂

这一配方特点是低碳水化合物、高脂肪、高蛋白和高能量密度。肺部疾病患者二氧化碳分压升高，过度喂养会导致二氧化碳产生过多。肺疾患用肠内营养制剂脂肪含量较高，碳水化合物含量很低，蛋白质仅用于维持瘦体组织和合成代谢的需要，需氧量和二氧化碳产量少，能够改善肺部疾病患者的呼吸功能。

（四）糖尿病用肠内营养制剂

这一配方的碳水化合物含量低于普通配方，主要由支链淀粉、果糖和膳食纤维等成分组成，可减慢葡萄糖的释放和吸收速度，减少对胰岛素的依赖。有相对高比例的单不饱和脂肪酸，可延缓糖尿病用肠内营养制剂在胃内排空速度。

（五）肿瘤用肠内营养制剂

采用高能量、高脂肪、低碳水化合物配方，同时富含多不饱和脂肪酸、免疫增强物质及抗氧化剂等。肿瘤用肠内营养制剂配方符合宿主和肿瘤细胞的代谢特点，具有免疫增强作用，可抑制肿瘤生长。

（六）创伤用肠内营养制剂

严重创伤后患者体温升高，激素和炎症因子大量释放，机体处于高代谢状态。除创面外，肠道是内源性高代谢的主要脏器之一。创伤用肠内营养制剂的蛋白质及支链氨基酸含量均较高，适用于手术后、烧伤、多发性骨折、脓毒血症等超高代谢患者。

（七）免疫增强肠内营养制剂

某些特殊营养素有助于增强免疫防御能力，如 ω-3 多不饱和脂肪酸（ω-3 polyunsaturated fatty acids，ω-3PUFA）、核苷酸（RNA）和精氨酸等。免疫增强肠内营养制剂配方在设计上考虑到调整炎症反应，通过减少肠道细菌移位及增强肠道淋巴组织功能来加强机体对感染的抵抗力。

（八）婴儿用肠内营养制剂

以人乳中营养素的种类和比例为依据仿造设计而成，以确保婴儿正常的生长发育。常见商品制剂有两类，一类适用于对蛋白质不耐受的婴儿；另一类适用于对乳糖不耐受或有其他胃肠道疾患的婴儿。

（九）先天性氨基酸代谢缺陷症专用制剂

先天性氨基酸代谢缺陷症是某种氨基酸的代谢过程中，因某种酶的缺乏而引起的遗传性疾病，如苯丙酮尿症、组氨酸血症、酪氨酸血症等，有的因为氨基酸在体内转化障碍，有的因为体内缺乏某种氨基酸，所以应在肠内营养制剂中限制或补充相应的氨基酸。

（梁伟芬　张　永　徐　习）

第四节　肠内营养的喂养途径

多数患者能够耐受肠内营养。肠内营养的途径选择主要取决于患者的病情、胃肠功能的完整性、肠内营养实施的预计时间、有无误吸风险等因素。在满足肠内营养需求的前提下，选择置管方式相对简单、方便、舒适、对患者损害小，且有利于长期使用的营养途径。根据喂养途径的不同，肠内营养可分为口服营养补充和管饲营养治疗。

一、口服营养补充

口服营养补充（oral nutritional supplements，ONS）以增加口服营养摄入为目的，将能够提供多种宏量营养素和微量营养素的营养液体、半固体或粉剂的制剂加入饮品或食物中，经口服用。当经口进食不足造成宏量营养素或微量营养素缺乏时应考虑口服营养补充，尤其是对于体重丢失或营养素摄入不足达 5 ～ 7d 的患者。口服营养补充能刺激具有抗菌作用的唾液分泌，更符合生理，故效果优于管饲营养治疗。是否选择口服营养补充主要取决于患者的吞咽能力及有无食管狭窄或梗阻等情况。

二、管饲营养治疗

管饲是肠内营养的重要途径，是指当患者无法经口进食时，通过管道喂养的方式提供充足的能量及营养素。管饲营养治疗的主要途径包括：鼻胃管、鼻肠管、胃造瘘及空肠造瘘等。凡是具备肠内营养治疗适应证，小肠具有吸收营养素功能，不能主动经口摄食或经口摄食不足者，均可实施管饲营养治疗。

（一）鼻胃管

鼻胃管是指从鼻腔经食管留置到胃的导管，可以经此管给予营养或进行胃肠减压。胃肠功能完整，不能主动经口摄食或经口摄食不足的患者短期应用鼻胃管。一般情况下，管饲时间预计少于4周时，优先选择留置鼻胃管。如果存在反流误吸危险，建议将肠内营养管的末端放置到幽门后。如果超过4周，应考虑经皮放置胃造口管或空肠造口管。若患者存在严重胃肠功能障碍、胃排空障碍、食管炎、食管狭窄、严重反复的呕吐等，应选择其他喂养途径。（图4-2）

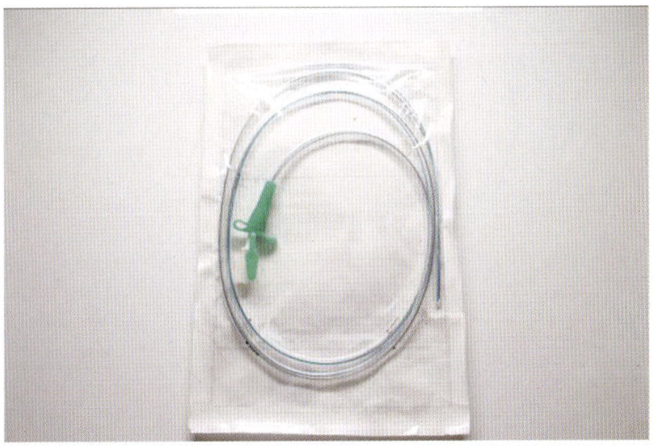

图4–2　鼻胃管

（二）鼻肠管

鼻肠管是指从鼻腔经食管、胃留置到空肠的导管，用于需短期营养但存在胃动力障碍或有高误吸风险（如昏迷、年老、婴幼儿等）等患者的肠内营养治疗，不适用于存在远端肠道梗阻、小肠吸收不良或运动障碍的神经重症患者。留置鼻肠管的常用方法如下。①盲插：适合胃动力功能较好的患者，应用特定的小肠喂养管，如弹头式鼻肠喂养管、螺旋管鼻肠管、摩擦式鼻肠管、金属顶端鼻肠管等，在胃肠道蠕动时可以向远端移动，还可配合促胃肠动力药加快移动。②在胃镜引导下，将鼻肠管末端置入幽门下十二指肠，位置确切，但置管深度受限。③在X线透视引导下，将鼻肠管末端直接、快速置入空肠上端，成功率较高。④在电磁成像技术引导下，将鼻肠管末端置入小肠，需要特殊设备、导管，操作者需经过培训。（图4-3、视频4-1）

视频4-1

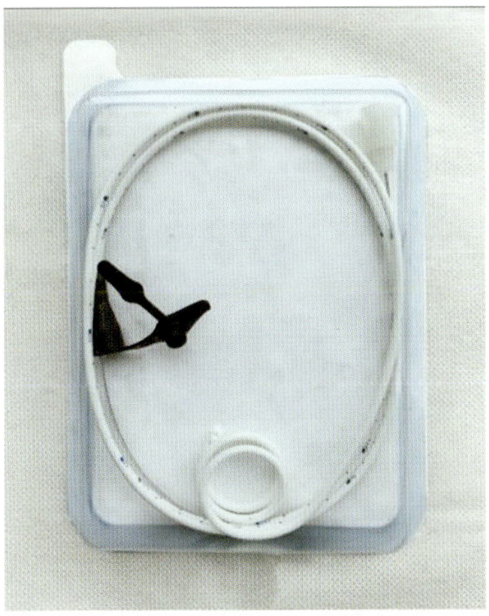

图4–3　鼻胃管

（三）经皮内镜下胃造瘘

经皮内镜下胃造瘘是在内镜直视下经腹壁行胃穿刺的造瘘手术，适用于需管饲超过 4 周的患者，如脑卒中、重度痴呆、神经性吞咽困难和长期机械通气等患者。不适用于存在原发性胃病、胃十二指肠排空障碍、咽反射障碍、严重反流等患者。（图 4-4）

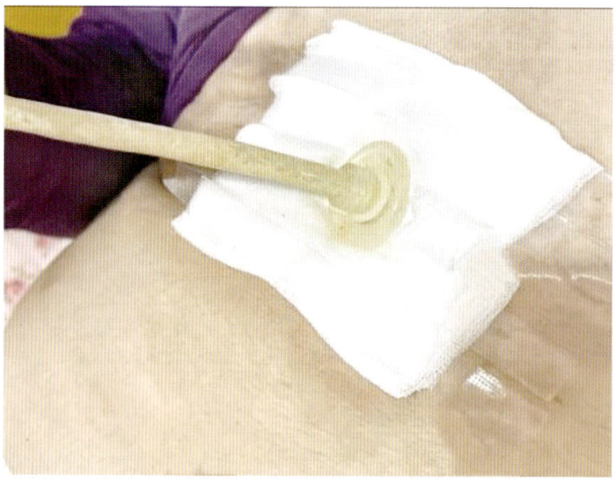

图 4–4　胃造瘘

（四）经皮内镜下空肠造瘘

经皮内镜下空肠造瘘是经皮内镜下胃造瘘成功后，在内镜下将导管末端送入空肠上端的操作方法，适合胃动力障碍和高误吸风险的患者，也适用于需长期肠内营养的患者，如多发性创伤和复杂的大手术后发生胰瘘、胆瘘或胃肠吻合口瘘等者，不适用于存在机械性或麻痹性肠梗阻、广泛肠粘连、消化道出血、放射性肠炎急性期、严重炎性肠道疾病、大量腹腔积液等患者。

（梁伟芬　张　永　徐　习）

第五节　肠内营养的喂养方式

神经重症患者反流误吸的风险明显高于普通患者，因此在确定了合适的肠内营养配方和喂养途径后，选择合适的喂养方式也很重要。神经重症患者实施肠内营养时常采用分次推注、间歇重力滴注、连续经泵输注、周期滴注等喂养方式。喂养时应注意先少后多、先慢后快、先等渗后高渗的方式，以提高患者对营养治疗的适应性，尽早达到目标量。

一、分次推注

将配制好的营养液用注射器缓慢注入喂养管内，每次 200 ～ 400ml，每天 4 ～ 6 次。此法优点是费用相对便宜、灵活性较大，适用于家庭使用。缺点是某些患者初期不易耐受，常发生恶心、呕吐、腹胀、腹痛与腹泻，甚至可能出现误吸。（图 4-5）

二、间歇重力滴注

将配制好的营养液置于营养袋或其他洁净容器中，借助重力作用缓慢滴注，每天滴注 4 ～ 6 次，每次 200 ～ 400ml，速率为 20 ～ 30 滴 /min，多数患者可耐受。间歇重力滴注法简便易行，且在较多时间患者可下床活动，类似正常饮食的餐次。但肠道蠕动或逆蠕动，常会引起滴注速度不均和胃肠道不适等。如出现腹胀、恶心等胃排空延迟的症状，可减缓滴注速度。（图 4-6）

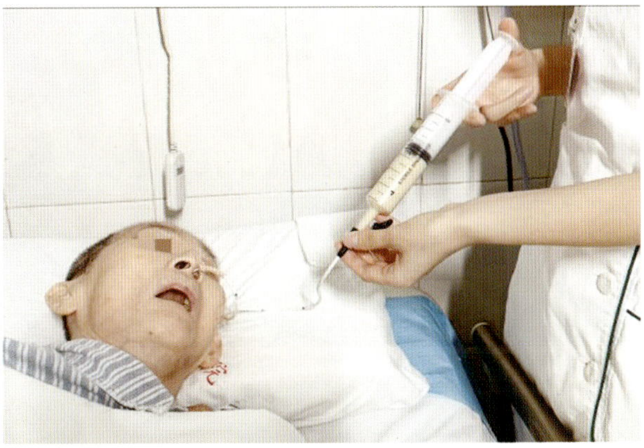

图 4–5　分次推注

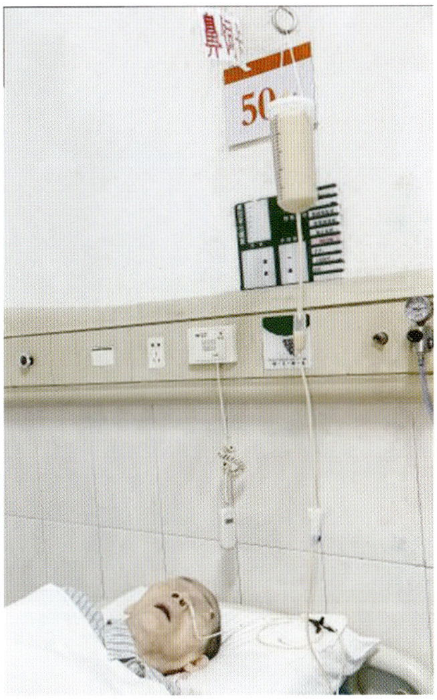

图 4–6　间歇重力滴注

三、连续经泵输注

将配好的营养液置于密封袋或瓶中，经硅胶管嵌入营养泵内，在泵的动力作用下以一定的速度连续输入，一般每天可持续输注 16 ～ 24h，适用于危重患者以及因病情需要行十二指肠或空肠近端喂养的患者。经胃肠道连续经泵输注所引起的消化道和呼吸道并发症较少，也能够更早地达到营养治疗目标。连续经泵输注时，先采用等渗浓度的营养液，喂养速度从 40 ～ 60ml/h 起，适应后增至 80 ～ 125ml/h，无不良反应后再慢慢增加营养液的浓度，直至满足营养需要的浓度、速度与总量。连续经泵输注的优点是输注速度慢、匀速，最大限度减轻了胃肠道负担，有利于营养物质的充分吸收。缺点是费用较高，限制患者活动，可能加重患者焦虑、烦躁的情绪。（图 4-7、视频 4-2）

视频 4-2

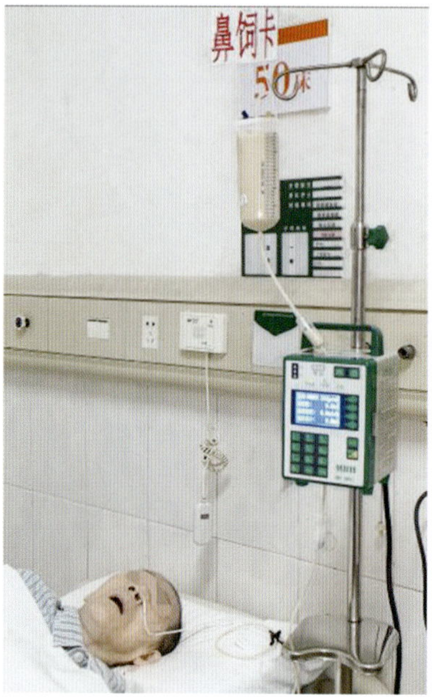

图 4-7　连续经泵输注

四、周期滴注

该方法用匀速泵输注 6h 或更长时间，适用于需要连续滴注而不愿持续 24h 滴注的患者或输注时需要密切观察的患者。对于口服摄食不足需要增加营养者，可于夜间进行周期滴注。

（梁伟芬　张　永　徐　习）

第六节　肠内营养常见并发症的预防与处理

肠内营养是一种简便、安全、有效的营养治疗方法，但使用不当时也会发生一些并发症，增加患者痛苦且影响疗效。

一、机械并发症

（一）鼻咽部及食管损伤

主要由于长期放置管径粗而质硬的喂养管，压迫鼻咽部或食管壁，造成鼻咽部、食管黏膜糜烂、坏死。建议留置相对较细、质软的喂养管或改用胃造口、空肠造口方式进行肠内营养治疗。

（二）堵管

堵管是肠内营养治疗中较常见的情况，原因包括高能量配方、含纤维配方、管道过细、不恰当的导管给药、胃液反流导致整蛋白制剂变性凝固等。防堵管措施包括：在每次输注前后都应用 20 ～ 50ml 生理盐水或温开水冲洗；连续输注时每 4 ～ 6h 冲洗导管 1 次；选择合适口径的喂养管及合适浓度的营养液进行输注，也可改用胃造口或空肠造口方式等。一旦出现管道堵塞，应及时用 20ml 注射器抽温开水反复冲洗，必要时可将胰酶溶于碳酸氢钠后冲管。胰酶是包括胰蛋白酶、胰淀粉酶、胰脂肪酶的混合物，可将这些堵管的物质转化为糖、脂肪等，在碱性条件下作用更强。（视频 4-3）

视频 4-3

（三）造口并发症

主要是由造口感染和内容物溢出引发腹膜炎，继而发生切口不愈、造口旁疝等。造口感染是造口术后最常见的并发症，危险因素包括营养不良、局部压迫过紧导致皮肤缺血、缺氧以及压迫过松导致消化液渗出腐蚀皮肤等。预防措施包括患者术前使用漱口液漱口、减少口咽部的细菌污染、腹部皮肤的规范准备及消毒等。一旦造口感染，应进行造口分泌物培养，有针对性地给予抗生素并换药。当发生腹壁脓肿，抗感染治疗无效时，必须拔除造口导管。

（四）腹膜炎

腹膜炎发生率低，为 0 ～ 1.2%，但死亡率高达 31%，常见原因为窦道未形成时装置移出。其他原因包括内垫变形，胃壁与腹壁的位置差，形成内瘘。当胃造口窦道未能形成，发生导管脱位时，可以进行鼻胃管引流和使用广谱抗生素。如果存在发热、白细胞增多、局部腹痛、肠鸣音减弱，应考虑腹膜炎，行剖腹探查术。

二、胃肠道并发症预防与处理

（一）误吸

误吸是指进食或非进食时，在吞咽过程中有数量不等的液体或固体的食物、分泌物、血液等进入声门以下呼吸道的过程。患者意识丧失 / 下降、声门或贲门关闭功能受到破坏、吞咽功能障碍、合并神经系统疾病或精神类疾病、使用镇静药物或肌松药物、经鼻胃管行肠内营养期间、机械通气期间等均是误吸发生的高危因素。颅脑损伤早期由于脑水肿与颅内压升高，患者往往存在不同程度的意识障碍，且头部抬高角度受到限制，也增加了反流误吸的发生风险。处理措施如下：一是机械通气或肠内营养患者鼻饲时，应抬高床头 30° ～ 45° ，取半卧位，并根据胃肠道耐受性来动态调整肠内营养液的喂养量及速率，减少误吸的风险；二是管饲前应吸尽气道内的痰液，但不建议管饲后马上吸痰，若确需吸痰，应对气管插管的气囊进行充气后再吸痰，吸痰动作应轻柔，吸痰管插入不宜过深；三是对易引起吸入性肺炎的高危患者，采用幽门后途径或其他喂养途径。（图 4-8）

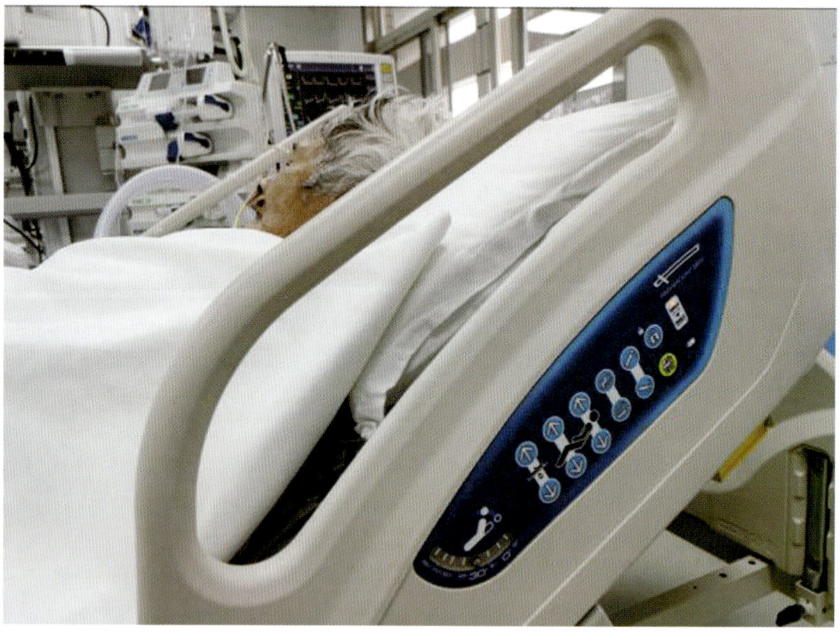

图 4–8 鼻饲时抬高床头 30° ～ 45°

（二）恶心、呕吐

神经重症患者常因存在颅内高压，下丘脑自主神经功能紊乱，如伴有缺氧、胃肠道黏膜水肿等，易恶心、呕吐。恶心和呕吐也是肠内营养治疗中最常见的并发症之一，在肠内营养治疗过程中恶心、呕吐的发生率为 10% ～ 20%。主要与营养液高渗透压导致的胃潴留、使患者难以忍受的营养液气味、营养液脂肪比例过高、输注速度过快、输注量过大、患者对乳糖不耐受等原因有关，其中胃排空延迟最为常见。恶心表现为上腹部不适和紧迫想要呕吐的感觉，常为呕吐的前奏；呕吐是由于胃的强力收缩，导致胃部或肠道内容物经食管由口腔排出体外的现象。针对可能的原因进行预防，若条件允许，可提供等渗、低脂肪的营养制剂，用营养泵均匀、慢速并在合适的温度下进行输注。若怀疑胃排空延迟，需酌情减少镇静剂的使用，或换用低脂配方、减慢输注速度和给予促进胃肠动力的药物。若胃内抽吸量大于 500ml，则需推迟肠内营养的时间，或减少肠内营养的频次。正确调整喂养的量、速度和温度，并根据胃残余量来判断患者对肠内营养的耐受情况，必要时采用幽门后喂养。

（三）胃潴留

胃潴留又称胃排空延迟或胃肌轻瘫，是指胃内容物积聚不能及时排空，通过监测胃残余量来判断。呕吐出 4 ～ 6h 之前的食物，或胃残余量＞ 200ml，提示胃潴留；当连续 2 次监测胃残余量＞ 250ml 或胃残余量监测值超过前 2h 喂养量的 50% 时，即可视为高水平的胃残余量。欧洲危重病协会的临床实践指南建议，6h 内胃残余量＞ 500ml 的患者应延迟肠内营养。

正常人空腹状态下胃容量为 50ml，进食后胃容量可达 1000 ～ 1500ml。启动肠内营养时的初始喂养速度为 10 ～ 20ml/h，之后每 4 ～ 12h 增加 15 ～ 20ml，直至达到目标速度；当胃残余量＜ 200ml 时，喂养速度可正常增加；而胃残余量＞ 200ml 时，喂养速度应降至原速度的 50%，6h 后再次评估；当胃残余量＞250ml 时，则应继续降低喂养速度，或调整为幽门后喂养。将患者床头抬高 30°～45°，并每天进行 2 次、每次 15min 的腹部按摩，可减少胃残余量；口服白萝卜汤等中药汤剂、针灸内关穴、子午流注穴位按摩等可以预防或缓解胃潴留。

（四）腹胀

腹胀是一种主观感觉，腹胀多表现为胃部不适或饱胀感、压力感，常为呕吐的前奏，可通过测量腰围、腹内压进行监测。腹胀的发生率可达 46%，其发生与快速输注营养液、配方制剂温度过低、营养制剂类型选择不当、高渗透压、吸收不良等因素有关。轻度腹胀表现为能忍受，腰围略有增加，腹肌轻度紧张，腹式呼吸运动稍弱；中度腹胀表现为按压有轻微痛感，腹部轻微膨胀，可影响正常活动和饮食；重度腹胀表现为难以忍受，有明显压痛，腹部明显膨隆，腹肌紧张，腹式呼吸减弱或消失。中重度腹胀时需暂停肠内营养，进行 B 超或腹部平片检查，评估是否存在肠梗阻及程度，如果存在肠梗阻，应及时停止肠内营养。在排除麻痹性肠梗阻的情况下，可通过降低营养液的浓度、减慢输注速度或更换低脂、预消化、无膳食纤维的配方，配合按摩腹部、活动肢体、合理应用药物（如抗生素、缓泻剂或抑酸药）以及灌肠、胃肠减压、肛门排气等措施来减轻或消除上述症状。ICU 机械通气患者进行肠内营养治疗时，推荐早期滋养型喂养，以减少腹胀的发生。

（五）便秘

便秘指每周排便少于 3 次或 3d 之内不排便。危重患者及早进行肠内营养，可以缓解便秘，建议选用加入膳食纤维的肠内营养制剂。若实施肠内营养后，患者出现排便费力、次数减少、粪质较硬、粪量减少等情况，应及时采取干预措施，如补充水分，添加益生菌、果胶、膳食纤维等成分调节肠道，增加粪便质量；及时更换卧位，尽早功能锻炼，腹部按摩，给予胃肠动力药，以促进肠蠕动；建立良好排便习惯，晨起或餐后尝试排便，排便时注意力集中，减少干扰。当排便频率降至每周＜1 次时，应进行腹部检查，给予灌肠等干预；当排便频率降至每 2 周＜1 次时，需停止肠内营养，排除肠梗阻等情况。

（六）腹泻

腹泻是指每天排便次数超过 3 次或每天排便量超过 200g，且粪质稀薄或粪便中带有黏液、脓血、未消化的食物，含水量＞85%。神经重症患者常伴有低蛋白血症，血浆胶体渗透压的降低导致肠黏膜水肿，影响营养底物通过小肠黏膜上皮细胞。此外，肠腔内渗透压高时，也会引起腹泻。

（1）腹泻的原因：神经重症患者常因胃肠功能失调及肠内营养不耐受而发生腹泻。首先是肠内营养液相关因素，如选用渗透压＞350mOsm/L 的营养液，水分将从血浆进入肠道，肠腔内渗透压升高而出现渗透性腹泻。其次是疾病与治疗因素，治疗药物对胃肠道有刺激或基础疾病导致肠黏膜缺血、缺氧、水肿，胃肠道出现不同程度的功能障碍，从而导致食物未能被充分分解吸收就被快速排出体外，出现吸收性腹泻；当患者合并高龄、感染、糖尿病、胆道疾病、低蛋白血症及机械通气等情况时，也易因胃肠道血液循环障碍、肠道黏膜萎缩、菌群失调、胃肠动力减弱等而出现腹泻；长期大量抗生素治疗导致肠道菌群失调而发生腹泻。最后是管理因素，食物或导管污染、喂养方式选择不当、输液温度过低、喂养速度过快等也会增加腹泻的发生率。常用的布里斯托大便分级见表 4-1。

表 4-1　布里斯托大便分级

分型	描述	初步判断	图片举例
第一型：坚果便	一颗颗坚果似的硬球，难排出	便秘	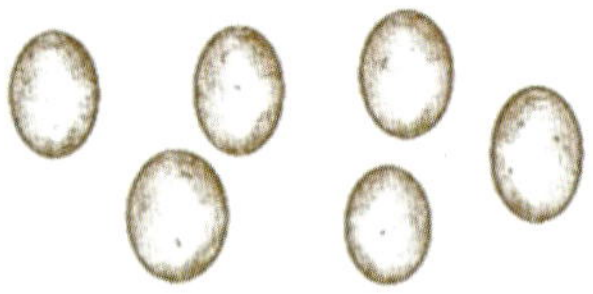
第二型：干硬便	麻花状，表面坚硬、凹凸	轻微便秘	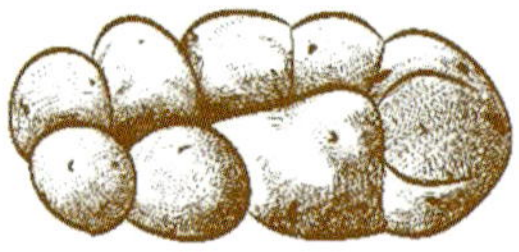
第三型：褶皱便	香肠状，表面有些许裂纹和不明显的褶皱	理想便型	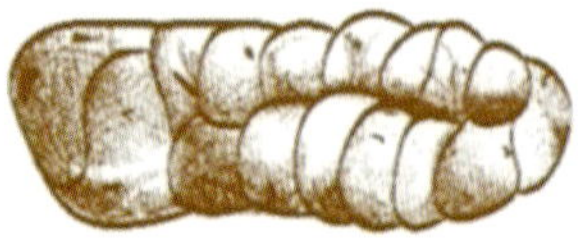
第四型：香蕉便	香蕉状或蛇形，表面光滑、质地柔软	理想便型	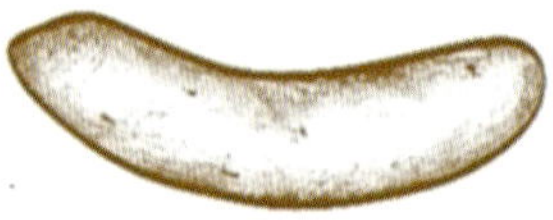
第五型：软便	半固体，柔软块状，断边光滑	可疑轻微腹泻	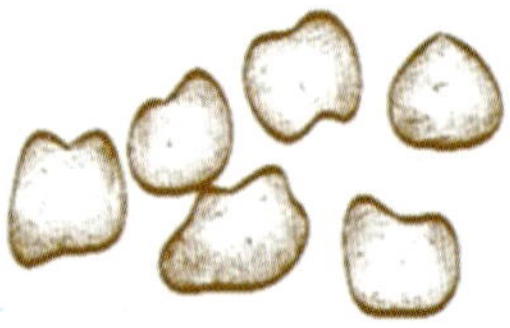
第六型：蓬松便	糊状，粗边蓬松，略有形状	轻微腹泻。 若为新生儿，则为正常便型	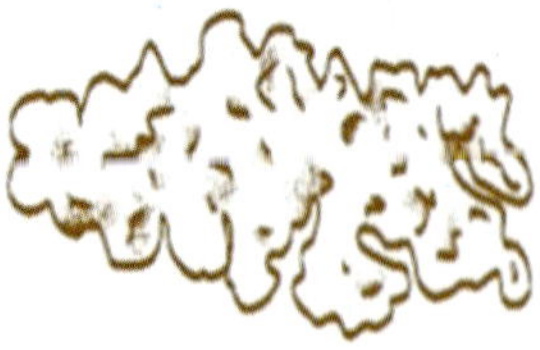
第七型：液态状	水状，完全不含固态物的液体	腹泻	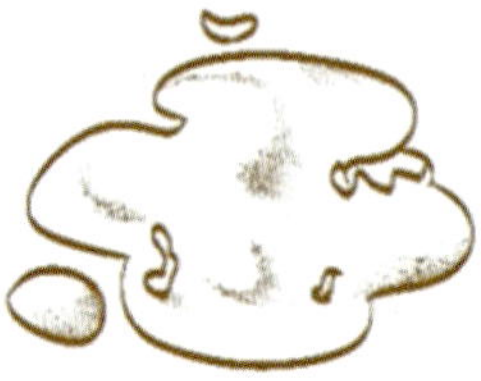

（2）腹泻的预防：应遵循循序渐进原则，啜饮、分次口服或加入日常饮食中，逐渐递增到目标量；实施前及实施过程中给予患者和陪护人员充分的指导，指导内容包括速度、温度等，以减少不良反应的发生；严格按产品说明书正确保存，开启后的液体制剂或配制好的制剂应在 2 ～ 8℃低温环境下保存，并在有效期内使用，使用前进行复温。肠内营养循证护理培训可规范护理行为，提高操作规范的执行力，可显著减少患者胃肠道并发症的发生。

（3）腹泻的评估：可根据 Hart 腹泻评分法及布里斯托大便分级来判断腹泻。应用 Hart 腹泻评分表时，若 24h 内每次粪便评分相加≥ 12 分，即可判断为腹泻。（详见第二章第五节）。

（4）腹泻的处理：发生腹泻时，应分析原因，回顾药物治疗，观察腹部、脱水情况，测量腹内压，检查电解质，评估大便颜色、性状及量，必要时进行粪便细菌培养。当腹泻量大于 1000ml，布里斯托大便分级为第五型以上时，可改变肠内营养喂养方式或调整肠内营养配方以及中医中药的方法辨证论治以进行干预，如控制好营养液的配比和输注温度，减慢喂养速度或采用营养泵匀速喂养，在肠内营养制剂中添加水溶性膳食纤维或者更换为低脂配方，降低营养液浓度，确保肠内营养液的新鲜配制和低温保存，严格执行操作规范等。当存在血流动力学改变时，应给予药物治疗，停止肠内营养，必要时改用肠外营养支持。

三、代谢性并发症

（一）糖代谢异常

危重患者多发生应激性高血糖，在进行肠内营养治疗时更易并发高血糖。研究显示，肠内营养患者高血糖的发生率可达 30% ～ 47%，其中约一半患者之前未被诊断过糖尿病。从理论上讲，肠内营养导致高血糖的主要原因：肠内营养制剂中糖的总量过多、快速吸收的糖含量过高、单位时间内输入营养制剂浓度过高或速度过快等。轻度高血糖患者可通过降低肠内营养液的滴注速度或浓度，遵医嘱口服降糖药加以控制。《2018 年欧洲肠外肠内营养学会重症营养治疗指南》建议行肠内营养治疗时，碳水化合物的补充量不超过 5mg/（kg · min）。严重者应暂停原营养液，静脉滴入或皮下注射适量胰岛素，待血糖稳定后，再重新启动肠内营养治疗。低血糖多发生于突然停止肠内营养治疗的患者，应缓慢停止肠内营养，停用后以其他形式补充适量的糖。

（二）水代谢异常

高渗性脱水多见于昏迷患者、气管切开的患者、虚弱的老年患者，尤其是伴有肾功能不全的患者，此类患者用高渗和高蛋白配方行肠内营养治疗时更易发生脱水。此外，使用肠内营养液后腹泻次数过多或腹泻控制不佳等也会导致和加重脱水。故肠内营养治疗时应调整配方，适当增加水分，监测每天出入水量和电解质情况。心肾功能不全的患者在实施肠内营养治疗时应严格限制入水量，否则易发生水潴留。

（三）电解质平衡紊乱

常见的电解质平衡紊乱有钠、钾失衡。当患者营养摄入过量、水液丢失过多或因疾病出现钠、钾排出障碍时，容易出现高钠血症或高钾血症；当腹泻，水分摄入过多或心、肾及肝功能不全限制钠、钾摄入时，容易出现低钠血症或低钾血症，应做好体重、出入水量、血电解质的监测，及时采取相应措施。

四、精神心理方面并发症

患者精神心理问题往往源自以下几方面：一是肠内营养治疗通常采用鼻胃管置入或鼻肠管置入的方式，部分患者对此不易接受；二是患者自感口渴、失去味觉、对营养液的味道感觉异常都会引起肠内营养治疗耐受力的下降；三是管饲患者见到食物后有饥饿感，但又限制了咀嚼运动，失去了吞咽食物的感觉；四是由于管道的存在，患者常经口呼吸，引起口干、流鼻涕等问题。因此，应改进置管的方式和喂养管的质量，及时为患者补充水分，鼓励其用鼻呼吸，在营养液中加一些佐料，使其有一种特殊的可口味道，病情允许时应鼓励患者进行咀嚼运动、多活动，以满足心理要求。

（一）置管方式的接受度

肠内营养治疗通常需通过鼻胃管或鼻肠管途径实施，但这种方式对部分患者来说并不容易接受。因为管道通过鼻腔、咽部和食管时，会持续刺激三叉神经、舌咽神经和迷走神经分支，患者会出现咽反射亢进和明显的管道异物感，而视觉上可见的管道也会导致患者产生焦虑情绪。为了提高患者对留置鼻胃管或鼻肠管的接受度，医务人员操作前应耐心向患者做好置管相关的宣教和心理辅导，帮助患者理解治疗的必要性；操作中可以考虑使用更细、更柔软的管材，或者采用无痛置管技术；操作后注意定时巡视，及时发现和处理患者肠内营养治疗导致的堵管等并发症，减少患者的不适感，消除患者的焦虑情绪。

（二）营养液的味道和口感问题

在肠内营养治疗期间，患者由于口腔长期缺乏固体食物的刺激，会出现味蕾萎缩、味觉丧失、对营养液的味道感觉异常等情况，这些情况都会降低患者对肠内营养治疗的耐受力。营养液的味道和口感不佳，可能引起患者的恶心、呕吐等症状。为了解决此问题，医务人员可以在营养液中添加适量的调味品，如柠檬汁、薄荷等，以改善其味道和口感。同时，也可以根据患者的口味偏好，个性化调整营养液的配方，以减少患者对肠内营养治疗的心理抵触情绪。

（三）饥饿感与咀嚼运动的限制

管饲患者在看到食物时可能会产生饥饿感，但由于治疗的需要，他们无法进行正常的咀嚼和吞咽动作，这可能会导致患者出现心理上的不满足感，甚至出现抑郁。为了缓解这种心理上的不满足感和压力，医务人员可以在患者病情和治疗允许的情况下，鼓励其进行咀嚼运动，如咀嚼医用硅胶棒等，来体会咀嚼、吞咽的感觉。

（四）口干和流鼻涕问题

由于留置管道的存在，患者可能会不自觉地通过口腔呼吸，从而引起口干、流鼻涕等问题。这些问题不仅影响患者的舒适度，出现烦躁情绪，还可能增加感染的风险。为了解决此问题，医务人员一方面可以指导患者尽量通过鼻腔呼吸，减少口腔干燥和鼻涕的产生；另一方面可以为患者提供加湿器，提高室内湿度，还可用棉签蘸温开水湿润口腔、润唇膏涂抹嘴唇等措施来缓解口干症状，提高患者肠内营养治疗过程中的舒适度，消除烦躁情绪。

（梁伟芬　李　平　张　永　徐　习）

参考文献

[1] 中华医学会肠外肠内营养学分会老年营养支持学组．中国老年患者肠外肠内营养应用指南（2020）[J]. 中华老年医学杂志，2020，39（2）:119-132.

[2] CALDER P C，WAITZBERG D L，KLEK S，et al.Lipids in parenteral nutrition: biological aspects[J]. J Parenter Enter Nutr，2020，44（Suppl 1）：s21-s27.

[3] 刘薇，艾宇航．老年重症患者的营养支持策略 [J]. 中华老年病研究电子杂志，2019，6（1）:17-20.

[4] HU Q，REN H，HONG Z，et al.Early enteral nutrition preserves intestinal barrier function through reducing the formation of neutrophil extracellular traps（NETs）in critically ill surgical patients [J].Oxid Med Cell Longev，2020：8815655.

[5] PATEL J L，RICE T，HEYLAND D K.Safety and outcomes of early enteral nutrition in circulatory shock [J]. J Parenter Enteral Nutr，2020，44（5）：779-784.

[6] OHBE H，JO T，MATSUL H，et al. Early enteral nutrttion inpatients with severe traumatic brain injury: a propensity score-matched analysis using a nationwide inpatient database in Japan [J].Am J Clin Nutr，2020，111（2）：378-384.

[7] 张靖壶，杨斯宁，加佳，等．重症患者肠内营养实施新思考及实践 [J]. 中华消化外科杂志，2021，20（11）：1158-1161.

[8] 中华医学会创伤学分会神经创伤专业学组．颅脑创伤患者肠内营养管理流程中国专家共识（2019）[J]. 中华创伤杂志，2019，35（3）：193-198.

[9] COMPHER C，BINGHAM AL，MCCALL M，et al. Guidelines for the provision of nutrition support therapy in the adult critically ill patient：the American Society for Parenteral and Enteral Nutrition[J]. J Parenter Enteral Nutr，2022，46（1）：12-41.

[10] 江利冰，李瑞杰，刘丽丽，等．欧洲重症监护医学会危重症患者早期肠内营养临床实践指南 [J].

中华急诊医学杂志，2017，26(3)：270-271.

[11] 郑丽娜，刘巧 . 不同肠内营养管饲方式的重型颅脑损伤患者并发症发生情况的 Meta 分析 [J]. 中华现代护理杂志，2019，25(19)：2462-2466.

[12] CORRIERO A，GADALETA R M，PUNTILLO F，et al. The central role of the gut in intensive care[J].Crit Care，2022，26(1)：379.

[13] CHAPPLE L A，GAN M，LOUIS R，et al. Nutrition-related outcomes and dietary intake in nonemechanically ventilated critically ill adult patients：a pilot observational descriptive study[J].Aust Crit Care，2020，33(3)：300-308.

[14] 杜静，孙皎，李婷，等 . 危重症患者肠内营养并发胃潴留护理的最佳证据总结 [J]. 中华护理杂志，2023，58(23):2856-2864.

[15] 四川大学华西循证护理中心，中华护理学会护理管理专业委员会，中华医学会神经外科学分会 . 中国卒中肠内营养护理指南 [J]. 中国循证医学杂志，2021，21(6)：628-641.

第五章　神经重症的肠外营养治疗

第一节　肠外营养的适应证与禁忌证

一、肠外营养的概念和分类

（一）肠外营养的概念

肠外营养是指经静脉途径为无法经消化道所摄取或摄取营养物不能满足自身代谢需要的患者提供氨基酸、脂肪、糖类、维生素及矿物质，以促进合成代谢、抑制分解代谢，维持机体组织、器官的结构和功能，达到预防或纠正营养不足的目的，增强机体对严重创伤的耐受力，促进康复的临床营养治疗方式。神经重症患者急性期存在生命体征不稳定、血流动力学不稳定、大剂量使用血管活性药物、应激性胃肠功能障碍、代谢高、营养需求大、限制液体量等情况，无法通过肠内途径提供患者所需营养素或通过肠内营养无法满足患者能量与蛋白质目标需要量，依据《肠外营养安全性管理中国专家共识》，推荐采用肠外营养进行营养治疗。

（二）肠外营养的分类

（1）完全肠外营养（total parenteral nutrition，TPN）：又称静脉营养，是指患者无法经胃肠道摄取营养，或经肠道摄取的营养不能满足自身代谢需求，通过静脉途径输入营养。

（2）补充性肠外营养（supplemental parenteral nutrition，SPN）：指胃肠道摄入营养的不足部分由静脉提供，是临床营养治疗中比较常用的方式。SPN 的意义是在肠内营养为主的营养治疗方式基础上，额外补充适量的肠外营养，以达到满足危重患者营养需求、恢复机体免疫功能、改善预后、降低病死率的目的。2023 版 ESPEN 重症患者营养指南对 SPN 的应用给予了分层推荐，低营养风险的患者（3 分 ≤ NRS 2002 ＜ 5 分或 NUTRIC ＜ 6 分）在肠内营养治疗 7d 后仍未能达到 60% 目标喂养量时，应给予 SPN；而对于营养风险较高的患者（NRS 2002 ≥ 5 分，NUTRIC ≥ 6 分），若 48 ～ 72h 内肠内营养无法满足机体需要的能量及蛋白质的 60% 时，建议给予 SPN；对于胃肠功能严重障碍且不能使用肠内营养的重度营养不良患者，建议尽早启动肠外营养。

（3）家庭肠外营养（home parenteral nutrition，HPN）：是指在专业营养支持团队的指导下，让某些病情相对平稳，需要长期或较长期依赖肠外营养的特殊患者在家中实施肠外营养，是无法正常进食或肠内营养障碍患者的基本生命支持治疗。

TPN 多适用于胃肠功能衰竭或肠内营养不可行的患者；SPN 适用于不能耐受全肠内营养、胃肠功能不全或肠内营养的起始阶段；HPN 适用于病情相对平稳，出院后需要长期或较长期依赖肠外营养治疗的居家患者，如短肠综合征和肿瘤等患者。无论采用哪种形式，都需具有应用肠外营养的适应证。

二、肠外营养的适应证

通过肠内营养支持，无法达到能量需求量（＜ 60%）者，可采用肠外营养支持，以满足能量需求。摄入不足超过 7 ～ 10d，或禁食超过 3d，或不能经口进食，或进行肠内营养支持的患者，建议进行肠外营养治疗。肠外营养是营养治疗的有效方式，是危重症治疗的基础部分，但不如肠内营养或经口进食更加符合生理特点。肠外营养适应证如下。

（1）不能经口进食或胃肠道摄入的患者，如患有口腔和头颈部疾病、脑卒中、颅脑损伤、重症胰腺炎早期或严重腹腔感染等。

（2）危重症患者可因疾病、感染等应激或脏器功能障碍等分解代谢增强，营养风险增加，当其不能进行或不耐受肠内喂养时应提供肠外营养，或肠内营养联合补充性肠外营养。

（3）胃肠道梗阻、活动性出血、短肠综合征、消化道瘘、炎症性肠病活动期、吸收不良综合征或顽固性腹泻等胃肠功能障碍或衰竭患者。

（4）严重创伤或烧伤、大手术围术期、器官移植术后、恶性肿瘤和厌食症等致摄入不足、营养需求增加或分解代谢增强及丢失的患者。

（5）因某些药物引起消化道应激性溃疡继而出现活动性出血，从而需要进行肠外营养的患者。容易引起消化道应激性溃疡的药物如下。①抗血小板药物：如阿司匹林、氯吡格雷等，这些药物会抑制血小板聚集，降低血液黏度，从而减少血栓形成的风险。同时这些药物也可能导致胃黏膜出血和溃疡形成。②非甾体抗炎药：如布洛芬、吲哚美辛等，这些药物常用于缓解疼痛和减轻炎症反应。而长期使用或大量使用这些药物可能导致胃黏膜损伤和溃疡形成。③抗生素：长期使用某些抗生素，如头孢菌素、喹诺酮类等，也可能导致胃黏膜损伤和溃疡形成。④其他药物：如激素类药物、免疫抑制剂等，也可能对胃黏膜产生一定的损伤作用，增加应激性溃疡的风险。

三、肠外营养的禁忌证

（一）绝对禁忌证

当患者存在以下情况时，须先适当纠正内环境紊乱或控制原发病和（或）合并症后再考虑肠外营养治疗。

(1)水电解质或酸碱平衡紊乱。在机体存在内环境紊乱的情况下，营养治疗非但不能使机体有效利用营养物质，反而可能因增加代谢负荷而加剧代谢和内环境紊乱，导致营养治疗相关的并发症，如水钠潴留、电解质紊乱或再喂养综合征等。

(2)血流动力学不稳定。休克或血流动力学不稳定时，微循环障碍，营养素代谢和利用均受影响，加之应激状态，分解代谢超过合成代谢，故应先抗休克，待血流动力学稳定后再考虑肠外营养支持治疗。

(二)相对禁忌证

(1)不可治愈、无存活希望、临终或不可逆昏迷患者。

(2)合并心血管功能紊乱、严重代谢紊乱期间需要控制或纠正者。

(3)胃肠功能正常或能肠内营养者。

(4)短期肠外营养预计时间小于5d者。

(5)需急诊手术，不因应用全肠外营养耽误时间者。

(6)肠外营养并发症的危险大于益处者。

(时皎皎　林　宁)

第二节　肠外营养的启动时机

对于低营养风险的重症患者，在进入ICU的第1周内给予肠外营养治疗的益处很少。Braunschweig等在创伤、多脏器衰竭、胰腺炎、炎性肠道的重症患者中，采用Meta分析对比了给予肠外营养和完全禁食的效果，结果发现在营养状况良好的患者中延迟使用肠外营养更有益处。一项囊括了7项研究的Meta分析显示，在营养状况正常的患者中相比肠外营养，完全禁食与感染并发症的减少(RR=0.77，95%CI 0.65～0.91，$P<0.05$)和其他并发症的发生率下降显著相关(RR=0.87；95% CI 0.74～1.03)。但随着重症情况的持续，营养状况恶化的风险增加，肠外营养和完全禁食的选择也随之改变。Sandstromet等人的研究发现在入院后的14d，与肠外营养相比，不提供营养治疗与死亡发生率(21% vs 2%；$P<0.05$)以及住院时间延长(36.3d vs 23.4d；$P<0.05$)显著相关。因此，2016年ASPEN重症患者营养治疗指南建议，对于低营养风险(如NRS 2002 ≤ 3分或NUTRICA评分≤ 5)、不适宜早期肠内营养且进入ICU 7d仍不能保证经口摄食的患者，7d后给予肠外营养治疗。但对于确定存在高营养风险(如NRS 2002 ≥ 5分或NUTRICA评分≥ 6)或严重营养不良的患者，如果肠内营养不可行，建议进入ICU后尽早开始肠外营养，多项Meta分析支持这个观点。

补充性肠外营养的起始时间与现阶段的研究结果并不一致。2项RCT研究为早期肠外营养提供了循证依据。一项关于补充性肠外营养的研究显示，305例ICU患者3d内肠内营养仍未能达到目标量60%，间接能量消耗测定评估能量需求，给予补充性肠外营养可以减少感染性并发症发生，并缩短机械通气时间。研究显示，1372例存在肠内营养相对禁忌证的患者，其中20%因心血管疾病转入ICU，早期肠外营养组有创机械通气时间明显减少，60d 生活质量与人体成分评估均优于对照组。但是一项多中心的研究显示了相反的结果，Heyland 等人观察发现，早期（< 48h）补充性肠外营养对疾病结局并无益处。而在 Casaer 等人的多中心 RCT 研究中，入 ICU 后第 8 天给予补充性肠外营养较早期（第 3 天）给予补充性肠外营养在 ICU 住院时间、感染发生率、住院费用、生存率上有明显优势。重症患者肠内营养不耐受或相对禁忌时，合理的肠外营养支持时机需要进一步探讨，但是可以肯定的是补充性肠外营养不仅可补足能量，而且可改善 ICU 患者的临床结局，促进康复。

综上所述，在神经重症患者中，若严重营养不良患者存在肠内营养禁忌证，应早期开展肠外营养并逐步达标而不是无营养治疗。存在经口营养治疗和肠内营养的禁忌证时，应在 3 ~ 7d 内开展肠外营养。为了避免过度喂养，早期重症患者不适宜开展全量肠内营养和肠外营养，但应在入住 ICU 的 3 ~ 7d 内逐步达标。如患者入 ICU 第 1 周无法耐受全量肠内营养，应个体化评估肠外营养的安全性与有效性，建议在 4 ~ 7d 开展。对于无营养不良、对肠内营养有一定耐受性的危重症患者，或短期（< 10d）使用肠外营养时，应考虑低剂量肠外营养。仅通过肠内途径无法满足 60% 的能量和蛋白质需求，可考虑在 7 ~ 10d 后使用补充性肠外营养。在尝试所有能改善肠内营养耐受性的方法均无法奏效后，应开展肠外营养。

（时皎皎　林　宁）

第三节　肠外营养制剂的选择与配制

一、肠外营养制剂的选择

肠外营养处方的内容包括宏量营养素及微量营养素，根据机体代谢情况分配至三大供能营养物质，同时补充微量营养素，以求在提供充足营养物质的同时，改善或维持机体的代谢情况，促进疾病的康复。葡萄糖、脂肪乳及氨基酸构成占比建议为 50% ~ 60%、25% ~ 30% 和 15% ~ 20%。

（一）宏量营养素制剂

1. 碳水化合物

碳水化合物是人体主要的能量来源，也是肠外营养治疗中的主要能量来源，可提供经济的热量，补充体液。目前肠外营养支持中最常用的碳水化合物是葡萄糖注射液、果糖注射液、木糖醇注射液等，其中葡萄糖注射液是临床上最常用又安全的制剂，是肠外营养配方中主要的非蛋白质能量来源之一。健康成人消耗葡萄糖 4 ~ 5g/（kg · d），过多的葡萄糖摄入会转化为脂肪储存，导致代谢紊乱。在进行肠外营养支持时，根据患者的基础代谢情况，按 3 ~ 3.5g/（kg · d）提供葡萄糖，输注速度不应超过 4mg/（kg · min），以减少高血糖的发生。高血糖患者的葡萄糖供给量受限制，可降至 2 ~ 3g/（kg · d）。

危重症或其他（脓毒症、类固醇治疗）患者，初始剂量宜 1 ～ 2g/（kg · d），可视病情逐步增加。此外还应该注意葡萄糖耐量下降的老年患者的葡萄糖供给量。

2. 脂肪乳剂

是肠外营养治疗中的重要能量来源，同时提供必需脂肪酸。目前临床上较常使用的脂肪乳剂有多种，其中以大豆油或红花油经磷脂乳化并加注射用甘油制成的脂肪乳剂最为常用，该溶液中脂肪微粒的粒径大小和生物特征与天然乳糜微粒相似，理化性质稳定。由于构成脂肪乳剂的原料不同，因此三酰甘油的碳原子数不尽相同。根据其长短，可分为长链三酰甘油（14 ～ 24 个碳原子）、中链三酰甘油（6 ～ 12 个碳原子）及短链三酰甘油（2 ～ 4 个碳原子）。除此之外，还有 ω-3 鱼油脂肪乳剂和结构脂肪乳剂等。根据不同的疾病情况及代谢特点，选择适宜的脂肪乳剂。脂肪乳在肠外营养中供能占比为 25% ～ 30%，基础供给量为 1g/（kg · d），当血清三酰甘油水平高于 3mmol/L 时应减量或慎用，休克未获纠正或氧供不足情况下不宜应用。危重患者脂肪乳的用量一般为 1 ～ 1.5g/（kg · d），可占非蛋白质热量的 40% ～ 50%。高龄及合并脂肪代谢障碍的患者，补充量应减少。静脉输注脂肪乳时，应该缓慢输注，若输注速度过快，可能引起脂肪超载综合征，出现发热、寒战等症状。关于脂肪乳剂静脉输注速度，美国 CDC 指南推荐：含脂肪的全营养混合液应于 24h 内匀速输注；单瓶输注脂肪乳剂时输注时间应＞ 12h。研究表明，脂肪乳剂输注速度＞ 0.12g/（kg · h）时，将导致收缩血管的前列腺素水平增加。

（1）长链脂肪乳（long chain fat emulsion）：来源于大豆油长链脂肪酸，以甘油酯化生成。入血后需进入淋巴循环后进入肝脏，以左卡尼汀为载体进入线粒体氧化代谢供能。其优势在于能为机体提供亚油酸和亚麻酸两种必需脂肪酸，当需要较长时间（7d 以上）静脉营养时，可为患者提供足够的必需脂肪酸以预防必需脂肪酸缺乏症。缺点是供能较慢，水解后易致血浆三酰甘油浓度升高，而且多不饱和脂肪酸含量较高，大量使用会造成肝脏脂肪浸润，在肝功能不全或严重感染等情况下，左卡尼汀的缺乏会影响长链三酰甘油的代谢。故长期大量长链脂肪乳的应用，会使乳糜微粒和脂质颗粒代谢不全而沉积于网状内皮细胞，影响机体免疫功能。

（2）中 / 长链脂肪乳（medium/long chain fat emulsion）：MCT 比 LCT 具有更多优点，包括快速提供能量、基本不在组织内沉积、较少影响脂蛋白代谢和网状内皮系统功能、减轻肉毒碱缺乏导致的脂肪代谢异常、改善免疫功能等，因而特别适用于危重患者和肝功能不良者，用于新生儿的治疗也较安全。不过 MCT 不能提供必需脂肪酸，大量输注还会产生毒性，因此临床上一般应用 LCT 与 MCT 各占一半的物理混合制剂。中 / 长链脂肪乳主要为辛酸（50% ～ 60%）和癸酸（20% ～ 45%），主要来源于椰子油。中 / 长链脂肪乳代谢迅速，不需要经过淋巴循环而直接入门静脉，不需要左卡尼汀的转运即可进入线粒体氧化供能，有较高的氧化利用率，可改善平衡，促进应激状态下蛋白质的合成，并减少其分解；是较好的肝细胞底物，可减少脂肪的沉淀，同时产生大量酮体，维护肠道屏障的完整性，减少毒素与细菌的排出，减少门静脉周围炎的发生；获取及转运胆固醇酯的能力较弱，不易改变胆汁的构成，因而具有一定的护肝作用，可减少炎性介质产生，维持细胞膜正常磷脂结构，避免抑制重症患者的免疫功能及吞噬细胞功能，对严重创伤、感染、肝功能不全等特殊患者更为安全。

（3）鱼油脂肪乳：目前研究认为在脂肪乳中添加 ω-3 PUFA，可在保护组织微循环及机体免疫功能的同时，减少炎性反应及血栓形成。因此含有鱼油的脂肪乳不仅可以改善慢性病患者的治疗效果，还能成为肿瘤患者、创伤后患者及早期败血症患者的辅助治疗手段，也可用于全身炎症反应综合征的危重症患者。

(4)结构脂肪乳剂：是继 MCT/LCT 物理混合制剂后以化学混合为特点的新制剂，即在 1 个甘油分子的 3 碳链上结合不同链长的脂肪酸。动物实验表明，结构脂肪乳在代谢上较物理混合的中 / 长链脂肪乳有更显著的优势。在对健康受试者的研究中发现，结构脂肪乳在血浆水解速度和清除率等方面均优于长链脂肪乳，原因可能是血浆的脂蛋白酯酶活性较高。研究证实了结构脂肪乳是安全、可耐受的，不会对肝功能造成损害。与传统的脂肪乳相比，结构脂肪乳有利于改善氮平衡，易于被清除，耐受性好，氧化更快，不易发生酮症或高脂血症，能更明显地增强氮潴留效果。80% 橄榄油脂肪乳剂富含不饱和脂肪酸，较常用的脂肪乳剂有更多的 α- 生育酚，可减少脂肪过氧化，有益于维护免疫功能。

(5)多种油脂肪乳：由 30% 大豆油(soybean oil)、30% 中链脂肪酸(MCT)、25% 橄榄油(olive oil)和 15% 鱼油(fish oil)等多种油脂及维生素 E 混合而成。相比其他脂肪乳剂，它理论上可同时提供多种脂肪酸，更接近人体代谢需求，因而是较为理想的脂肪乳剂，同时对转氨酶的影响较小，具有一定的调节机体免疫功能的作用。Furst 等在一项双盲研究中发现，与经典的脂肪乳相比，它在患者中具有良好的耐受性，同时具有抗感染和改善免疫功能的作用，能缩短住院时间，但无其他重要结局指标的改善。

3. 氨基酸制剂

肠外营养的氮源都来自氨基酸，主要功能并不是提供热量，而是维持机体结构和生理功能。一般情况下，1g 氨基酸提供约 4kcal 的热量。成人氨基酸的需要量为 0.8 ～ 1.2g/(kg · d)，提供总热量的 15% ～ 20%。肠外营养处方中建议热氮比为 100 ～ 150kcal:1g。处于高分解代谢状态的老年严重营养不良的患者，在肝、肾功能许可的情况下，氨基酸的供给可提高到 1.5g/(kg · d)。复方氨基酸注射液中，含有的必需氨基酸和非必需氨基酸共有 10 多种，包括 3AA、6AA、9AA、14AA、15AA、17AA、18AA 和 20AA 等，按所含总氨基酸的浓度可分为 3% ～ 12% 的氨基酸制剂。目前临床上较常用的氨基酸制剂有平衡型氨基酸、肝病型氨基酸、肾病型氨基酸、特殊类型氨基酸、小儿复方氨基酸等。

(1)平衡型氨基酸：也称通用型氨基酸。适用于临床上大多数病情相对稳定但需要肠外营养治疗的患者。此类氨基酸制剂包含所有的必需氨基酸，同时含有部分非必需氨基酸(谷氨酸、丙氨酸等)和条件必需氨基酸(精氨酸等)。

(2)肝病型氨基酸：肝脏是机体分解及代谢各种氨基酸的重要器官。氨基酸代谢主要通过 3 种途径：转氨基或脱氨基作用、氨基酸碳链的氧化分解、脱羧基作用。除支链氨基酸外，几乎所有其他氨基酸均主要在肝内进行氧化分解。肝功能不全患者的营养治疗较特殊，氨基酸制剂选择不当会加重肝昏迷。肝衰竭时，血中芳香族氨基酸通过血脑屏障进入脑组织的含量增加，是导致肝昏迷的重要原因。针对这些特点，出现了一些肝病专用型氨基酸制剂，主要提高了支链氨基酸含量，减少了芳香族氨基酸的占比，适用于肝性脑病、肝昏迷、肝功能衰竭等患者。精氨酸、3AA 和 20AA 等在临床应用时，需要注意用量，剂量较大时仍可能加重肝昏迷。

(3)肾病型氨基酸：仅含必需氨基酸，或含必需氨基酸和组氨酸，减少非必需氨基酸的摄入，以减少尿素氮的生成，从而减轻肾脏负担。

(4)特殊类型氨基酸：如谷氨酰胺，它是肠道黏膜细胞和机体免疫细胞等快速生长细胞的主要能源，临床上将其视为条件必需氨基酸。国内外大量研究表明，谷氨酰胺能保护肠道黏膜屏障，以减少细菌移位、调节免疫功能、改善临床结局。在肠外营养期间，补充谷氨酰胺有助于避免肠道黏膜通透性的增加，保护肠道屏障功能，降低肠源性感染的风险。丙氨酰谷氨酰胺双肽制剂可用于治疗谷氨酰胺缺乏或需求增加的患者，如放射性肠炎患者。

（5）小儿复方氨基酸：婴幼儿的氨基酸代谢机制相较成人具有显著差异，且处于未成熟状态。具体而言，若采用常规氨基酸输液，婴幼儿体内苯丙氨酸羟化酶的活性较低，导致苯丙氨酸向酪氨酸的转化效率低下，酪氨酸生成受限。同时，蛋氨酸向胱氨酸的转化也受到硫醚酶活性低的影响。蛋氨酸作为半胱氨酸和牛磺酸的重要前体，牛磺酸能生成胱氨酸，胱氨酸对婴幼儿的神经系统发育有重要作用。然而婴幼儿的肝酶系统尚未发育健全，硫醚酶的活性低，蛋氨酸代谢不全，易引发高蛋氨酸血症及半胱氨酸、牛磺酸缺乏症。同时，婴幼儿体内组氨酸的合成速度相对缓慢，可能导致低组氨酸血症的发生；而甘氨酸含量高，容易导致血氨过高。鉴于上述氨基酸代谢的特殊性，婴幼儿在使用氨基酸输液时，应适当调整配方，减少苯丙氨酸、蛋氨酸及甘氨酸的供给量，同时增加半胱氨酸、酪氨酸及组氨酸的用量，以维持血浆氨基酸谱的平衡与正常。因此，为婴幼儿选择氨基酸输液时，必须充分考虑其与成人之间在氨基酸代谢方面的差异，以确保治疗的安全性与有效性。

（二）其他营养素制剂

1. 电解质

维持机体水、电解质和酸碱平衡，从而保持机体内环境的稳定，电解质在维持各种酶的活性和神经、肌肉的应激性以及营养代谢中发挥着重要作用。临床通常应用单一性制剂，如 0.9% 氯化钠溶液、10% 氯化钠溶液、10% 氯化钾溶液、10% 葡萄糖酸钙溶液、10% 氯化钙溶液、25% 硫酸镁溶液等。在特定医疗需求下，也应用谷氨酸钾、谷氨酸钠等。

2. 维生素

维生素是肠外营养不可缺少的组分之一，包括水溶性维生素和脂溶性维生素，前者包括维生素 B、维生素 C 和生物素等，后者包括维生素 A、维生素 D、维生素 E、维生素 K，主要作用是维持人体正常代谢和生理功能。水溶性维生素在体内无储备，长期肠外营养时常规提供多种维生素可预防其缺乏；脂溶性维生素在体内有一定的储备，短期禁食者不会出现脂溶性维生素缺乏症状。用于肠外营养的维生素多为复方制剂。水溶性维生素制剂的代表产品是水乐维他，含 9 种水溶性维生素；常用的脂溶性维生素制剂有维他利匹特，含 4 种脂溶性维生素。复合维生素制剂中的各种维生素含量通常以每日 DRIs 作为标准剂量，一般每日 1 支，加入肠外营养液或其他输液中，此方法被证实为安全有效的。对有明显维生素缺乏或高消耗状态的患者，需视病情和实验室检测结果调整供给剂量和种类。不推荐在无缺乏证据的情况下大剂量补充维生素。

3. 微量元素

微量元素主要参与氧的贮存和电子传递过程，参与遗传和自由基的调节。但当前科学界对大多数微量元素的具体功能及作用机制尚未完全明晰。有的微量元素虽然已明确了生物学功能，但其确切的人体需求量或最佳摄入水平仍亟待深入研究与界定。例如，锌、铜、铁、硒等微量元素，可以直接参与酶的催化，或作为辅助因子影响酶的活性和激素水平，进而对全身各系统产生深远的影响。因此，长期营养治疗的患者应常规补充微量元素。一项纳入 21 项随机对照试验的综述发现，输注微量元素可减少危重症患者的机械通气时间、降低死亡率。锌、硒均是机体抗氧化系统的重要成分，参与机体免疫调节，然而仅 11% ICU 患者血锌在正常水平，低血锌患者的序贯器官衰竭评分明显较高，因此推测血锌参与维持器官正常生理功能。虽然补硒的疗效存在争议，但其安全性已得到公认。危重症状态下，机体会经历一系列复杂的病理生理变化，这些变化通过多种机制导致血浆中大部分微量营养素水平的显著降低。在危重症的病理生理过程中，氧化应激显著增加。补充抗氧化微量营养素，如维生素 C、维生素 E、硒和锌等，可以作为一种有效的干预措施，以对抗由氧化应激引起的细胞损伤和功能障碍。这些抗氧化微量元素通过中和过量的活性氧，保护细胞膜、蛋白质和核酸免受氧化损伤，从而减轻炎症反应，维持细胞功能，并可能改善危重症患者的临床结果。因此，危重症患者血浆微量营养素水平的降低以及随后对抗氧化微量营养素的需求增加，是危重症病理生理学中氧化应激作用的直接后果。在危重症患者的临床管理中，合理补充这些关键的微量营养素，是减轻氧化应激、保护机体免受进一步损伤的重要策略。(表 5-1)

表 5-1　肠外营养微量元素每日推荐补充量

微量元素	2014 年 AUSPEN 共识	2016 年 ESPEN 共识	2019 年 ASPEN 共识
锌	50 ～ 100μmol(3.2 ～ 6.5mg)	38 ～ 61μmol(2.5 ～ 4.0mg)	39 ～ 100μmol(2.5 ～ 6.5mg)
铜	5 ～ 8μmol(317 ～ 508μg)	4.7 ～ 9.6μmol(0.3 ～ 0.6mg)	4.7 ～ 9.6μmol(300 ～ 610ug)
硒	0.75 ～ 1.25μmol(60 ～ 100μg)	0.2 ～ 0.8μmol(16 ～ 63μg)	0.25 ～ 1.25μmol(20 ～ 100μg)
锰	1μmol(55μg)	1.1 ～ 1.8μmol(60 ～ 100μg)	1.0 ～ 1.8μmol(55 ～ 100μg)
铁	20μmol(1.1mg)可能不足	17.9μmol(1mg)	1.0 ～ 1.2mg(建议补铁者)
铬	0.2 ～ 0.3μmol(10 ～ 15μg)可能不足	无推荐	0.2 ～ 0.3μmol(10 ～ 15μg)
钼	0.2μmol(19μg)可能不足	无推荐	无推荐
碘	1μmol(126μg)	0.5 ～ 1.2μmol(70 ～ 150μg)	0.5 ～ 1.2μmol(70 ～ 150μg)(建议补碘者)

注：AUSPEN—澳大利亚肠外与肠内营养学会(Australian society for Parenteral and Enteral Nutrition)。

二、肠外营养制剂的配制

肠外营养液的配制过程复杂，因为肠外营养液的处方中含有几十种成分，每一种成分都有其独立的药效及剂量要求，不同成分之间还有可能存在配伍禁忌，导致肠外营养液的短期和长期稳定性的问题。因此，药剂师必须对肠外营养处方进行审核，配制人员必须严格按处方和标准配制程序进行配制。目前国内使用较多的配制方法有两种，分别是人工配制和多腔袋的配制。自动化配制是较为少见的配制方法。

(一)配制环境和人员要求

1. 配制环境

根据《静脉用药集中调配质量管理规范》要求，医疗机构应设置静脉用药调配中心，对肠外营养液进行集中调配与供应，通过静脉药物配制中心（pharmacy intravenous admixture service，PIVAS），按处方和标准程序将各种营养制剂分步骤混合于具有物化惰性的高分子材料制成的密闭容器内，即成为肠外营养制剂。PIVAS 总体设施和布局应满足配液洁净度需求，肠外营养液的配制操作应在 B 级（ISO5）环境中进行。各功能室包括一次更衣室、二次更衣室、配制间、洗衣洁具间等。

（1）温湿度要求：配制间内应当有温度、湿度、气压等的监测设备，保持一定量的新风定时送入配制室内，配制室内温度为 18 ～ 26℃，相对湿度为 40% ～ 65%。

（2）洁净级别：配制间内应当有通风换气设施，一次更衣室、洗衣洁具间的洁净级别为十万级；二次更衣室、加药混合调配操作间的洁净级别为万级；层流洁净工作台的洁净级别为百级。

（3）微生物限度：微生物限度应满足配液需求。配制间为 C 级（ISO7），沉降菌（ϕ90mm）为 3cfu/0.5h，浮游菌为 100cfu/m^3；层流洁净工作台为 B 级（ISO5），沉降菌（ϕ90mm）为 1cfu/0.5h，浮游菌为 10cfu/m^3。

2. 人员要求

（1）健康要求：配制人员的健康状况应当满足配制需求。

（2）上岗要求：配制人员应接受专业技术、岗位操作、卫生知识的学习培训，通过考核后方可上岗。

（3）培训与考核：配制人员必须掌握无菌操作技术与静脉用药混合调配操作规程，并定期参加相关培训与考核。据医院实际条件，对操作人员无菌操作的规范性进行验证，如培养基灌装测试等。

（二）肠外营养液人工配制

肠外营养液配制被认定为中等风险的无菌操作，必须严格遵循无菌操作规程，以保证肠外营养液的微生物检查及理化稳定性符合标准。各医疗机构在符合国家规范的基础上，应选择适合自身条件的配制方法，并制订相应的肠外营养液配制规范。

1. 人工配制流程

（1）配制前做好环境和物品准备：备齐配制用物；清洁消毒配制室和层流操作台；药剂师审核医嘱；配制人员打印医嘱标签；按规定洗手、穿隔离衣、戴口罩和帽子、穿靴套等。

（2）双人查对：经双人核对肠外营养医嘱或处方、药品、标签等无误后，按标准操作流程消毒、除去药瓶外盖、开启小针剂，进行配制。

（3）配入磷酸盐及其他电解质、微量元素：将磷酸盐、电解质、微量元素、水溶性维生素分别加入葡萄糖或氨基酸溶液中。

（4）配入脂溶性维生素：将脂溶性维生素加入脂肪乳剂中。

（5）配入氨基酸：将氨基酸先加入一次性肠外营养输液袋（3L 袋）内，然后将葡萄糖、0.9% 氯化钠、葡萄糖氯化钠等液体加入 3L 袋内混合。

（6）配入钙盐：将含钙盐的溶液加入 3L 袋内混合，并目视检查 3L 袋内有无浑浊、异物、变色以及沉淀生成。

（7）完成上述操作后，将脂肪乳剂加入 3L 袋中。应一次性不间断地完成配制操作，并不断轻摇 3L 袋，使混合均匀。

（8）配制完毕后，尽可能排净袋中空气，悬挂以观察是否出现开裂、渗漏、沉淀、异物、变色等异常情况，贴好标签，标记总容量、成分、建议输注时间和有效期等信息。

（9）再次核对所配药物，无误后签名、签时间，放入配药篮，送出。整理用物，清洁、消毒操作台面。（图 5-1）

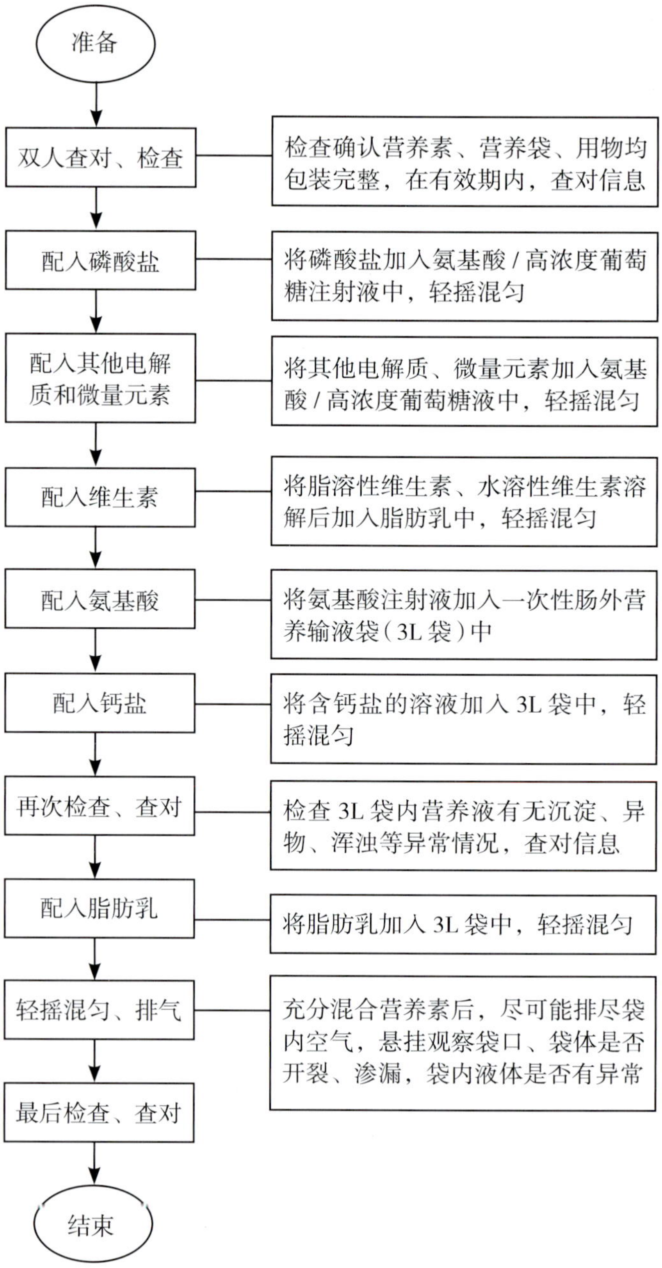

图 5-1　肠外营养液人工配制流程图

2. 人工配制注意事项

（1）肠外营养液的配制必须严格遵守无菌技术操作流程，以保证配制的准确性及制剂的稳定性。若为非整支药品，需要双人核对，以确保营养液准确无误。

（2）葡萄糖等酸性药品会降低 pH 值和脂肪乳滴的 Zeta 电位，破坏脂肪乳稳定性，所以应先将氨基酸加入 3L 袋内。

（3）丙氨酰谷氨酰胺注射液应与复方氨基酸注射液合用，不得作为肠外营养液中唯一的氨基酸来源。

（4）鱼油脂肪乳注射液应与脂肪乳注射液合用，不得作为肠外营养液中唯一的脂肪乳来源。为保证稳定性，如果肠外处方中无脂肪乳剂，则不应当加入脂溶性维生素。

（5）阳离子容易影响脂肪乳的稳定性，故应避免将电解质、微量元素直接加入脂肪乳剂内。未经充分稀释的磷制剂和钙制剂也不能直接混合，有条件的尽量选择有机磷酸盐制剂。

（6）脂肪乳具有遮蔽作用，因此应在加入脂肪乳之前对 3L 袋进行目测检查。

（7）不推荐在肠外营养液中加入其组成成分之外的其他药品。

（三）肠外营养液自动化配制

自动化配制的肠外营养液组成成分相对复杂，常采用重力法或自动化配制设备（automated compounding device，ACD）进行配制。由于目前我国市场上缺乏大容量包装的肠外营养药品，且自动化配制设备配套导管价格偏高等，自动化配制设备的应用范围受到限制，目前国内只有少数医疗机构实施新标准的自动化配制。

1. 配制操作流程

自动化配制为中等风险的无菌操作，需严格按流程进行配制。（图 5-2）

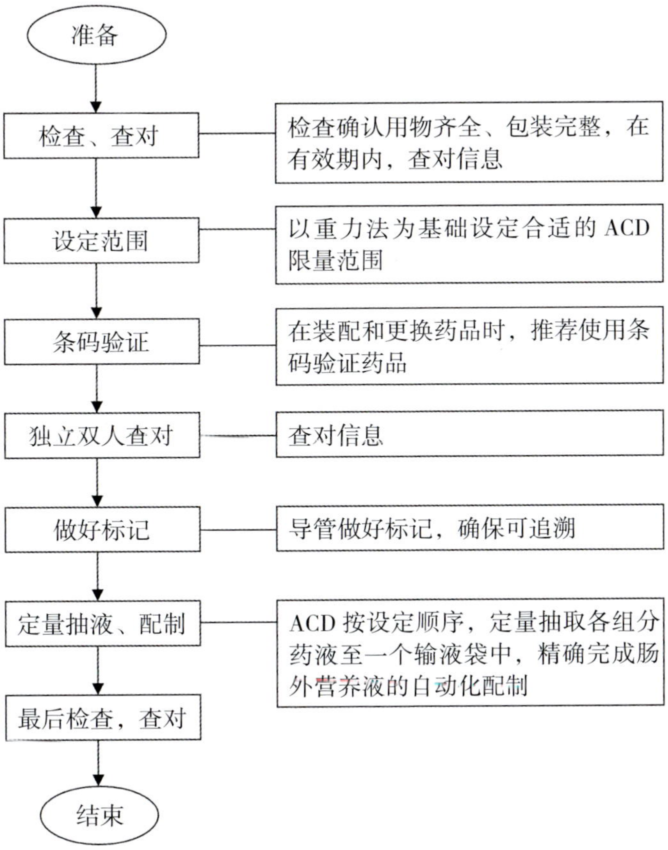

图 5-2　ACD 操作流程图

2. 自动化配制注意事项

（1）按自动化配制设备的操作说明书进行操作。

（2）自动化配制设备应直接连接医院信息系统，不采用人工转录医嘱。若确实无法直接建立连接，应当使用固定医嘱模板。

（3）不能自动化配制的情况：自动化配制设备没有足够的接口；组分之间存在相互作用但无法进行间隔；自动化配制设备的精度与肠外营养液中所需组分剂量精确度不匹配；自动化配制设备与组分存在不相容性等。

（四）肠外营养多腔袋配制

工业化生产的多腔袋主要包括三腔袋和双腔袋。三腔袋用于全合一肠外营养液，双腔袋用于二合一肠外营养液。肠外营养多腔袋分为内袋和外袋，将脂肪乳、氨基酸、葡萄糖等营养素分组封装于2个或3个腔组成的非聚氯乙烯软袋中，内袋的腔室由可剥离封条分隔独立，在使用时将内腔分隔带打开。肠外营养多腔袋有多种规格，具有处方合理、质量标准严格等特点，可减少处方和配制差错、减少血流感染，满足多数病情稳定患者的营养需求，因此工业化生产的肠外营养多腔袋是患者经济与安全的选择之一。但肠外营养多腔袋也存在一定的不足，比如宏量营养素配比单一、微量营养素种类不全面、临床使用中仍需要额外添加不同的营养组分等问题。肠外营养多腔袋配制注意事项如下。

（1）按说明书进行包装的拆除、溶液混合、储存、输注等操作，外袋有破损时不得使用。

（2）应在洁净的平面上通过挤压打开内袋腔室，将袋子轻轻翻转3次使袋内液体充分混合。

（3）添加药品时，应遵守无菌操作原则，并确保溶液的相容性和稳定性。不推荐在多腔袋中加入肠外营养液组成成分之外的药品。每次加药后必须即时翻转袋子3次，避免组分局部浓度过高、持续时间过长。

（4）需按说明书推荐加药品剂量和浓度。若添加少量药品，可在病区完成，如胰岛素注射液；若添加药品过多、容量过大，应参照人工配制要求，推荐在层流洁净工作台完成。

（5）若多腔袋的加药口在葡萄糖腔室，可通过此加药口添加其他药品，也可在葡萄糖和氨基酸混合后再加入，最后同脂肪乳进行混合；若肠外营养多腔袋无加药口在葡萄糖腔室，可先将各腔室内液体完全混合后再添加其他药品。添加药品时将针头自加药口正中缓慢插入，尽可能减少对多腔袋加药口处的穿刺操作，以免漏液。

（6）配制好的肠外营养多腔袋应在室温下24h内完成输注。

研究显示，三腔袋比多瓶串输以及人工配制肠外营养的成本更低，且灭菌生产使得安全性更有保障。同时研究表明，工业化多腔袋的营养液平均配制时间比人工配置肠外营养液节省了13min，有利于节省医护人员时间，使医护人员更好、更及时地服务患者。

（时皎皎　肖春秀　谢　红　粟叶萍）

第四节　肠外营养的输注途径

临床上选择肠外营养输注途径时，应综合考虑患者的病情、患者对静脉置管的主观想法和知情同意、营养液的渗透压、肠外营养预计输注时间、输注量以及医护人员的导管维护技能等因素。肠外营养输注途径的建立包括选择合适的静脉、建立合适的静脉输注途径、选择合适的静脉留置针等步骤。

一、选择合适的静脉

1. 外周静脉

通过外周静脉给予肠外营养是首选的输注途径，具有静脉穿刺容易、护理方便、较为经济的优点，且不存在中心静脉置管的风险。适用于以下情形或对象：全营养混合液的渗透压＜900mOsm/L的患者；非全量或短期（＜2周）肠外营养的患者；中心静脉置管或护理困难的患者。此外，菌血症和严重感染的患者不宜经中心静脉穿刺置管来提供肠外营养，选择周围静脉将更为安全。

2. 中心静脉

中心静脉具有管径大和血流量大的特点，可避免高渗性全营养混合液对血管内膜的刺激。适用于以下情形或对象：全营养混合液的渗透压≥900mOsm/L的患者；肠外营养时间≥2周的患者；周围静脉条件不好的患者。中心静脉通路可较长时间留置，不仅能用于中心静脉压的监测，还能用于非血管相容性药物的输注。既避免患者多次静脉穿刺的痛苦和不适，也保护了外周血管，还减少了护理工作量。

二、建立合适的静脉输注途径

选择合适的静脉输注途径是肠外营养支持发挥作用的重要保障，肠外营养常用的输注途径分为外周静脉营养（peripheral parenteral nutrition，PPN）和中心静脉营养（central parenteral nutrition，CPN）。临床常用的外周静脉营养途径是外周静脉导管（peripheral venous catheter，PVC），常用的中心静脉营养途径是经外周静脉置入中心静脉导管（peripherally inserted central catheter，PICC）、经皮穿刺中心静脉导管（central venous catheter，CVC）和植入式静脉输液港（implantable venous access port，PORT），共3种形式。选择肠外营养输注途径时，应充分考虑患者的病情需要、主观意愿、血管条件以及肠外营养预期治疗时间等因素，并通过规范的导管维护操作技术保障肠外营养治疗的安全实施。

1. 外周静脉导管（PVC）

小于10d的短期肠外营养，尤其是使用低渗透压肠外营养混合液时，首选PVC，留置短套管或中等长度（20～25cm）的导管输注。PVC以操作简单、套管柔软、不易穿破血管且留置时间相对较长等特点被广泛应用于临床。外周静脉选择的原则是选择四肢静脉、头皮静脉中粗、直、血流量丰富的血管，避开静脉瓣及关节部位，成年人不建议下肢静脉输液。（图5-3、图5-4）

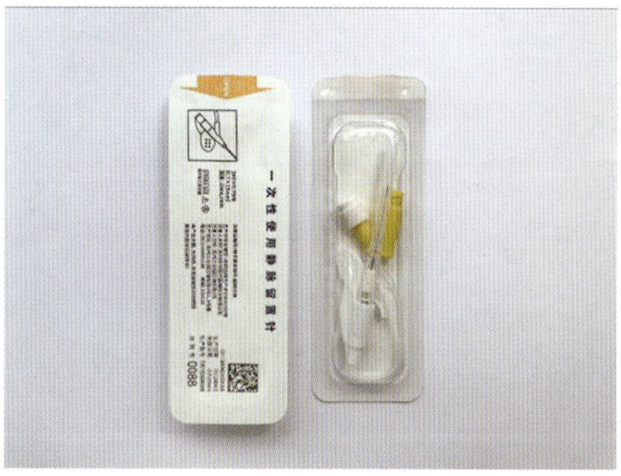

图 5-3　一次性静脉留置针

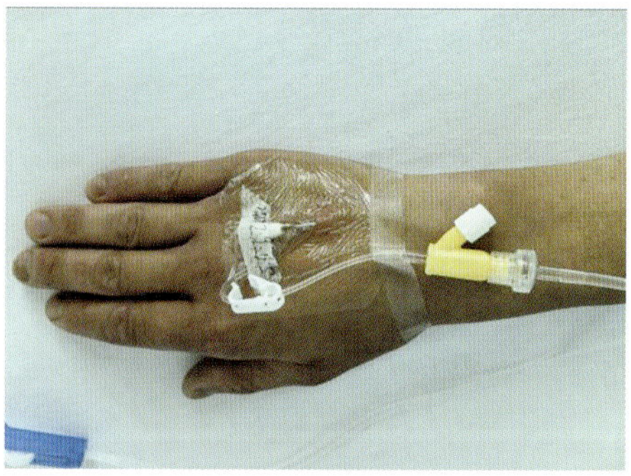

图 5-4　外周静脉途径

2. 经外周静脉置入中心静脉导管（PICC）

超过 10d 的肠外营养，首选 PICC。PICC 导管由肘前部的外周静脉（首选贵要静脉）穿刺置入，沿血管走行最终到达上腔静脉。通过 PICC 将营养液直接输注在血液流速快、血流量大的中心静脉，避免了长期输液或输注高浓度、强刺激性药物带来的血管损害，减轻了反复静脉穿刺给患者带来的痛苦，保障肠外营养治疗的顺利进行。（图 5-5、图 5-6）

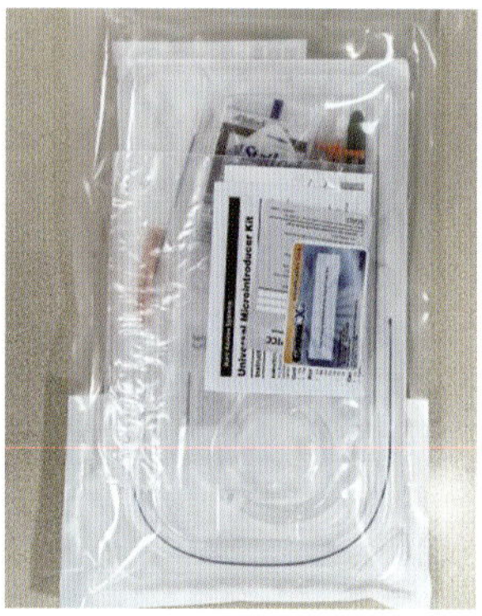

图 5-5　一次性 PICC 导管

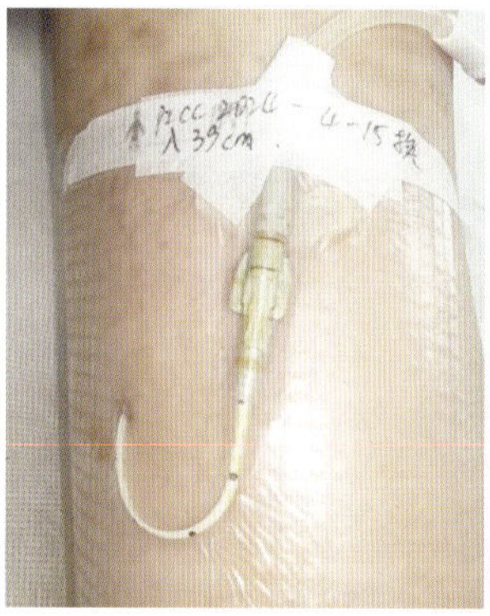

图 5-6　PICC 通路

3. 经皮穿刺中心静脉导管（CVC）

CVC 是指通过较短通路直接置入上下腔静脉的穿刺技术。选择和建立中心静脉通路时需考虑的因素包括静脉穿刺技术、相关的血管神经损伤、机械性和感染性并发症的风险和对置管部位提供规范护理的技能等。CVC 常用的穿刺血管有锁骨下静脉、颈内静脉和股静脉。锁骨下静脉具有感染风险小、术后容易护理等优点，为最主要的穿刺部位。（图 5-7）

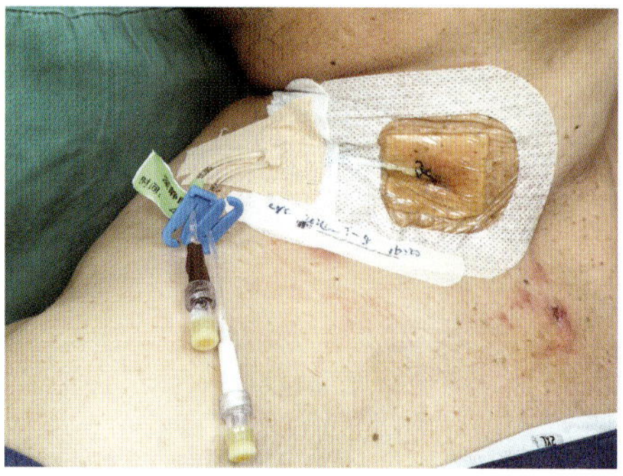

图 5-7　经锁骨下静脉留置 CVC 通路

4. 植入式静脉输液港（PORT）

PORT 常用的穿刺血管有颈内静脉、锁骨下静脉、头静脉、贵要静脉、股静脉等。颈内静脉作为穿刺入路的优势在于血管粗大、解剖位置变异少、操作容易及拔管后静脉恢复快等，若患者无明显禁忌证，原则上可作为首选血管。锁骨下静脉穿刺入路的实施流程较颈内静脉便捷，且具有较高的舒适度，但导管行走时需通过第一肋骨和锁骨之间的解剖裂隙，容易并发夹闭综合征，从而引起导管狭窄、断裂的严重后果。国内有关经头静脉途径植入式静脉输液港的文献报道较为罕见，而国外临床研究表明，相对锁骨下静脉置入路径而言，经头静脉植入虽然存在耗时长、成功率较低的不足，但由于并发症发生率低，因而优于经锁骨下静脉置入路径。也有研究认为，经头静脉途径的 PORT 为肿瘤患者提供安全、可行的输液通道，值得推广应用。而股静脉作为一种良好的替代途径，主要适用于不能经上腔静脉置入的患者。由于股静脉和贵要静脉不易护理且感染的概率较大，因此临床上主要以锁骨下静脉、颈内静脉路径为主。PORT 的置入和拔除属于外科手术，须由医生或有相关资质的专业人员完成。ESPEN 推荐，超过 3 个月的 HPN 需要使用套管式中心静脉导管或者 PORT，具体需根据患者的意愿、护理人员的经验以及使用频度进行选择。我国《肠外营养临床药学共识》指出，PORT 适用于长期间歇性静脉输注患者，若单纯以肠外营养输注为目的，通常不采用 PORT。值得注意的是，该装置使用后需要肝素稀释液封管，长期不使用者仍需每 4 周接受 1 次休疗期维护。（图 5-8、图 5-9）

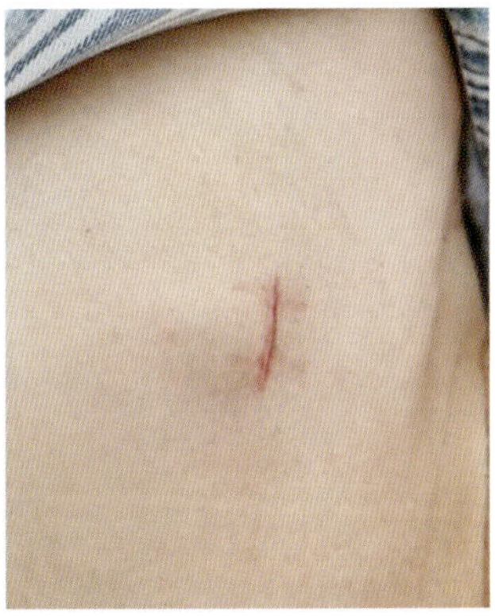

图 5-8　PORT 植入部位

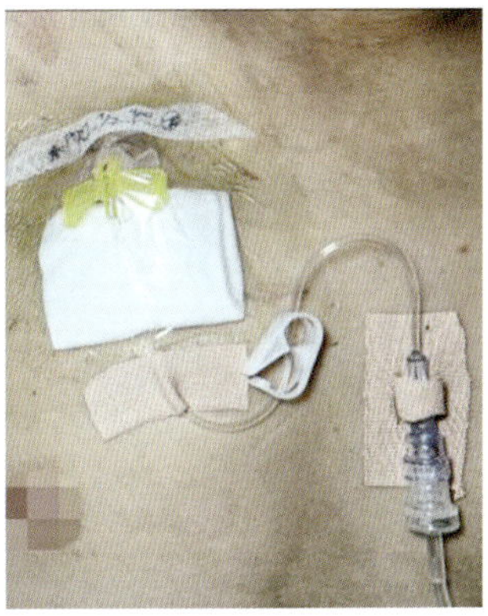

图 5-9　PORT 通路

三、选择合适的静脉留置针

大多数拟行肠外营养的患者需要通过静脉留置针或导管建立输注途径。静脉留置针装置的选择应根据肠外营养的持续时间、患者的静脉条件和护士的护理技能等决定。

1. 短期应用（数天～数周）

可选择短套管留置针或非隧道式导管，后者如中等长度 20 ～ 30cm 聚氨酯导管经锁骨下静脉、颈内静脉、腋静脉或无名静脉置入，导管尖端位置并非真正达到“中心”静脉。它为连续使用而设计，通常只用于住院患者。由于短套管留置针易脱位并导致严重的渗出，因此若肠外营养治疗期超过 6d，应该优先选择使用中等长度的导管。

2. 中期应用（＜3个月）

通常是非隧道式中心静脉置管，适用于不连续使用的住院患者或HPN患者。非隧道式中心静脉置管包括由硅树脂或聚氨酯材质的经外周导入中心静脉PICC导管（长50～60cm）和硅酮导管（Hohn导管，长20cm）。对于住院的肠外营养患者，PICC相对CVC并未显示出显著优势。

3. 长期应用（＞3个月）

可选择隧道式中心静脉置管或植入式皮下输液装置。两者的选择取决于诸多因素，主要与患者的选择和依从性、护理人员的经验以及使用静脉通路的频率有关。植入式皮下输液装置仅推荐用于需要长期间歇性使用静脉通路的患者；而对于需要长期持续性使用静脉通路的患者，隧道式中心静脉置管可能是更合适的选择。

（时皎皎　栗叶萍　林　宁）

第五节　肠外营养的输注方式与终止时机

一、肠外营养的输注方式

肠外营养的输注方式主要包括全营养混合液输注和单瓶输注两种方式。

（一）全营养混合液输注

全营养混合液的容器多为聚乙烯袋，属封闭式输注系统，无须与外界通气即可输出液体。全营养混合液输注是目前推荐的主要输注方式，主要强调单位时间内所供营养物质的完整性和均衡性，很大程度提高了肠外营养的有效性和安全性。

（1）适用情形：全营养混合液可以通过医院内静脉药物配制中心配制或预混型标准化多腔袋两种方式获得。前者系根据患者对能量、体积和营养素的需求形成的个体化处方配制，适用于特殊疾病或代谢改变的患者。后者系工业化生产，简化处方过程，适用于病情相对稳定的营养不良患者、HPN或缺乏配制条件时。

（2）优缺点：同时包含人体所需的各种营养素，如水、电解质、葡萄糖、氨基酸、脂肪乳、维生素、微量元素等，且热氮比、糖脂比等比例合理。在一个容器中充分混合，保证各营养素按比例同时进入人体，从而均衡利用。这符合生理需求，有利于机体合成蛋白质，降低单个营养素的浓度，同时下调溶液渗透压，增加节氮效果，减少污染环节，降低代谢性和感染性并发症风险，简化输液过程，节省护理资源。预混型标准化多腔袋的缺点是无法按患者实际病情提供个体化的营养产品。

（二）单瓶输注

属开放式输注系统，需要在制剂的瓶塞上插入一个针头使空气进入方能输注。早期的肠外营养主要以单瓶输注方式供给，即将电解质、维生素和微量营养素分别加入葡萄糖、氨基酸溶液和脂肪乳剂中，再以单瓶方式或串联方式输注。

（1）适用情形：不具备全营养混合液输注条件；输入的制剂适宜单瓶输注，不可与任何药物配伍时，可采用单瓶输注。

（2）优缺点：优点是在不具备全营养混合液输注条件时，提供了另外一种肠外营养的方式。缺点是此输注方式在营养素进入体内的均衡性和节氮效果等方面较全营养混合液输注方式差，且存在污染的风险。此外，单瓶输注脂肪乳注射液时，各营养素非同步输入，不利于营养素的有效利用，即使使用合理剂量的脂肪乳注射液，也可能因单位时间内进入体内的脂肪酸量较多而增加机体代谢负荷，甚至发生代谢性并发症。一旦输注过快，可造成患者一过性黄疸、转氨酶升高、发热、皮疹、呼吸系统障碍及免疫功能受到抑制等不良后果。尤其对于危重症患者，有研究表明一旦输注脂肪乳剂引起不良反应，会加重病情，严重时甚至导致死亡。另外，脂肪乳剂的氧化利用需要一定比例的碳水化合物，因此不宜单瓶输注。

二、肠外营养的终止时机

肠外营养的终止时机，也可以说是营养治疗方式从肠外营养过渡到肠内营养的时机。营养治疗方式的过渡是指从一种营养治疗途径平稳转变到另一种营养治疗途径。基本要求是在符合患者临床病程的前提下，保证患者必需的营养供应；理想要求是在维持良好营养状态的前提下，确保营养治疗方式最符合生理需求、对身体伤害最小、花费最少。提倡渐进的方式，反对突然变换的方式。渐进的方式可在不影响整体营养供给的前提下使患者较好地适应新的、更符合生理需求的营养方式。肠外营养向肠内营养过渡的基本方式如下。

（1）当患者能耐受肠内营养且可通过肠内营养途径提供30%～50%的营养需求时，肠外营养可减少50%，肠外营养逐渐减少的同时应逐渐增加肠内营养。

（2）当患者管饲摄入达营养需求的50%及以上时，可考虑口服营养补充。如患者经口进食不足以提供营养需求的50%，则要继续实施肠内营养。

（3）患者经肠内营养（口服＋管饲）可满足营养需求的75%以上，持续3～5d时，可停止肠外营养。

（4）患者经口进食满足营养需求的75%以上，持续3～5d时，可停止肠内营养，最终恢复正常饮食。

（时皎皎　林　宁）

第六节　肠外营养常见并发症的预防与处理

肠外营养可通过静脉途径为患者输注各种营养素，达到纠正或预防营养不良、维持营养平衡的目的。但肠外营养的并发症并不少见，如导管相关性并发症，若不加以预防，肠外营养可导致严重并发症，影响患者的治疗效果、延长康复时间，甚至危及生命。

一、机械性并发症

机械性并发症分为与静脉穿刺和置管相关的并发症以及导管堵塞。

（一）与静脉穿刺和置管相关的并发症

1. 血管损伤

（1）相关因素和临床表现：与穿刺者的技术、同一部位反复穿刺、营养液的成分、渗透压过高、输注用的静脉管径过小、导管的材质等有关。表现为局部出血或血肿形成，静脉呈现红色条索状、触痛、变硬，可能伴随发热。

（2）防治：穿刺前选用柔软且具有抗血栓性能、适当直径和长度的导管；穿刺时可使用超声引导，避免反复穿刺以提高成功率，一旦发生血管损伤应立即退针，压迫穿刺部位；加强观察和局部护理，更换穿刺部位。

2. 气胸

（1）相关因素和临床表现：多发生于锁骨下静脉穿刺置管时，在穿刺过程中对胸膜以及肺泡造成了损伤，患者表现为胸闷、胸痛、呼吸困难或穿刺侧呼吸音减弱，影像学资料上可见肺压缩。

（2）防治：首先肺气肿的患者应尽量避免此部位穿刺。对于使用机械通气的患者，应谨慎操作，因为即使损伤很小，也可能引起张力性气胸。对于肺压缩＞30%的患者，应该采用胸腔闭式引流，在引流时让患者取半卧位。

3. 空气栓塞

（1）相关因素和临床表现：静脉穿刺置管过程中或导管与输液管道脱离时可能会发生空气栓塞。如果大量空气进入，可因空气栓塞而瞬间死亡。

（2）防治：操作中应避免空气进入循环。锁骨下静脉穿刺时，应置患者于头低脚高体位，使上腔静脉充盈；穿刺时，嘱患者屏气，导管置入后应立即连接输液管道。输液前应排尽输液管内的空气；输液过程中应加强巡视；输液结束后，应仔细检查导管的封管帽是否紧密连接、导管夹是否夹闭。一旦怀疑发生空气栓塞，立即置患者于左侧卧位。

（二）导管堵塞

导管堵塞为最常见的静脉导管相关性并发症之一，分为血栓性堵管和非血栓性堵管。

1. 血栓性堵管

（1）相关因素和临床表现：同一部位反复穿刺置管将对血管内壁上皮细胞造成机械性损伤而引起局部反应性炎症，使血管内口周围血栓形成，引起堵管。外周静脉置管穿刺部位红肿与渗出、发生周围静脉炎、中心静脉导管未规范冲封管导致末端形成小血栓、经导管输血或采血等因素均可引起堵管。表现为置管处红肿、渗出等炎症反应，不能回抽到血液，冲管受阻，出现渗液或局部疼痛。

（2）防治：①选择合适的血管和部位。经周围静脉输注时尽量选用较大管径的静脉，且使用时间不可超过1周。重新穿刺置管时，尽量避免选择同一部位。②掌握营养液的理化特征。医护人员应了解和掌握不同营养液的特征，如 pH 值、渗透压、刺激度等，可以降低因使用外周静脉导管所致的药物外渗风险；若发生静脉炎，应立即停止输注、局部换药，必要时应用局部封闭等疗法处理。③规范地冲管和封管。不同药物之间用≥ 10ml 的生理盐水进行脉冲式冲洗；每次封管时用肝素稀释液 3 ～ 5ml 冲洗导管后再使用生理盐水或肝素稀释液 2 ～ 10ml 进行脉冲式正压方式冲管封闭，或使用正压接头连接导管，封管时可注入 0.9% 氯化钠溶液 3 ～ 5ml，并且边推注边夹闭导管夹。（视频 5-1）④避免通过输注管道抽取血标本。一旦怀疑导管内血栓形成，勿用力推注，可尝试用含生理盐水的针筒尽量回抽，将小血栓抽入针筒；若抽吸失败，应对患者进行全面评估，确认是进行抗凝治疗还是拔除导管后更换穿刺部位，重新置管。

视频 5-1

2. 非血栓性堵管

（1）相关因素和临床表现：长期输注导致患者的血液黏稠度增加或凝血功能紊乱；输注有配伍禁忌的药物，发生沉淀反应；冲管不彻底，使易黏附于血管壁的药物沉积，引起堵管；导管扭曲、打折。临床表现同血栓性堵管。

（2）防治：避免将不相容和有配伍禁忌的药物或溶液混合输注；全营养混合液脂质浓度超过 10% 为导管堵塞的风险因素，高浓度可能导致导管内脂质的残留，故应当控制好全营养混合液的脂质浓度；肠外营养液中电解质水平高或磷酸钙低于 75mmol/L，可能导致导管内磷酸钙的沉淀，要尽量避免；监测患者实验室检查结果，如发现异常，及时汇报医生，给予相应处理；输入可能导致内壁沉积或浓度高的药物后应该在患者耐受的情况下立即用 0.9% 氯化钠溶液 50 ～ 100ml 对管路进行彻底冲洗；根据导管固定标准，进行有效的导管固定，防止导管移位；加强巡视，及时发现并处理导管扭曲和打折。

（3）导管堵塞的处理措施：①评估。寻找可能导致导管堵塞的原因。如无针输液接头和过滤器是否发生堵塞；PORT 穿刺针位置是否正确；导管的外露长度是否改变等。②调整体位。抬高置管侧肢体，进行咳嗽或深呼吸，尝试改变导管尖端位置，以解决暂时性的回抽堵管。③排除导管夹闭综合征。具体方法为使用≥ 10ml 的 0.9% 氯化钠溶液对中心静脉导管进行轻轻冲洗，同时嘱患者抬高穿刺侧手臂并向后方转动肩膀，如肠外营养液的流动依赖于手臂的位置，应考虑为导管夹闭综合征，按导管夹闭综合征进行处理。④使用溶栓药物。遵医嘱使用相对应的纤溶酶原激活物或其他溶栓药物进行溶栓，如阿替普酶、瑞替普酶、尿激酶等。但由白色念珠菌和金黄色葡萄球菌引起的导管相关性感染的脓毒血症患者禁止使用。⑤处理药物沉淀或脂质残留。若考虑为药物沉淀或脂质残留导致的导管堵塞，遵医嘱使用 L- 半胱氨酸 50mg/ml 处理酸性药物和磷酸钙沉淀，使用 8.4% 碳酸氢钠注射液处理碱性药物沉淀，使用 0.1mmol/L 氢氧化钠处理脂质残留。⑥多学科联合处置。影像科、介入医学科等学科团队排除导管异位，通过中心静脉血管成形术等操作去除导管内的纤维蛋白鞘。（视频 5-2）

视频 5-2

二、感染性并发症

随着肠外营养技术和护理水平的提高，导管相关血流感染（catheter-related bloodstream infection，CRBSI）并发症的发生率已明显降低，但全肠外营养相关的肠源性感染由于隐匿发病，仍需高度重视。

（一）中心静脉导管相关血流感染（CLABSI）

CLABSI 是 CVC 最常见、最严重的并发症之一，增加了患者的医疗负担，同时对患者的生命健康和生活质量造成了严重的影响。研究表明，肠外营养支持是 CLABSI 的独立危险因素。这不仅增加医疗费用，而且严重时危及生命，需积极治疗和加强预防。

（1）相关因素和临床表现：导致患者出现导管相关血流感染的因素包括静脉导管的穿刺、导管的临床使用、导管的相关护理以及患者本身的免疫力等。根据《血管导管相关感染预防与控制指南（2021版）》CLABSI 诊断标准：患者穿刺部位出现红、肿、热、痛、渗出等炎症表现，以及发热、寒战或精神萎靡等全身感染表现；对导管血和外周血进行细菌培养呈阳性，或者从导管尖端和外周血培养分离出同一病原体则诊断为 CLABSI。

（2）防治：需长期经肠外输注营养者，选择中心静脉置管；严格把关药物配制环境，避免药物污染；在营养液中加入适量谷氨酰胺，提高患者免疫力，防范导管相关血流感染；置管前，检查导管的有效期，禁止使用过期产品，并对置管部位进行全面评估；置管时，需严格执行无菌操作等技术规范；置管后，导管周围皮肤及输液接头消毒要彻底，加强导管和输液护理。一旦怀疑或证实为导管相关血流感染，应立即在无菌条件下拔除导管，导管拔出后患者须静卧 15min，将导管和采集的周围静脉及中心静脉血标本分别做微生物培养；建立周围静脉通路，更换输液管路和营养液；若导管或血培养呈阳性，则根据药物敏感试验结果选择合适的抗生素。

（二）肠源性感染

神经重症患者因病情严重，多数需长期使用全肠外营养。而长期的全肠外营养治疗会导致胃肠功能减退，肠黏膜萎缩变薄、通透性增加、屏障功能受损而诱发肠腔内细菌易位，甚至并发肠源性的全身性感染。肠源性感染的临床表现缺乏特异性，早期不易识别和诊断，因此肠源性感染的防控策略应着重于预防，核心在于尽可能恢复和维持胃肠道的生理功能。在给患者提供营养时首选肠内营养，必须使用肠外营养时尽可能增加经肠内摄入营养的机会。

三、代谢性并发症

（一）高血糖或低血糖

（1）相关因素和临床表现：高血糖的主要相关因素为患者输入超过机体利用和耐受极限的葡萄糖，可能存在胰岛素抵抗或外源性胰岛素补充不足。患者可有心跳加快、多饮、多尿和乏力等不适症状。低血糖的发生通常为突然停止高浓度葡萄糖溶液的输入或过量使用胰岛素。低血糖的临床表现为头晕、乏力、心悸、面色苍白，甚至四肢湿冷、震颤或血压下降，严重者可出现意识改变。

（2）防治：预防为先。肠外营养输入期间加强观察，监测血糖，控制血糖在 6.7 ～ 8mmol/L（120 ～ 145mg/dl），有利于维持血糖稳定；严格控制输液速度，勿忽快忽慢；停止输液时应逐渐减慢输液速度或降低葡萄糖溶液浓度，以减少低血糖的发生。

（二）肾源性氮质血症

（1）相关因素和临床表现：在患者接受肠外营养治疗时，若摄入的热量不足，而氨基酸摄入过量或机体对氨基酸的分解代谢能力降低，会发生肾源性氮质血症。临床表现为恶心、呕吐、大汗淋漓、腹泻、全身乏力等。

（2）防治：一旦发生，立即补液，促进体内血液循环，有利于疾病的恢复；根据病情变化及时对症处理和调整方案，必要时进行血液透析治疗。

（三）必需脂肪酸缺乏症和脂肪超载综合征

（1）相关因素和临床表现：长期使用不含脂肪的静脉营养液可能会导致必需脂肪酸缺乏症。目前由于脂肪乳剂的广泛应用及人们认识的提高，此类并发症的发生率已显著降低。若大剂量或快速地输注脂肪乳剂，可能会导致以高三酰甘油血症为主要特点的脂肪超载综合征（fat overload syndrome），这主要与脂肪过量和廓清障碍相关。必需脂肪酸缺乏症表现为皮肤干燥、脱屑、皮炎等。脂肪超载综合征临床表现为发热、头痛、出血、黄疸、嗜睡、呼吸窘迫、DIC 甚至昏迷等，应与重症患者出现的神经系统症状进行区分。

（2）防治：临床上首选全合一肠外营养液代替单瓶输注，可有效降低必需脂肪酸缺乏症的发生率。在启动肠外营养前应检测血浆三酰甘油水平，有高三酰甘油血症者（三酰甘油＞ 3.5mmol/L）需严格限制脂肪乳剂的剂量，重度高三酰甘油者（≥ 5.6mmol/L）应避免使用。对于非高脂血症患者，建议在12 ～ 24h 内，以 0.7 ～ 1.0g/kg 的速度缓慢输注。如需长期或大量输注脂肪乳剂，应定期做血浆浊度试验或监测血脂水平，了解脂肪的利用和廓清能力。在确诊脂肪超载综合征后，首要措施是立即停止脂肪乳剂的输注，并根据病情给予针对性的支持治疗。症状较轻的患者在停止输注脂肪乳剂后，症状多可消退；症状较重的患者，可通过血浆置换清除血液循环中多余的血脂。

（四）电解质失衡和再喂养综合征

（1）相关因素和临床表现：在接受肠外营养的情况下，机体对电解质的需要量增加，如果不及时补充，容易发生电解质失衡。神经重症患者在长期营养不良的情况下，重新接受肠外营养时，可能会发生再喂养综合征，临床表现为低钾血症、低镁血症、低钙血症、低磷血症等。

（2）防治：凡是长期肠外营养的患者，应常规每天补充电解质；肾功能不全、胃肠引流、创面大量渗出或腹泻的患者，更容易出现电解质失衡，应根据患者的病情进行补充量的调整；对于有再喂养综合征风险的患者，在开始肠外营养治疗前，应先检查电解质水平，逐渐增加补充量。

（五）肝胆功能异常

（1）相关因素和临床表现：肠外营养引起肝功能改变的因素有很多，氨基酸与脂肪供给不足或过量都会引起肝脏损害；葡萄糖的过量输注是独立危险因素，临床表现为血胆红素浓度升高及转氨酶升高。长期肠外营养导致胆囊运动功能受损，临床表现为胆囊炎或胆石症。

（2）防治：长时间肠外营养治疗的患者，应做超声检查，以便及时发现问题；准确评估患者对热量的需要量，尽量减少非蛋白的热量供给；应用精氨酸可以减少肠外营养引起的肝脏脂质沉积；一旦出现肝胆功能异常应尽量使用肠内营养。

（六）肠萎缩和黏膜屏障障碍

（1）相关因素和临床表现：长期全肠外营养使肠道缺乏营养素和食物的刺激，从而导致机体出现一系列肠萎缩症状，表现为肠上皮绒毛萎缩、皱褶变平、肠壁变薄，进而使肠道的黏膜屏障受损。

（2）防治：长期全肠外营养治疗的患者可补充谷氨酰胺及短链不饱和脂肪酸。在患者可耐受的前提下，建议尽早恢复肠内营养或给予少量肠内营养。

（七）代谢性骨病

（1）相关因素和临床表现：重症患者长期卧床、活动量少、长期肠外营养氨基酸过量、代谢性酸中毒、钙和维生素 D 缺乏、磷和酶缺乏等都可引起代谢性骨病，主要表现为骨量减少、四肢关节疼痛、骨质疏松症、骨软化症、骨折等。

（2）防治：肠外营养相关代谢性骨病多由营养成分缺乏所致，首先应保证肠外营养液中钙、磷、镁的含量充足，应交替摄入维生素 D 和足量钙，并根据血及尿中钙、磷、镁的水平进行调节。对于长期使用肠外营养的患者，前期，连续 3 个月每周监测血钙、血磷、血镁的水平，之后至少每个月监测 1 次；每半年监测维生素 D 水平 1 次；每年监测骨密度 1 次。

四、非计划性拔管

非计划性拔管（unplanned extubation，UEX）是指因治疗需要留置在患者体内的导管，未达到拔管的最好时机，未经医护人员同意，患者将导管自行拔出或医护人员操作不当造成的导管脱落，也叫作意外拔管。

（一）相关因素

1. 人为因素

（1）患者：神经重症患者病情重、舒适度不高；意识不清；患者年龄较大，对宣教内容理解不透彻；患者有疼痛应激反应导致拔管。

（2）护士：护理技术操作不当；未认真交接班，未发现导管异常情况；床头未悬挂导管滑脱高风险警示牌；未告知患者及家属非计划性拔管的危害。

（3）家属：家属护理不当；缺乏陪伴；家属未意识到非计划性拔管的危害，自行松开约束带。

2. 制度因素

对导管滑脱高风险的患者未按标准进行导管评估及实施护理措施。管床医生缺乏拔管的评估意识。

3. 方法

缺乏有效的导管固定方法，或未按照规定进行固定。对意识不清的重症患者未使用合适的约束带进行约束或约束方法不正确。

（二）预防

1. 规范导管维护流程

导管维护前严格按照手卫生标准对双手进行清洁消毒；观察穿刺部位是否红肿；每 3d 更换敷料一次，若敷料有血污、渗液等，需立即更换；更换敷料前对皮肤消毒，消毒时应以穿刺点为中心向外扩展至 15cm，至少进行 3 次消毒；每日评估留置导管的必要性。

2. 规范护理操作

在对患者进行护理操作时动作轻柔，安置、固定好导管后再对患者进行搬动或翻身；对乙醇过敏的患者可用无菌生理盐水冲洗以减少皮肤损伤；若患者出现皮肤红、肿、瘙痒等过敏症状，可用通透性能好、易于粘贴和撕下的敷料固定导管；粘贴敷料时使用无张力性粘贴方法，即在不施加任何张力的情况下将贴合物贴合到另一个物体上；去除敷料时可使用无菌棉签固定导管，朝近心端缓慢撕除敷料。

3. 规范护理工作流程

责任到人，做好班班交接，加强巡视，认真查看患者的意识状态，并做好记录，如发现不安全因素应及时处理；护士应做好评估，评估患者意识状态，评估留置导管的必要性，以及评估使用约束带患者的约束是否合适；加强护士培训，熟练掌握导管的护理方法，提高护士对非计划性拔管发生的预判能力，落实慎独精神，防范危险因素。

4. 进行认知干预

向患者及家属进行导管知识的宣讲及教育，告知他们导管的重要性及发生非计划性拔管的危害，开展个性化的心理疏导，鼓励患者及家属积极配合医护人员工作，构建良好的护患关系。

5. 优化护理环境

改善患者的居住条件，比如整理床头桌、床铺及调节床头高度等，可以增加患者的舒适度，便于护理和管理。

（肖春秀　谢　红　粟叶萍　林　宁）

参考文献

[1] 中华医学会肠外肠内营养学分会，中国医师协会外科医师分会临床营养专家工作组 . 成人肠外营养脂肪乳注射液临床应用指南（2023 版）[J]. 中华消化外科杂志，2023，22（11）:1255-1271.

[2] 中华医学会肠外肠内营养学分会 . 多种微量元素注射液临床应用中国专家共识（2021）[J]. 肿瘤代谢与营养电子杂志，2021，8（4）:366-373.

[3] GUDIVADA K K，KUMAR A，SHARIFF M，et al. Antioxidant micronutrient supplementation in critically ill adults:a systematic review with meta-analysis and trial sequential analysis[J].Clinical Nutrition，2021，40（3）:740-750.

[4] 刘胜楠，俞超，黄昉芳，等．预防成人 ICU 患者外周静脉损伤的最佳证据总结 [J]. 中华急危重症护理杂志，2023，4（9）：848-854.

[5] 奚秋磊，钦伦秀，陶国清，等．中长链脂肪乳氨基酸葡萄糖三腔袋与院内配制全合一肠外营养液临床应用比较 [J]. 中国新药杂志，2021，30（18）:1692-1697.

[6] 孙长颢．营养与食品卫生学 [M]．8 版．北京：人民卫生出版社，2021．

[7] 彭南海，黄迎春．肠外与肠内营养护理学 [M]．南京：东南大学出版社，2016．

[8] 孙宁鑫，贾维慧，宋艳梅，等．ICU 肠外营养患者中心静脉导管相关血流感染病原学分析及预测模型构建 [J]. 护理学杂志，2023，38（20）：89-92.

[9] 李宗丽．深静脉置管术后并发症及护理对策 [J]. 中国城乡企业卫生，2021，8（238）：202-203.

[10] 丛明华．肠外营养安全性管理中国专家共识 [J]. 肿瘤代谢与营养电子杂志，2021，8（5）：495-502.

第六章　神经重症营养治疗的常用营养素

第一节　微量营养素与抗氧化剂

一、概述

微量元素和维生素统称为微量营养素（micronutrients，MNs），是维持人体生存、生长发育、新陈代谢等生命活动所必需的物质，机体需要量少但不可或缺。研究揭示了 MNs 在神经系统疾病发生发展过程中的重要作用，神经系统疾病患者是发生 MNs 缺乏的高风险人群，严重缺乏时会对临床结局产生不利影响。抗氧化的 MNs 主要包括铜、硒、锌、维生素 E 和维生素 C。严重感染时，它们的循环水平会下降到正常参考值以下。因此，国内外指南均推荐向所有接受医学营养治疗的患者提供足量的必需微量元素和维生素。为确保安全有效，应通过口服或肠内营养方式提供微量营养素补充剂。

肠内营养制剂一般都添加了充足的 MNs，而肠外营养制剂为保障产品稳定性不含 MNs，需额外添加。为规范微量营养素在临床实践中的应用，我国先后发布了《多种微量元素注射液临床应用中国专家共识（2021）》《多种微量元素制剂临床应用专家共识》。2022 年 ESPEN 发布了微量营养素指南，对 26 种 MNs 的应用给出了指导意见。

二、微量营养素及抗氧化剂对神经系统的影响

（一）微量元素

微量元素占生物体总质量 0.01% 以下，其中 21 种元素被认为是构成人体组织、参与机体代谢、维持生理功能所必需的矿物质元素。可分为三类：第一类是必需微量元素，包括铁、铜、锌、硒、铬、碘、钴和钼；第二类是可能必需微量元素，包括锰、硅、镍、硼和钒；第三类是具有潜在毒性，但低剂量可能具有功能作用的微量元素，包括氟、铅、镉、汞、砷、铝、锡和锂。健康人摄入平衡膳食可获得充足的微量元素。临床上，神经重症患者多存在意识障碍或吞咽困难，无法正常经口进食，微量

元素的摄入减少，需要接受肠内肠外营养支持。锌、铜、锰等微量元素是机体内酶、维生素和激素的活性因子或组成成分，炎症可导致这些微量元素消耗增加。

铁及其相关蛋白在脑组织分布广泛，主要参与调节神经髓鞘和多巴胺类神经递质的合成与释放。当脑组织缺铁时，神经节功能受损，进而抑制神经冲动的传导过程，影响大脑的发育和功能。锌参与脑组织中多种酶类和神经递质的合成，适量的锌有利于维持正常的生命活动。研究证据表明持续的低浓度锌可能成为脓毒症不良结局的一个重要生物标志物。锌缺乏会导致机体免疫力降低，诱发神经系统疾病；而锌过量会导致恶心、呕吐、腹泻等症状。铜参与髓鞘形成、调节突触活动、调控兴奋性神经元以及传导信号级联反应，铜缺乏会引起中枢神经系统的广泛损害。有研究表明铜缺乏可致神经元减少、脑组织萎缩、灰质和白质变性、精神发育停滞、运动障碍等。病因不明的神经系统疾病患者入院后，应同时测定铜和 CRP 水平。

（二）维生素

维生素是维持人体正常生理功能所必需的一类低分子有机化合物，不能自身合成或合成不足以满足自身需求，必须从食物中获得。根据其溶解性，可分为水溶性维生素和脂溶性维生素两大类。脂溶性维生素包括维生素 A、维生素 D、维生素 E、维生素 K，水溶性维生素包括维生素 C 和 B 族维生素。既往研究证明，部分维生素的缺乏可能导致神经系统疾病。维生素 B_9 和维生素 B_{12} 缺乏可引起同型半胱氨酸血症（homocysteine，Hcy），对脑细胞产生毒性作用而造成神经系统损害。维生素 E 缺乏可引起神经退行性病变、小脑共济失调等神经系统问题。目前对于维生素 E 缺乏引起神经 - 肌肉退行性病变的机制尚未明确，一些研究认为可能与维生素 E 缺乏引起神经 - 肌肉组织抗氧化能力减弱、无法抵抗过度氧化应激造成的损伤有关。

危重症患者是维生素缺乏的高危人群。危重症患者体内儿茶酚胺、胰高血糖素、生长激素等内分泌激素大量合成和分泌，导致参与激素合成的 B 族维生素和维生素 C 大量消耗。当患者出现神经系统症状时，应检查维生素 B_5、维生素 B_7 等 B 族维生素水平。所有确诊为多发性神经病、神经退行性疾病或精神疾病的患者均应排除维生素 B_{12} 缺乏。因此，根据神经系统危重症患者不同的维生素缺乏情况进行补充是必要的。

危重症患者在氧化应激状态下会大量消耗维生素 A、维生素 E 等抗氧化维生素，但在近期发布的《ESPEN 重症患者营养指南》中明确指出，在无证据证明抗氧化剂缺乏时，不推荐单独或联合应用高剂量抗氧化物治疗。该指南纳入高质量的 RCT，评估了高剂量的硒、维生素 A、维生素 E 以及维生素 C 联合维生素 B_{12} 对重症监护患者的治疗效果，结果提示这种干预措施对危重症患者并没有明显的临床疗效。

（三）抗氧化剂

神经重症患者多数处于高代谢状态，常合并局部或全身炎症反应，对抗氧化剂的需求明显增加。有研究表明，抗氧化剂的缺乏与重症患者的不良预后有关。但补充抗氧化剂能否改善预后仍存在争议，这可能与患者个体差异有关。《中国神经外科重症患者营养治疗专家共识（2022 版）》表明，抗氧化剂用于治疗神经外科重症患者时需要较高的剂量，如果未证实严重缺乏，则不建议在临床上使用超过 DRIs 10 倍的剂量。

尽管如此，氧化应激仍然被认为是神经退行性疾病和认知功能受损的主要发病机制之一。使用抗氧化剂清除游离活性氧来恢复氧化还原平衡的治疗策略被认为是治疗帕金森病（Parkinson' s disease，PD）、阿尔茨海默病（Alzheimer disease，AD）、威尔逊病（Wilson disease，WD）等神经退行性疾病的有效方法。辅酶 Q10、姜黄素、白藜芦醇等外源性抗氧化剂，被广泛应用于神经退行性疾病的辅助治疗。

三、微量元素在神经重症患者营养治疗中的临床应用

神经重症患者通常处于应激状态下，体内分解代谢明显高于合成代谢，需及时补充各种微量元素。无法接受肠内营养的危重症患者需要及时通过肠外营养方式补充微量元素，可按照 DRIs 1 ～ 2 倍的剂量进行补充。（表 6-1）

对于神经外科围手术期的患者，术前的进食量减少可能导致铁、硒、铜、锌等微量元素的缺乏和体内代谢的紊乱，术后的禁食会引起或者加重微量元素缺乏。研究表明，接受外科手术的患者血清锌、硒等在术后 6h 明显下降，锰在术后 2d 明显下降，恢复饮食后仍维持在较低水平。胃肠道功能符合条件的患者应尽早启动肠内营养。关于微量元素在肠内营养中的添加量，我国暂无指南推荐，ESPEN 发布的《微量营养素指南》可作为参考。若手术后不能通过肠内进行营养治疗，应该按基础量在肠外营养中全方位补充维生素和微量元素，具体剂量可参照中国居民膳食营养素参考摄入量，同时注意监测血锌、血硒、血铜水平。一项 Meta 分析纳入 8 项临床试验共计 398 例患者，结果显示给予肠外营养的同时补充硒、锌、铜可以显著降低感染率，此外还发现不论是肠外还是口服补锌均可降低死亡率。（表 6-2）

表 6-1　2017 年中国居民膳食微量元素参考摄入量

人群	铁 /mg·d^{-1}			碘 /μg·d^{-1}			锌 /mg·d^{-1}			硒 /μg/d^{-1}			铜 /mg·d^{-1}			钼 /μg·d^{-1}			铬 /μg·d^{-1}	氟 /mg·d^{-1}	锰 /mg·d^{-1}
	EAR	RNI	UL	EAR	RNI	UL	EAR	RNI	UL	EAR	RNI	UL	EAR	RNI	UL	EAR	RNI	UL	AI	AI	AI
＜6 月龄	—	0.3*	—	—	85*	—	—	2*	—	—	15*	55	—	0.3*	—	—	2*	—	0.2	0.01	0.01
6～＜12 月龄	7	10	—	—	115*	—	2.8	3.5	—	—	20*	80	—	0.3*	—	—	15*	—	4.0	0.23	0.7
1～＜4 岁	6	9	25	65	90	—	3.2	4.0	8	20	25	100	0.25	0.3	2.0	35	40	200	15	0.6	1.5
4～＜7 岁	7	10	30	65	90	200	4.6	5.5	12	25	30	150	0.30	0.4	3.0	40	50	300	20	0.7	2.0
7～＜11 岁	10	13	35	65	90	300	5.9	7.0	19	35	40	200	0.40	0.5	4.0	55	65	450	25	1.0	3.0
11～＜14 岁（男 / 女）	11/14	15/18	40	75	110	400	8.2/7.6	10.0/9.0	28	45	55	300	0.55	0.7	6.0	75	90	650	30/35	1.3	4.0
14～＜18 岁（男 / 女）	12/14	16/18	40	85	120	500	9.7/6.9	12.0/8.5	35	50	60	350	0.60	0.8	7.0	85	100	800	30	1.5	4.5
18～＜50 岁（男 / 女）	9/15	12/20	42	85	120	600	10.4/6.1	12.5/7.5	40	50	60	400	0.60	0.8	8.0	85	100	900	30	1.5	4.5
≥50 岁	9	12	42	85	120	600	10.4/6.1	12.5/7.5	40	50	60	400	0.60	0.8	8.0	85	100	900	30	1.5	4.5
孕妇（＜13 周）	15	20	42																31	1.5	4.9
孕妇（13～＜28 周）	19	24	42	160	230	600	7.8	9.5	40	54	65	400	0.70	0.9	8.0	92	110	900	34	1.5	4.9
孕妇（≥28 周）	22	29	42																36	1.5	4.9
乳母	18	24	42	170	240	600	9.9	12	40	65	78	400	1.10	1.4	8.0	88	103	900	37	1.5	4.8

注：① EAR，平均需要量（estimated average requirement）；② RNI，推荐摄入量（recommended nutrient intake）；③ UL，可耐受最高摄入量（tolerable upper intake levels）；④ AI，适宜摄入量（adequate intake）；⑤ "—" 表示未制订，"*" 表示 AI。

表 6-2　微量营养素推荐添加量（ESPEN 2022）

微量元素	长期 / 家庭肠外营养	高需求肠外营养 [a]	肠内添加量 [b]/1500kcal	高需求肠内添加量 [c] /1500kcal	DRIs（31～70 岁）	添加剂量范围 [d] /1500 kcal
铬	10～15μg	15μg	35～150μg	200μg	20～35μg	18.75～225μg
铜	0.3～0.5mg	0.5～1.0mg	1～3mg	1～3mg	0.9mg	0.9～7.5mg
氟	0～1mg	0～1mg	0～3mg	3～4mg	3～5mg（AI）	0～3mg

续表

微量元素	长期 / 家庭肠外营养	高需求肠外营养 [a]	肠内添加量 [b]/1500kcal	高需求肠内添加量 [c] /1500kcal	DRIs（31 ～ 70 岁）	添加剂量范围 [d] /1500 kcal
碘	130μg	130μg	150 ～ 300μg	150 ～ 300μg	150μg	97.5 ～ 525μg
铁	1mg	1mg	18 ～ 30mg	30mg	8mg	7.5 ～ 30mg
锰	55μg	55μg	2 ～ 3mg	2 ～ 3mg	1.8 ～ 2.3mg	0.75 ～ 7.5mg
钼	19 ～ 25μg	19 ～ 25μg	50 ～ 250μg	250μg	45μg	52.5 ～ 270μg
硒	60 ～ 100μg	150 ～ 200μg	50 ～ 150μg	200μg	55μg	37.5 ～ 150μg
锌	3 ～ 5mg	6 ～ 12mg	10 ～ 20mg	20mg	8 ～ 11mg	7.5 ～ 22.5mg
脂溶性维生素						
维生素 A（视黄醇）	800 ～ 1100μg	1100μg	900 ～ 1500μg	1500μg	700 ～ 900μg	525 ～ 2700μg
维生素 D_3	200IU/5μg	800 ～ 1000IU/20 ～ 25μg	25μg	30μg	15 ～ 20μg	7.5 ～ 37.5μg
维生素 E（α-生育酚）	≥ 9mg	20mg	15μg	40mg	15mg	7.5 ～ 45mg
维生素 K（叶绿醌）	150μg	1 ～ 10mg	120μg	120μg	90 ～ 120μg	52.5 ～ 300μg
水溶性维生素	最低推荐量					
维生素 B_1（硫胺素）	2.5mg	100 ～ 200mg	1.5mg	100mg	1.1 ～ 1.2mg	0.9 ～ 7.5mg
维生素 B_2（核黄素）	3.6mg	10mg	1.2mg	10mg	1.1 ～ 3mg	1.2 ～ 7.5mg
维生素 B_3（烟酸）	40mg	40mg	18mg	40mg	11 ～ 16mg	13.5 ～ 45mg
维生素 B_5（泛酸）	15mg	15mg	5mg	7.5mg	5mg	2.25 ～ 22.5mg
维生素 B_6（吡哆醇）	4mg	6mg	1.5mg	7.5mg	1.5 ～ 1.7mg	1.2 ～ 7.5mg
维生素 B_7（生物素）	60μg	60μg	30μg	75μg	30μg（AI）	11.25 ～ 112.5μg
维生素 B_9（叶酸）	400μg	600 ～ 1000μg	330 ～ 400μgDFE	500μg	400μgDFE	150 ～ 750μg
维生素 B_{12}（钴胺素）	5μg	5μg	＞ 2.5μg	7.5μg	2.4μg	1.05 ～ 10.5μg
维生素 C（抗坏血酸）	100 ～ 200mg	200 ～ 500mg	100mg	200mg	75 ～ 90mg	33.75 ～ 330mg

注：DFE，膳食叶酸当量；a 胃肠道功能损失、持续肾脏替代治疗、开始肠外营养前自身储备营养物质已大量消耗的患者以及妊娠期患者的需求量可能会增加；b 在营养供给量较高（每天 2000kcal 或以上）的情况下，考虑到可耐受的上限水平，超过该建议值不会给患者带来任何风险；c 危重患者和高营养风险患者（NRS 2002 ≥ 5 分）的需求量增加，最多可补充 15d，以避免静脉注射需要；d 表示每日摄入 1500kcal 热量时微量元素的最低和最高含量。

四、维生素在神经重症患者营养治疗中的临床应用

1.B 族维生素

美国心脏学会（American Heart Association，AHA）联合脑卒中学会（American Stroke Association，ASA）发布的脑卒中二级预防指南指出，补充 B 族维生素可降低 Hcy 水平，但不能有效预防卒中复发。有学者综合所有最佳的外部证据后发现，对于缺血性卒中或短暂性脑缺血发作患者，通过补充叶酸、维生素 B_6、维生素 B_{12} 可以预防卒中复发，但应该用甲钴胺或羟钴胺素来代替氰钴胺素。

（1）维生素 B_1：维生素 B_1 缺乏主要引起神经 - 血管系统损害。长期酗酒的人群还极易由于乙醇中毒而引起维生素 B_1 缺乏，导致一种神经脑病——Wernicke-Korsakoff 综合征。在经口摄入不足的情况下，20d 就会耗尽机体维生素 B_1 的储备。在存在急性疾病的情况下，若证实维生素 B_1 摄入不足，即使是短期内摄入不足，也应立即补充。对于重症监护患者，应在入院后考虑补充维生素 $B_1$100 ～ 300mg/d，持续 3 ～ 4d。

（2）维生素 B_{12}：作为甲基丙二酰辅酶 A 异构酶的辅酶参与甲基丙二酸 - 琥珀酸的异构化反应，主要参与磷脂和神经递质的代谢。维生素 B_{12} 缺乏会影响脂肪酸的正常合成，引起髓鞘质变性退化，导致神经系统疾病。脑卒中患者缺乏维生素 B_{12} 十分常见，包括生化维生素 B_{12} 缺乏和代谢维生素 B_{12} 缺乏，前者的血清维生素 B_{12} 低于参考值，后者的血清维生素 B_{12} $<$ 258pmol/L，且血浆 Hcy 或甲基丙二酸水平升高。国内指南推荐，危重症患者若出现维生素 B_{12} 缺乏的急性临床症状或患有持续吸收不良性疾病，应肌内注射维生素 B_{12}。起始剂量为维生素 B_{12}1000μg，每 2d 1 次，持续 2 周；也可每天 1 次，持续 5d。维持剂量为每 1 ～ 3 个月肌内注射维生素 B_{12}1000 ～ 2000μg，定期监测血清维生素 B_{12} 水平以指导方案调整。

（3）叶酸：培美曲塞是一种多靶点抗叶酸制剂，能够通过还原型叶酸载体和叶酸受体进入细胞，抑制叶酸代谢和胸腺嘧啶核苷酸、嘌呤核苷酸的生物合成，从而破坏肿瘤细胞的复制。有学者认为，培美曲塞相关的毒性可能与同型半胱氨酸升高和叶酸缺乏有关。对于使用培美曲塞的神经系统肿瘤患者，治疗过程中必须补充叶酸和维生素 B_{12}。补充叶酸和维生素 B_{12} 可以降低同型半胱氨酸的浓度，从而减少培美曲塞导致的不良反应，尤其是血液学毒性和消化道反应，提高化疗的耐受性。建议在首次进行培美曲塞治疗的前 7d 服用叶酸 350 ～ 1000μg/d，至少 5d；治疗期间持续服用；培美曲塞给药后 21d 可停止服用。此外，在第 1 次化疗前 7d 肌内注射维生素 B_{12}1000μg，而后每 3 个周期肌内注射 1 次。

2. 维生素 C 和维生素 E

神经重症患者除具有其他重症患者的代谢特点外，多伴有不同程度的意识障碍、吞咽障碍、运动功能障碍及胃肠功能障碍。胃肠功能障碍易导致维生素 C 摄入及吸收不足，同时炎症会增加维生素 C 的代谢需求，导致危重症患者的血浆维生素 C 水平迅速下降。研究表明，低血浆维生素 C 水平与氧化应激的严重程度、器官衰竭和死亡密切相关。危重症患者应在炎症急性期每日静脉补充维生素 C 2 ～ 3g。一项回顾性队列研究纳入了 1321 例创伤性颅脑损伤患者，其中 269 例在创伤后 5d 内接受静脉注射维生素 C 500mg 和维生素 E 100IU，另外 1052 例未接受维生素治疗。通过倾向性评分匹配混杂因素后发现，维生素 C 和维生素 E 可提高 GCS 评分，缩短 ICU 住院时间，改善颅脑损伤患者预后和 6 个月后的功能恢复，降低死亡率。

五、抗氧化剂在神经重症患者营养治疗中的临床应用

除抗氧化微量营养素外，辅酶 Q10（coenzyme Q，CoQ10）、姜黄素以及白藜芦醇等多酚类抗氧化剂在神经系统疾病防治中的作用受到广泛关注。

1. 辅酶 Q10

CoQ10 又称泛醌，是一种脂溶性苯醌。CoQ10 可直接引起血管内皮型一氧化氮合酶（endothelial nitric oxide synthase，eNOS）的重新偶联，促进一氧化氮（nitric oxide，NO）的产生和增加生物利用度。CoQ10 的类似物艾地苯醌是一种抗氧化剂，具有良好的临床安全性，目前被用于治疗共济失调和阿尔茨海默病。目前多项临床研究探讨了 CoQ10 对阿尔茨海默病、帕金森病、肌萎缩性侧索硬化症、亨廷顿舞蹈症等神经退行性疾病的安全性和有效性。在一项针对 80 名帕金森病患者的 RCT 研究中，CoQ10 的干预剂量从 300mg/d 到 1200mg/d 不等，结果显示，与安慰剂组相比，药物相关的毒性（包括胃肠道症状）并无显著差异。帕金森病和肌萎缩性侧索硬化症患者每天服用 CoQ10 300mg，持续 8 个月，显示了良好的治疗效果。一项多中心随机双盲对照试验在美国、加拿大和澳大利亚的 48 个地区招募了早期亨廷顿舞蹈症患者 609 例，受试者随机接受 CoQ10 2400mg/d 或安慰剂，随访 60 个月，主要和次要观察指标在治疗组和安慰剂组之间的差异无统计学意义。尽管研究显示 CoQ10 安全性和耐受性良好，但不能证明 CoQ10 可延缓亨廷顿舞蹈症的发展。

2. 姜黄素

姜黄素具有清除自由基、抗氧化、抗感染和抗凋亡作用，能有效地穿透血脑屏障和神经元膜，可以调节神经递质水平、细胞信号和脑功能，抑制线粒体功能障碍，减轻氧化应激，减少神经退行性变，从而改善神经元功能和行为功能障碍。姜黄素被认为是治疗神经退行性疾病最有前途的细胞因子抑制药物之一。一项关于姜黄素单独使用或者联合鱼油、白藜芦醇、CoQ10 等其他抗氧化剂对神经退行性疾病的治疗效果的系统评价共纳入了 19 项高质量的临床试验，结果表明姜黄素可作为一种安全实用的治疗多发性硬化症、肌萎缩性侧索硬化症、帕金森病的补充剂，但姜黄素对阿尔茨海默病的治疗效果还存在异质性，需要进一步验证。此外，大量基础研究表明，姜黄素在创伤性脑损伤的治疗中展现出显著的有效性。姜黄素可减少免疫细胞（星形胶质细胞和小胶质细胞）的活化和炎症因子的释放，从而缓解慢性神经炎症。此外，姜黄素还能显著促进核因子红细胞系 2 相关因子 2（nuclear factor erythroid-2-related factor 2，Nrf2）从细胞质向细胞核的易位，并上调其下游抗氧化的表达，从而减少脑组织氧化损伤。姜黄素的衍生物 Cur20 可显著抑制活性氧（reactive oxygen species，ROS）的产生，低水平的 ROS 显著增加缺氧诱导因子 -1α 的表达，诱导血管内皮生长因子（vascular endothelial growth factor，VEGF）在脑组织的表达，促进脑微血管内皮细胞的增殖，启动内源性的脑保护机制。但姜黄素在创伤性脑损伤重症患者中的保护作用尚不清楚，亟待深入研究。

3. 白藜芦醇

白藜芦醇是一种天然多酚，具有抗氧化、抗炎、神经保护作用。虽然目前对白藜芦醇治疗创伤性脑损伤的研究尚处于初级阶段，但已开展的多项研究普遍揭示了其潜在的正面疗效。白藜芦醇的神经保护作用与抗感染、抗氧化应激作用有关。在具体分子机制上，其抗感染作用与 c-Jun 端激酶信号通路

的激活有关，而其抗氧化作用与 p38/Nrf2 信号通路有关，其神经保护作用与 KEAP1 和 NF-kB 信号通路有关。同时，白藜芦醇可以上调 eNOS 的合成，而 eNOS 催化神经系统中一氧化氮的产生，进而上调 VEGF 的表达。VEGF 表达的增加可诱导血管生成，促进脑血管通透性的增加，从而保护脑功能。

（胡吉蕾　林　宁）

第二节　谷氨酰胺

一、概述

谷氨酰胺属于免疫营养物质，是人体中至关重要的必需氨基酸之一，约占所有氨基酸的 8%，广泛分布于脑、骨骼肌和血液中。谷氨酰胺主要在细胞、器官之间扮演运输氮的角色，并作为细胞快速增殖的原料。谷氨酰胺参与蛋白质和核苷酸的合成，也是合成肠上皮细胞紧密连接结构糖蛋白的必需成分，在维持肠上皮细胞的能量代谢、促进肠道细胞增殖和维持肠道通透性方面发挥着关键作用。此外，谷氨酰胺还有助于抑制过度的炎症反应，同时研究表明，谷氨酰胺在抗疲劳、增强免疫系统功能、缓解疼痛、保护肝脏、促进伤口愈合等方面均展现出积极作用。在生理条件下，人体主要通过日常饮食摄入以及在骨骼肌和肝脏等组织中的内源性合成来维持足够的谷氨酰胺水平，从而满足机体的生理需求。神经重症患者在急性应激期通常表现为高代谢状态，体内分解代谢增加，合成代谢减少，机体合成谷氨酰胺减少且对谷氨酰胺的需求量增加，导致谷氨酰胺供应不足。肠道是体内谷氨酰胺的主要消耗场所，谷氨酰胺供应不足可能诱发肠道内毒素积累或细菌移位。神经重症患者通常长期卧床、活动受限或因肺部和（或）颅内感染长期使用抗生素治疗，易导致肠道菌群失调，从而引发胃肠功能障碍，如腹胀、腹泻、便秘，甚至全身性感染。因此，谷氨酰胺在神经重症患者治疗策略中的应用价值受到广泛关注。

二、谷氨酰胺在大脑内的代谢及作用

谷氨酰胺由谷氨酸和游离氨基酸在谷氨酰胺合成酶的作用下生成。在大脑内部，谷氨酸释放到突触间隙后，被神经胶质细胞摄取，并在谷氨酰胺合成酶的作用下转化为谷氨酰胺，然后再次转运至神经元。谷氨酰胺一方面可提供足够的谷氨酸来源，另一方面参与氨和过剩的谷氨酸毒性物质的清除过程，维持机体谷氨酸的动态平衡。谷氨酰胺是谷氨酸和 γ-氨基丁酸活性的介体。谷氨酸是一种兴奋性神经递质，通过促进神经元放电来激活大脑功能，过度释放会导致神经元和其他细胞的损伤；而 γ-氨基丁酸作为神经系统的主要抑制性递质，可降低神经元及神经细胞的活性，对调节运动功能具有关键作用。在正常生理情况下，这两种递质保持平衡状态，一旦在神经系统中失衡，就可能引发各种与神经系统相关的病理反应。此外，谷氨酰胺还是抗氧化应激物谷胱甘肽的前体，谷氨酰胺为谷胱甘肽的合成提供充足的谷氨酸，以确保在机体受损或缺血时维持谷胱甘肽的正常水平。谷氨酰胺在大脑中的合成和转运过程有助于维持神经元内较高水平的谷胱甘肽，从而发挥清除自由基、抗氧化的作用。

三、谷氨酰胺在神经重症患者营养治疗中的临床应用

（一）谷氨酰胺对危重症患者的保护作用

重症颅脑损伤患者处于应激状态，体内脂质过氧化反应产生的大量自由基会对神经细胞造成损伤，而谷氨酰胺为神经细胞提供了抗氧化保护。此外，谷氨酰胺是肠黏膜细胞的主要能量来源，在肠内及肠外营养中增加谷氨酰胺能逆转肠黏膜的萎缩，修复肠黏膜上皮的损伤，改善肠黏膜的免疫功能，预防肠道毒素的积累及细菌移位。

ASPEN/SCCM 在成人危重患者营养治疗的相关指南中提出，精氨酸、EPA、DHA、谷氨酰胺等免疫营养素不应常规用于内科重症监护室以及严重脓毒血症的患者，而应考虑用于创伤性颅脑损伤和外科重症监护室的围手术期患者。ESPEN 建议，除烧伤和创伤患者外，重症患者的营养治疗不应额外添加谷氨酰胺。研究发现，血浆谷氨酰胺水平与临床结局的关系呈 U 形趋势。除创伤和烧伤患者外，其他重症患者通过肠内营养额外添加谷氨酰胺对改善感染并无显著疗效，而烧伤面积超过体表面积 20% 的患者，应在肠内营养开始的 10 ～ 15d 额外添加谷氨酰胺 0.3 ～ 0.5g/（kg · d）。研究发现烧伤患者渗出液中谷氨酰胺的含量高于其他氨基酸含量，大面积烧伤患者使用谷氨酰胺可降低感染并发症的发生率及病死率。严重创伤患者在肠内营养开始 5d 内按 0.2 ～ 0.3g/（kg · d）的剂量额外添加谷氨酰胺，复杂切口感染、伤口难以愈合的患者的使用时间可以增加到 10 ～ 15d，这将有助于缩短伤口愈合时间和降低感染的发生风险。

（二）谷氨酰胺有利于有机磷中毒患者神经功能的改善

有机磷中毒患者体内的乙酰胆碱酯酶与有机磷农药中的磷酰基相结合，导致机体水解乙酰胆碱的能力减弱或丧失，造成乙酰胆碱的蓄积，继而引起神经传导功能障碍，出现一系列中毒症状。近年研究发现，谷氨酰胺有利于改善有机磷中毒患者的神经功能受损状况。有研究在探讨不同剂量丙胺酰谷氨酰胺治疗对重症有机磷中毒患者神经功能的改善作用时，将 105 例重症有机磷中毒患者随机分为 A 组、B 组和对照组。对照组予以阿托品、氯解磷定、血液灌流及其他对症处理，A 组、B 组在对照组基础上加用丙氨酰谷氨酰胺，A 组剂量为 2.0ml/kg，B 组剂量为 1.5ml/kg，1 次 /d，连续 3d。研究比较了 3 组患者的多个临床指标，包括中毒症状消失时间、呼吸机脱机时间、住院时间、全血胆碱酯酶活性恢复时间、腓总神经的运动神经传导速度及感觉神经传导速度等指标。结果显示，应用丙氨酰谷氨酰胺可保护重症有机磷中毒患者的肠黏膜，缩短中毒症状和神经系统症状消失的时间，缩短呼吸机脱机时间及住院时间。特别是大剂量（2.0ml/kg）的应用，对改善胃肠功能和神经功能具有更显著的效果。然而，该研究的对象均为重症有机磷中毒患者，具有病情复杂性、症状多样性的特点，且部分患者因精神状态不佳或处于昏迷状态无法准确表达主观感受，这限制了对丙氨酰谷氨酰胺不良反应的详细记录

和比较。

（三）谷氨酰胺对重症脑梗死患者的营养治疗作用

谷氨酰胺在重症脑梗死患者的治疗中发挥多重作用。重症脑梗死患者多伴有胃肠黏膜损伤和消化吸收功能障碍，谷氨酰胺通过改善胃肠道血液灌注，维持胃肠道黏膜的屏障功能，促进肠蠕动，为免疫功能和细胞修复提供了良好的物质基础；谷氨酰胺能够减缓机体自身组织分解，对于维护免疫功能和促进神经功能恢复具有积极影响；谷氨酰胺在氧化过程中可生成 ATP，为应激状态下的免疫细胞快速生长提供能量支持，有助于降低感染的风险。此外，重症脑梗死患者处于高代谢应激状态，常伴随糖和脂肪代谢紊乱，机体呈现明显的负氮平衡状态，谷氨酰胺缺乏导致的肠黏膜屏障受损，易引发肠源性感染。有研究为探讨谷氨酰胺联合序贯肠内营养治疗对重症脑梗死患者营养状态与预后的影响，以 80 例重症脑梗死患者为研究对象，40 例对照组采取序贯肠内营养支持治疗，40 例观察组采用谷氨酰胺联合序贯肠内营养治疗。研究结果显示，谷氨酰胺联合序贯肠内营养治疗可有效改善重症脑梗死患者营养状态及免疫功能，并能降低并发症的发生风险。

（四）谷氨酰胺有助于缓解头颈部癌性疼痛

神经系统的一项重要功能是产生和传导疼痛感觉。大量的动物研究表明谷氨酰胺具有镇痛作用，通过应用标准化的痛觉评估技术，研究发现谷氨酰胺在减少疼痛刺激反应的时间上展现出与苯丁唑酮相似的止痛效果。国外学者在一项横断面研究中探讨了人类大脑中谷氨酸和 γ-氨基丁酸水平与疼痛敏感性之间的关系，结果显示谷氨酰胺可通过调节疼痛相关脑区聚集的结合谷氨酰胺 / 谷氨酰胺水平来降低疼痛的敏感性，达到缓解疼痛的目的。头颈部恶性肿瘤患者在接受化疗和放疗后，口腔、咽和喉部发生严重黏膜炎的概率较高，这加剧了患者的疼痛，影响了患者的生活质量，并可能导致治疗的中断。研究人员开展了一项双盲、随机、安慰剂对照的临床试验，纳入 40 例未经治疗的鼻咽癌、口咽癌及喉癌患者，患者随机分为口服 L- 谷氨酰胺、安慰剂治疗，治疗剂量为每次 10g，3 次 /d，持续整个化疗周期。结果显示，谷氨酰胺可显著缓解化疗和放疗所致的黏膜炎的严重程度，并减轻患者的疼痛感。

四、谷氨酰胺的使用禁忌指征

谷氨酰胺是主要的糖异生氨基酸和尿原性氨基酸，因此，血浆谷氨酰胺浓度升高将增加肝脏和肾脏的代谢负担。若血浆谷氨酰胺浓度极高，患者急性肝衰竭的风险高。肝衰竭患者清除谷氨酰胺并代谢产生氨的能力下降，这将增加代谢性脑病的发生风险。研究显示在常规营养治疗的基础上补充谷氨酰胺，与此类患者较高的病死率存在相关性。因此，对于病情不稳定和复杂的重症患者，尤其是存在肝、肾功能衰竭的患者，不应使用谷氨酰胺。

（陈　志　林　宁）

第三节 维生素 D

一、概述

维生素 D 是指含环戊氢烯菲环结构、具有钙化醇生物活性的一类脂溶性开环固醇类物质，由类固醇衍生而来。它的主要存在形式为维生素 D_2 和维生素 D_3。维生素 D 的生理功能主要包括调节钙磷代谢、参与组织细胞代谢、促进骨骼生长以及调节免疫功能等，它在预防佝偻病和骨质疏松中发挥重要作用。

维生素 D_2 的化学名为麦角钙化醇，分子式为 $C_{28}H_{44}O$，相对分子质量为 396.66，由酵母菌或植物中的麦角固醇经紫外线照射转化形成，可被人体吸收。维生素 D_3 的化学名为胆钙化醇，分子式为 $C_{27}H_{44}O$，相对分子质量是 384.64，由储存于动物皮肤中的胆固醇衍生物 7- 脱氢胆固醇经过日光中紫外线（波长 290 ～ 315nm）照射转变而成。经膳食摄入或皮肤合成的维生素 D_2 和维生素 D_3 均没有生理活性，两者不能相互转化，必须到其他部位激活才具有生理作用，因此被视为活性维生素 D 的前体物质。

二、维生素 D 的消化吸收和代谢

（一）维生素 D 的消化吸收

人体维生素 D 的来源主要包括两种途径，一种为自身皮肤 7- 脱氢胆固醇经紫外线照射后转变为维生素 D_3；另一种来源是食物，包括植物性食物和动物性食物，植物性食物的维生素 D 含量较少，主要为维生素 D_2，动物性食物（如海水鱼）含有较丰富的维生素 D_3。皮肤中产生的维生素 D_3 缓慢扩散入血液，血浆中约 60% 的维生素 D_3 与维生素 D 结合蛋白（vitamin D-binding protein，DBP）结合运输。相当一部分与 DBP 结合的维生素 D_3 在被肝脏摄取之前进入肝外组织，如肌肉和脂肪。经食物摄入的维生素 D 主要在空肠和回肠被吸收，在脂肪和胆汁的作用下通过被动吸收的方式进入小肠黏膜细胞，大部分经肠道吸收的维生素 D 与乳糜微粒结合，通过淋巴系统的转运进入血液循环，部分维生素 D 与其特异 DBP 结合，由 DBP 携带运输经门静脉进入肝脏。相比外源性的维生素 D_3，经皮肤合成的内源性维生素 D_3 在血液中的半衰期更长，约为 8h；已合成的维生素 D_3 如不能及时吸收进入血液，则可在紫外线的照射下失去活性，因此皮肤合成的维生素 D_3 不易因过量而引起中毒。

（二）维生素 D 的代谢

外源性和内源性的维生素 D_3（或维生素 D_2）均需经过 2 次羟化才能转变为具有生物活性的 1，25-$(OH)_2$-D_3。第一次羟化主要在肝脏完成，无论是由乳糜微粒或由 DBP 携带进入肝脏的维生素 D_3（或维生素 D_2）均被肝细胞内的 D_3-25- 羟化酶催化生成 25-（OH）-D_3，该过程为非限速反应，血液中 85% ～ 90% 的 25-（OH）-D_3 与 DBP 结合，10% ～ 15% 与白蛋白结合，不到 1% 为游离状态。由于与白蛋白结合的 25-(OH)-D_3 容易解离，因此被认为是生物可利用的 25-(OH)-D_3。第二次羟化主要在肾脏完成，25-(OH)-D_3 由肝脏分泌进入血液，并在 DBP 的协助下运输至肾脏，在 25-(OH)-D_3-1a- 羟化酶和 25-(OH)-D_3-24- 羟化酶的催化下，进一步被氧化成 1，25-$(OH)_2$-D_3 和 24，25-$(OH)_2$-D_3，这个过程为限速反应，25-(OH)-D_3-1a- 羟化酶是主要的限速酶。1，25-$(OH)_2$-D_3 合成后，由肾脏释放进入血液，大部分与 DBP 结合运输到靶器官组织，与维生素 D 受体（vitamin dreceptors，VDR）结合，进一步发挥生物学效应。

肾脏的 25-(OH)-D_3-1a- 羟化酶是合成 1，25-$(OH)_2$-D_3 主要的限速酶，可受甲状旁腺素（parathyroid hormone，PTH）、血清钙磷浓度、1，25-$(OH)_2$-D_3 浓度等多因素的正负反馈调节。PTH、低钙、低磷和低 1，25-$(OH)_2$-D_3 浓度均可刺激 25-(OH)-D_3-1a- 羟化酶的活性，反之则会进行负反馈调节抑制其活性，以保证 1，25-$(OH)_2$-D_3 合成的动态平衡。维生素 D 主要在肝脏中完成分解代谢，约 95% 的维生素 D 通过胆汁从粪便中排出。

三、维生素 D 缺乏在神经重症患者中的普遍性

血清 25-(OH)-D_3 水平是公认的反映维生素 D 状态的生物学指标。目前不同国家和机构认可的维生素 D 的适宜浓度标准存在较大差异，我国普遍认可的维生素 D 状态评判标准为：血清 25-(OH)-D_3 $<$ 10μg/L（25nmol/L）为维生素 D 严重缺乏、$<$ 20μg/L（50nmol/L）为维生素 D 缺乏、20 ～ 30μg/L（50 ～ 75nmol/L）为维生素 D 不足、$>$ 30μg/L（75nmol/L）为维生素 D 充足。

研究表明重症患者普遍存在维生素 D 缺乏。一项观察性研究提示 ICU 约有 60.2% 的患者存在维生素 D 缺乏，多达 86.5% 的患者存在维生素 D 不足。另有研究对比了健康人与 ICU 患者 25-(OH)-D 水平的差异，结果显示 ICU 患者维生素 D 缺乏症的患病率高达 96.7%，而健康人的患病率为 67%，总体来说 ICU 患者维生素 D 不足或缺乏的发生率高达 74% ～ 98.8%。神经系统疾病的患者普遍存在维生素 D 不足和缺乏现象，多项研究发现阿尔茨海默病、帕金森病、多发性硬化症、自闭症谱系障碍、睡眠障碍、精神分裂症、癫痫等神经系统疾病患者的血清维生素 D 呈现低水平。文献报道 70% ～ 90% 的阿尔茨海默病患者存在维生素 D 缺乏或不足。肌萎缩侧索硬化患者群体中维生素 D 缺乏的具体患病率尚未有明确的统计数据，但有研究提示肌萎缩侧索硬化患者的维生素 D 水平明显低于正常范围。

四、维生素 D 对神经系统功能影响的可能机制

维生素 D 是一种类固醇激素前体，其血清含量与记忆、情绪、逻辑分析功能呈正相关，在神经系统发育、神经递质合成、神经免疫调控、保护受损的神经细胞方面均可发挥重要作用，潜在机制如下：①维生素 D 受体广泛存在于神经元和神经胶质细胞中，在海马、下丘脑、丘脑和皮质下灰核以及黑质中的表达量最高，维生素 D 通过控制神经生长因子和胶质细胞系衍生生长因子、中隔 - 海马通路的运输以及不同神经调节剂（如乙酰胆碱、多巴胺和 γ- 氨基丁酸）的合成过程，调节神经营养因子，促进神经分化和成熟；②维生素 D 可能通过血管机制对神经系统疾病产生影响，主要作用机制包括减少血栓形成和调节肾素 - 血管紧张素系统，这在脑卒中等神经系统疾病中发挥作用；③活性维生素 D 可作

为一种神经保护剂，抑制促炎细胞因子引起的炎症性神经血管损伤和淀粉样蛋白减少，有减轻神经损伤和(或)神经毒性的作用，有助于预防神经退行性疾病的发生；④维生素D及其代谢产物可以介导多种神经递质的合成，包括乙酰胆碱、儿茶酚胺、血清素和多巴胺等，这些神经递质在神经系统中扮演着重要的角色，参与调节情绪、学习和记忆等多种功能。

五、维生素D在神经重症患者营养治疗中的临床应用

(一)维生素D对阿尔茨海默病的影响

痴呆是阿尔茨海默病常见的临床症状，维生素D缺乏与阿尔茨海默病发病风险及认知功能降低呈正相关。研究表明，维生素D水平的降低是老年痴呆患者认知功能下降的一个危险因素，维生素D严重缺乏的老年人的神经认知功能下降的相对风险增加1.6倍。一项长达5年随访的前瞻性研究表明，维生素D缺乏与晚年痴呆和阿尔茨海默病发病风险显著升高存在相关性。然而，目前关于维生素D补充剂在阿尔茨海默病中的应用尚无统一的结论。一项纳入了210例阿尔茨海默病患者的随机对照双盲临床研究结果提示，每天口服维生素D补充剂800IU，持续12个月，可降低与β-淀粉样蛋白相关的生物标志物水平，改善患者的认知功能。然而，也有学者持不同意见，一项基于人群的纵向队列研究表明，无痴呆症的老年人(n=14648)每年服用维生素D_3补充剂超过146d，患痴呆症的风险是未服用者的1.8倍；在已确诊痴呆症的人(n=980)中，每年服用维生素D_3超过146d的人的死亡率是未服用者的2.17倍。这一数据提示应谨慎评估维生素D长期使用的安全性。另有一项结合了观察性研究、孟德尔随机化研究以及干预性研究的伞状系统综述研究表明，补充维生素D与全因死亡率风险的降低存在相关性，但与阿尔茨海默病、精神分裂症的风险无显著相关性。为进一步明确维生素D在阿尔茨海默病中的应用，仍需要更多大规模的干预性研究加以验证与明确。

(二)维生素D对多发性硬化症的影响

维生素D可有效降低多发性硬化症的发病风险，改善多发性硬化症的症状。美国护士队列数据表明维生素D的摄入与多发性硬化症风险呈负相关，与未服用任何维生素D补充剂的女性参与者相比，每天服用大于400IU维生素D的女性参与者患多发性硬化症的相对风险降低了40%。此外，一项前瞻性观察研究发现，血清25-(OH)-D_3水平每增加50nmol/L，多发性硬化症的相对风险降低41%。流行病学观察性研究表明，维持充足的维生素D水平可能有助于降低多发性硬化症发病的风险，并改变疾病的病程。国外研究人员针对一大型队列展开了深入研究，旨在分析孕妇膳食维生素D摄入量与怀孕期间母体血清25-(OH)-D的预测值及其女儿患多发性硬化症风险之间的关系。结果表明，母亲在怀孕期间维生素D摄入量高的女性患多发性硬化症的相对风险明显低于母亲在怀孕期间维生素D摄入量低的女性。除降低多发性硬化症的发病风险外，维生素D还可改善多发性硬化症的症状及预后。一项Meta分析结果显示补充维生素D显著减轻多发性硬化症患者的疲劳症状。另一项随机对照临床研究纳入了63例缓解型多发性硬化症的复发患者，分别接受口服维生素D(1周100000IU，2周1次，持续96周)和安慰剂(胆碱)治疗，经过2年随访，维生素D治疗显著降低了磁共振成像的疾病活动性及年

化复发率。

（三）维生素 D 对帕金森病的影响

维生素 D 在帕金森病的发生发展中发挥重要作用，然而关于维生素 D 补充剂在帕金森病治疗及预后方面的研究鲜有报道。研究表明，与健康个体相比，帕金森病患者的血清维生素 D 水平显著降低，并且随着疾病的进展、僵硬和震颤的严重程度增加，维生素 D 水平呈现进一步下降的趋势。帕金森病患者血浆中维生素 D 水平与运动功能、认知功能和情绪改善呈正相关。根据统一帕金森病评分量表和 Hoehn and Yahr（H&Y）量表的评估，维生素 D 缺乏与疾病的严重程度和进展有相关性，但与帕金森病的发病年龄和病程无相关性，此外，帕金森病患者跌倒风险与维生素 D 水平呈负相关。虽然维生素 D 与体位不稳、步态僵硬、体位异常等运动症状之间似乎可能存在关联，但与抑郁、认知障碍等非运动症状的关联研究缺乏一致性结论。此外，目前关于使用维生素 D 补充剂来减缓帕金森病的临床表现和降低残疾的发生风险的研究还较少，且现有证据尚不足以形成明确结论。

（四）维生素 D 对脑卒中的影响

目前关于维生素 D 与脑卒中发病风险的研究结果存在争议。有研究表明，较低的维生素 D 水平与 2 年脑卒中复发率和卒中死亡率呈正相关，急性缺血性卒中患者的血清维生素 D 水平与神经功能预后呈负相关。另有研究证明维生素 D 缺乏与痴呆和卒中的风险增加有关，尤其是维生素 D 重度缺乏的患者卒中风险明显增加，维持较高的维生素 D 水平有益大脑健康。与以上结果不同，一项孟德尔随机化结果显示，在全人群遗传分析中，遗传预测的 25-（OH）-D_3 与冠心病、脑卒中或全因死亡率无关联；对于维生素 D 缺乏的研究对象，25-（OH）-D_3 浓度与全因死亡率呈负相关，与脑卒中和冠心病无显著相关性。目前关于维生素 D 补充剂在降低脑卒中发病风险方面的结果提示，补充维生素 D 对脑卒中发病风险没有明显效果。一项关于维生素 D 对主要心血管事件干预效果的随机对照临床研究，共有 16882 名参与者完成了干预方案，其中试验组给予维生素 D_3 60000IU/ 月，对照组给予安慰剂，口服时间达 5 年，结果显示，补充维生素 D 与脑卒中的发病率无相关性。此外，美国开展的一项析因设计随机安慰剂对照试验探究了服用维生素 D_3 2000IU/d 和 ω-3 脂肪酸 1g/d 在预防 50 岁及以上男性和 55 岁及以上女性的癌症和心血管疾病中的作用，结果显示，与安慰剂相比，补充维生素 D 并未降低侵袭性癌症或脑卒中等心血管事件的发病率。因此，对于维生素 D 补充剂在预防脑卒中方面的应用，应持审慎态度，并基于充分的科学证据来指导临床实践。

（五）维生素 D 对其他危重症的影响

当肝肾功能正常且有充足日照时，机体自身可合成维生素 D_3，但重症患者普遍存在维生素 D_3 缺乏，这与住院时间和机械通气时间延长相关。维生素 D 水平是 ICU 患者死亡的独立危险因素，并与疾病严重程度和预后密切相关。临床试验数据表明，维生素 D 缺乏与 ICU 住院时间延长、机械通气时间延长、肺和其他器官损伤、多器官功能障碍及死亡存在相关性。对于实验室检查提示维生素 D 缺乏的危重症患者，可考虑在入院 1 周内补充维生素 D。研究者对 492 名维生素 D 缺乏的重症患者进行了随机、双盲、安慰剂对照、单中心试验，研究对象分别接受维生素 D 或安慰剂治疗，该研究未揭示维生素 D 组和安慰剂组在住院时间、住院死亡率或 6 个月死亡率的主要结局方面的统计学差异。然而，在维生素 D 严重缺乏亚组中观察到较低的住院死亡率。另一项 Meta 分析表明，在危重症患者中，服用维生素 D 可能会降低死亡率，并且无明显不良反应。研究表明，25-（OH）-D_3 血清含量呈剂量相关性，这与 hCAP18 的循环 mRNA 表达随时间的推移而增加有关，可能对危重症的感染和炎症结局产生影响。

六、维生素 D 补充剂的选择、用量及安全性

根据《中国神经外科重症患者营养治疗专家共识（2022 版）》推荐，维生素 D 缺乏的神经外科重症患者需要补充维生素 D_3 治疗，建议在单次给予维生素 D_3 50000 ～ 600000IU 的负荷量后再进行营养剂量治疗。已有研究证实危重症患者单纯依靠营养剂量不能纠正血浆低维生素 D 浓度状态，需要进行负荷治疗，根据体质量及初始水平，在第 1 周一次性给予维生素 D_3 50000 ～ 600000IU 的高剂量是安全的。有一项维生素 D 的荟萃分析纳入 7 项随机试验共计 716 例重症成年患者，试验剂量为维生素 D_3 200000 ～ 540000IU，与安慰剂相比，补充维生素 D_3 的患者病死率降低，并在 6 个月的随访中未观察到任何不良反应。

目前，已有大量研究分析多发性硬化症的维生素 D 补充剂量。研究提出，多发性硬化症的患者存在维生素 D 缺乏时，建议负荷性地补充维生素 D_2 50000IU/ 周，持续 8 周。随后评估血清水平，对于维生素 D 水平仍未得到改善的，需要继续治疗直到血清 25-（OH）-D_3 高于 30ng/ml；当缺乏症得到纠正时，可以开始维持补充维生素 D_3，剂量为 1000 ～ 2000IU/d；如果维生素 D 不足，可以立即补充。

制订合适的维生素 D 补充剂量非常重要，剂量的选择与所期望达到的目标有关。如果剂量偏小，可能无效；剂量过大，可能会通过破坏细胞内钙信号而产生有害后果。此外，年龄、BMI、种族、饮食摄入量、身体活动、居住地纬度和日照暴露等因素也可能会影响维生素 D 最佳剂量的选择。一项维生素 D 水平快速正常化的 Meta 分析表明，在考虑疾病状态、25-（OH）-D_3 血清含量和年龄的前提下，维生素 D 水平的快速正常化可以通过负荷治疗来实现，但在更好地评估风险和获益之前，应避免负荷剂量超过 300000IU，维生素 D 的补充剂量参考患者实验室检查结果和临床表现来制订。

（凡　蝶　林　宁）

第四节　二十碳五烯酸与二十二碳六烯酸

一、概述

二十碳五烯酸（EPA）和二十二碳六烯酸（DHA）是 ω-3PUFA，主要来源于海洋中的鱼类、磷虾和藻类等。国内外大量研究表明，补充 ω-3PUFA 可提高 $CD4^+T$ 细胞 /$CD8^+T$ 细胞比值，促进 B 细胞的特异性抗体产生，提高自然杀伤细胞的细胞毒性，加强巨噬细胞吞噬病原微生物的能力，从而增强免

疫力、减少感染并发症、缩短总住院时间和降低重症患者病死率。

脂类占成人大脑干重的 50% ~ 60%，EPA 和 DHA 与细胞膜中的磷脂成分磷脂酰胆碱、磷脂酰乙醇胺和磷脂酰丝氨酸发生相互作用并被整合进这些磷脂分子中，在中枢神经系统的发育和功能发挥中扮演着不可或缺的角色。目前关于 ω-3PUFA 对神经重症患者的大型临床试验和 Meta 分析较少且结论不一，这可能与现存研究证据中人群异质性、剂型、剂量和 EPA/DHA 比值等不同有关。

EPA 的分子式为 $C_{20}H_{30}O_2$，相对分子质量为 302.451（图 6-1），常温下为无色至淡黄色透明液体，无味、无臭，氧化后有一定的气味。亚麻酸在人体内可以转化为 EPA，但转化速度缓慢且效率低，远远不能满足人体的需要，因此必须从食物中直接补充。DHA 是一种含有 22 个碳原子和 6 个双键的直链脂肪酸，分子式为 $C_{22}H_{32}O_2$，相对分子质量为 328.488（图 6-2）。常温下为无色至淡黄色油状液体，有腥臭味。DHA 是人体所必需的一种多不饱和脂肪酸，在鱼油中含量丰富。动物的甘油磷脂含有不等量的 DHA，在体内代谢过程中可由 α - 亚麻酸生成，但生成量较低，主要通过食物补充。

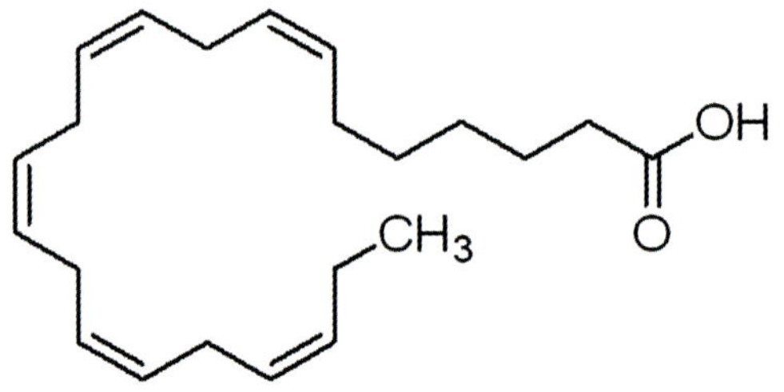

图 6-1　EPA 分子结构图

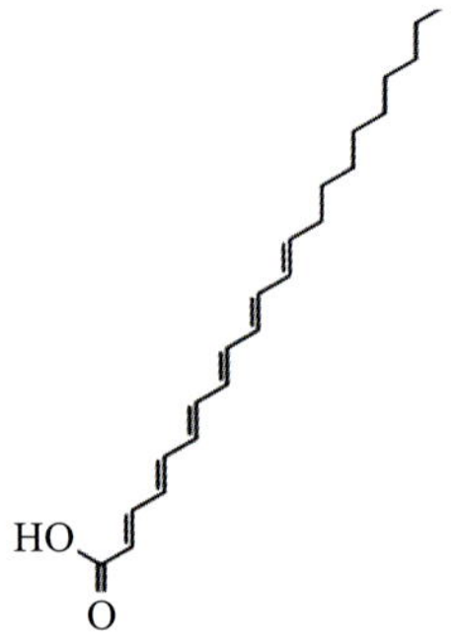

图 6-2　DHA 分子结构图

二、EPA/DHA 的消化吸收与代谢

DHA/EPA 按脂质结构主要分为三酰甘油型（TG）、乙酯型（EE）和磷脂型（PL），不同酯化结构影响吸收、转运和生物利用度。EE-DHA/EPA 要通过肠上皮细胞转化成 TG-DHA/EPA 才能被人体吸收，此过程的代谢产物是乙醇，虽然乙醇的生成量比较低，但是对乙醇过敏或乙醇耐受性差的人群、儿童均不适用。TG 和 PL 是 ω-3PUFA 的天然存在形式，具有良好的食用安全性，且易被人体消化吸收。

在 PL-DHA/EPA 中，DHA/EPA 可附着在甘油分子的 sn-1 位和 sn-2 位，主要的消化场所为近端小肠。胰脂酶相关蛋白在 sn-1/2 位切割 DHA/EPA，生成游离脂肪酸 DHA/EPA 和溶血卵磷脂（lyso-phosphatidylcholine，Lyso-PC），部分溶血卵磷脂进一步被肠道酶水解成甘油磷酸胆碱和脂肪酸。TG-DHA/EPA 的消化主要发生在十二指肠，sn-1，3 胰脂肪酶是主要消化酶，它特异性地切断三酰甘油的 sn-1 和 sn-3 的酯键，并在其他酶的共同作用下，将 TG-DHA/EPA 消化成 2 个游离脂肪酸和 sn-2 单酰甘油。

游离脂肪酸、溶血磷脂和单酰甘油重新酯化成三酰甘油和卵磷脂，重新合成的卵磷脂被整合至脂蛋白复合物中，与三酰甘油粒子形成乳糜微粒。这些脂肪分解产物被整合到乳糜微粒表层，与肠道中已经存在的高密度脂蛋白（high-density lipoprotein，HDL）颗粒结合后被运输到淋巴从而进入血液。大部分 DHA 可优先结合到 HDL 中并被转运到肝脏进一步代谢，只有少部分进入低密度脂蛋白（low-density lipoprotein，LDL）而进一步分解为游离 DHA/EPA，继续参与血液循环。LysoPC-DHA 与白蛋白结合生成白蛋白溶血磷脂，这是向组织供应多不饱和脂肪酸的首选输送途径，并且已被公认为脂肪酸进入脑组织的一条重要通路。LysoPC-DHA 由特异性转运蛋白转运，通过血脑屏障进入脑组织从而被利用。

三、EPA/DHA 对神经系统的影响

EPA 和 DHA 能够通过改变磷脂组成来影响神经元的传递，并促进中枢神经系统细胞膜的流动性，具有潜在的脑保护、扩张脑动脉血管和增强神经可塑性的作用。DHA 被称为“脑黄金”，是大脑皮质中最丰富的脂肪酸之一，对大脑的结构构建与功能优化均展现出显著的益处。在大脑复杂的环境中，DHA 积极参与多项生理过程，包括脂质双分子层的构建、信号传导、神经递质传递、突触形成以及神经元的增殖和分化。EPA 被称为“血管清道夫”，能够有效降低三酰甘油水平，减少血小板聚集，降低动脉粥样硬化的发生风险，从而降低心脏病和脑卒中的发生率。2017 年 AHA 在《ω-3 脂肪酸防治心血管疾病临床实践指南》中指出，对于冠心病、脑卒中、心力衰竭等患者及高危人群，ω-3 脂肪酸对心血管事件具有明确防治作用，建议心血管疾病患者或心血管疾病高危人群补充 EPA，2 ～ 4g/d。

DHA 具有预防衰老和促进健康的作用，它通过增强记忆和保护神经改善与年龄相关的认知障碍和神经退行性变。流行病学研究表明，DHA 的摄入量与阿尔茨海默病发病率降低之间存在关联。然而，目前没有足够证据支持 DHA 对阿尔茨海默病患者认知功能有显著疗效。在 3 项对轻度认知障碍和阿尔茨海默病患者补充 DHA 的小规模 RCT 中，仅在小部分轻度阿尔茨海默病患者中观察到认知能力增强的现象。而另一项涉及轻中度阿尔茨海默病患者的 RCT 结果表明，连续 18 个月补充 DHA 2g/d 并不能减缓认知能力的下降。这可能与疾病本身的严重程度和进展阶段有关。因此，迫切需要根据疾病进展对阿尔茨海默病患者进行分层分析，并开展更严格的 RCT，以阐明补充 DHA 在增强认知功能方面的真正潜力。此外，一些研究以 DHA 作为主要成分，但利用多种营养素复合物联合干预时，不同营养素之间的相互作用会使特定营养素的效应归因复杂化。

ω-3PUFA 是免疫营养素的重要组成部分，EPA 和 DHA 具有较强的抗感染和免疫调节作用。DHA 和 EPA 在多种酶的催化下产生生物活性较低的血栓素、前列腺素以及白三烯，竞争性抑制 ω-6PUFA 的代谢，参与调控炎症反应。DHA/EPA 还可通过过氧化物酶体增殖物激活受体抑制核因子 kB，抑制炎症因子的产生，减轻炎症造成的全身组织器官损伤。国内研究发现，重症患者应用以 DHA 和 EPA 为主要成分的鱼油脂肪乳剂治疗后，全身炎症反应减轻，神经胶质和神经元细胞损害减少，细胞免疫功能增强，胆汁淤积减轻。

四、EPA/DHA 在神经重症患者营养治疗中的临床应用

国际脂肪酸和脂质研究协会建议健康人每天摄入 500mg EPA 及 DHA。此剂量的 3 ～ 7 倍定义为高剂量。按成分、纯度与剂量差异，目前将 ω-3PUFA 制剂分为非处方鱼油产品和处方 ω-3PUFA 产品。目前市场上有 3 种类型的处方 ω-3PUFA 制剂（表 6-3）。非处方鱼油产品被归类为特殊营养素，它与处

方 ω-3PUFA 产品在监管、评估、成分、纯度、疗效和安全性等方面均不相同。

表 6-3　处方 ω-3PUFA 制剂的 EPA 和 DHA 含量

处方 ω-3 PUFA 制剂	主要成分
ω-3 脂肪酸乙酯	460mg EPA + 380mg DHA
二十碳五烯酸乙酯（IPE）	900mg EPA
ω-3 羧酸	550mg EPA + 200mg DHA

临床上 ω-3PUFA 的应用形式通常为特殊医学用途配方食品中的 DHA 组件和肠外营养制剂中的鱼油脂肪乳剂。创伤性脑损伤、脑卒中等神经重症患者若无法经口进食，早期肠内营养应在入院 48h 内启动。与早期肠外营养相比，早期肠内营养可降低感染并发症发生率、缩短 ICU 住院时间及总住院天数。ESPEN 及国内指南均推荐，允许在重症患者肠内营养中添加一定剂量的 ω-3PUFA，但不推荐大剂量常规使用，同时强调不能单次给予高剂量的 ω-3PUFA。

2021 年 AHA 和 ASA 共同发布了关于脑卒中与短暂性脑缺血发作患者脑卒中预防指南，对于缺血性脑卒中和（或）短暂性脑缺血发作患者（空腹三酰甘油水平在 1.5 ～ 5.6mmol/L、低密度脂蛋白胆固醇水平在 1.0 ～ 2.6mmol/L），已经使用了中高强度他汀类药物且 HbA1c ＜ 10%，无胰腺炎、心房颤动和严重心力衰竭，每日早、晚服用 2g EE-EPA 可降低脑卒中复发风险。Meta 分析证据显示：长链多不饱和脂肪酸的摄入与缺血性脑卒中的发病率降低有关，尤其是 EPA 和 DHA。《脑卒中患者膳食指导》（WS/T 558—2017）建议：每日鱼虾类食物的摄入量为 75 ～ 100g。优选低脂肪、高优质蛋白的种类，且含丰富多不饱和脂肪酸的食物，如海参、鲢鱼、青鱼、鲤鱼、带鱼、鳗鱼、鳕鱼等。

鱼油脂肪乳剂的主要成分是 DHA 和 EPA，是临床上一种常用于肠外营养治疗的脂肪乳剂，主要生理作用是调节机体炎症反应和减轻免疫抑制。国内外大量研究证实鱼油脂肪乳剂作为肠外营养中的重要组成部分，可改善外科患者和重症患者的临床结局。重症患者应用鱼油脂肪乳剂可减轻全身炎症反应，保护肺、肝脏等脏器功能，减少肠外营养相关性肝病的发生，但是并不能阻止肝纤维化和肝硬化的进展。《ESPEN 重症病人营养指南（2023 版）》和《中国神经外科重症患者营养治疗专家共识（2022 版）》推荐，对于重型颅脑损伤的患者，需要肠外营养时可使用富含 EPA 和 DHA 的脂肪乳剂，鱼油使用剂量为 0.1 ～ 0.2g/（kg · d）。

一项 Meta Plus 研究的事后分析结果显示，在使用谷氨酰胺、EPA/DHA 和抗氧化剂的重症患者中，研究基线和第 4 天的 EPA+DHA/TG 比值与 6 个月内病死率显著相关。只有在合并急性肺损伤或急性呼吸窘迫综合征的重症患者中应用 EPA/DHA 可能获益，主要表现为有助于改善 PO_2/FiO_2 和机械通气。对患急性呼吸窘迫综合征、急性肺损伤和败血症的重症患者，在肠内营养中添加琉璃苣油和（或）ω-3PUFA 有助于改善机械通气及缩短住院时间，甚至可降低病死率。有研究发现持续输注 ω-3PUFA 有助于改善机械通气时间和缩短住院时间，而单次输注则无获益，说明输注频次也是影响疗效的重要因素。

（胡吉蕾　林　宁）

第五节　精　氨　酸

一、概述

精氨酸（arginine）是一种条件必需氨基酸，除了用于蛋白质合成之外，它还是多胺、一氧化氮、肌酸、脯氨酸和谷氨酸的前体。精氨酸与组氨酸、赖氨酸同为碱性氨基酸。精氨酸最初是在1886年由德国科学家从植物羽扁豆幼苗中分离提取出来并命名的，1995年Hedin在哺乳动物的蛋白质中也发现了精氨酸。目前发现精氨酸是体内合成一氧化氮的唯一底物，既可作为突触前递质从神经末梢释放，也可作为突触后递质。一氧化氮作为重要的信使分子和效应分子，在神经系统中的作用越来越受到人们的重视。

精氨酸的化学名为2-氨基-5-胍基戊酸，分子式为$C_6H_{14}N_4O_2$，相对分子质量为174.20（图6-3）。精氨酸为白色菱形结晶或单斜片状结晶，无臭、味苦，易溶于水，微溶于乙醇，不溶于乙醚。在自然界中有2种异构体，即D-精氨酸和L-精氨酸，在动物机体内有营养、代谢及免疫生理功能的是L-精氨酸。

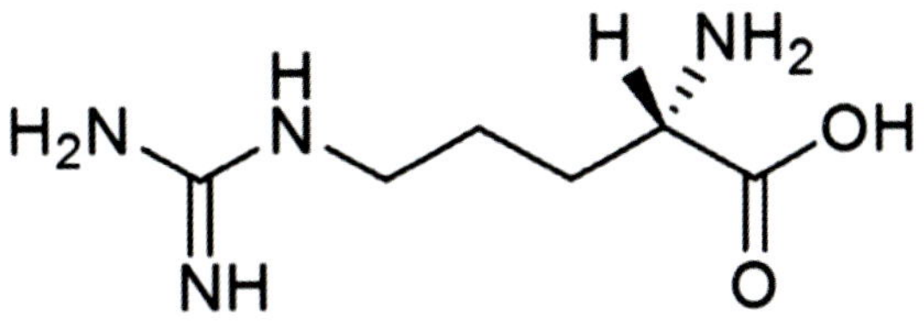

图6-3　精氨酸分子结构图

二、精氨酸的吸收和代谢

（一）吸收与分布

精氨酸在成年人体内的吸收部位主要是小肠，约40%膳食来源的精氨酸在小肠直接被分解，其余进入其他组织器官。婴儿的小肠上皮细胞中精氨酸酶活性很低，几乎所有未用于蛋白质合成的膳食来源的精氨酸都进入婴儿体循环。

机体内精氨酸主要有三个来源：一是外源性补充，二是机体蛋白质的周转代谢，三是经机体内谷氨酸、脯氨酸等其他氨基酸转化合成。对于哺乳动物而言，精氨酸的内源合成主要通过肠-肾轴完成。肾脏中精氨酸的低活性有利于精氨酸的合成，在精氨酸琥珀酸合成酶（argininosuccinate synthase，ASS）和精氨酸琥珀酸裂解酶（argininosuccinate lyase，ASL）的作用下，在肾近曲小管中将小肠分泌的瓜氨酸快速转化成精氨酸。内源性合成的精氨酸较少，因此需要通过补充膳食满足机体的需要。

（二）代谢与排泄

精氨酸在机体内的代谢途径主要有两条。

第一条途径是在精氨酸酶（arginase，Arg）的作用下参与尿素循环，分解为鸟氨酸和尿素。尿素作为此代谢途径的终产物被排出体外，而鸟氨酸作为中间产物在鸟氨酸脱羧酶的作用下进一步代谢为多胺。多胺是重要的生物学调控物质，参与调节机体细胞生长和免疫功能。

第二条途径是在一氧化氮合酶（nitric oxide syntheses，NOS）的作用下被分解成一氧化氮和瓜氨酸。一氧化氮是体内重要的信使分子，在细胞内和细胞间的信号传递过程中发挥着重要作用。瓜氨酸作为中间产物参与到尿素循环的中间环节，在 ASS 催化下形成精氨酸代琥珀酸（arginine succinate，AS），再由其裂解，再次形成精氨酸。正常情况下，Arg 途径与 NOS 途径展现出一种相互制衡、互为约束的动态平衡关系。

此外，精氨酸还可以作为脒基转移反应的脒基供体，参与合成胍基乙酸和磷酸肌酸。在神经组织中，精氨酸也可作为合成 γ- 胍基丁酸的前体。

三、精氨酸在神经系统中的作用

精氨酸代谢产物一氧化氮在中枢神经系统中对某些神经递质的释放有双重调节作用。小剂量一氧化氮可降低血小板黏附、抑制炎症反应、改善组织血供、促进蛋白质合成；而过量的一氧化氮可激活免疫细胞产生大量自由基和炎性介质，从而促进炎症反应。NOS 的 3 种异构体——nNOS、iNOS、eNOS，可产生不同浓度的一氧化氮，在脑卒中的发生、发展中发挥着不同的作用。nNOS 和 iNOS 产生高浓度的一氧化氮，通过神经细胞凋亡和（或）坏死损害脑组织，而 eNOS 则通过产生少量的一氧化氮增加脑血流量和改善神经功能，促进脑功能恢复。

在外周神经系统中，一氧化氮被认为是非胆碱能神经、非肾上腺素能神经的递质或介质，与痛觉传导密切相关。另有研究表明，一氧化氮在胃肠神经介导的胃肠道平滑肌松弛中起着重要作用，NOS 和血管活性肠肽共存于胃肠神经丛中，导致非肾上腺素能 - 非胆碱能（non-adrenergic - non-cholinergic，NANC）舒张。

Arg 途径产生的代谢产物多胺对一氧化氮的合成具有抑制作用。多胺包括腐胺、精胺、亚精胺。腐胺是神经细胞损伤的重要因素，参与调控末梢神经元膜的去极化。腐胺过度增加会导致细胞内 Ca^{2+} 稳态失衡，促进各类型的兴奋性神经递质释放，损伤血脑屏障。多胺与 DNA、RNA 及蛋白质的生物代谢密切相关，在细胞生长周期中发挥关键作用，调控分裂素诱导的 T 细胞免疫反应，调控中枢神经系统原发性免疫反应。

二甲基精氨酸是 L- 精氨酸甲基化的产物，包括不对称二甲基精氨酸（asymmetric dimethylarginine，ADMA）和对称二甲基精氨酸（symmetric dimethylarginine，SDMA）。脑脊液中的 ADMA 水平与脑卒中的患病风险呈正相关，而脑脊液中 SDMA 水平的升高是神经系统疾病预后不良的独立预测因素。

四、精氨酸在神经重症患者营养治疗中的临床应用

（一）精氨酸对重症脑卒中的影响

适量补充精氨酸可逆转高血压等血管硬化相关危险因素引起的内皮功能障碍，从而改善动脉硬化和缺血再灌注损伤。大脑中动脉闭塞模型大鼠在发生脑缺血后 5min 按 300mg/kg 静脉给予 L- 精氨酸或脑梗死后 90min 按 1mg/kg 向脑室注射 L- 精氨酸，可减少脑梗死面积和神经元死亡，改善脑卒中动物的脑血流量和恢复脑功能。相反，在缺血前 30min 按 300mg/kg 经腹腔注射 L- 精氨酸并不能显著改变缺血性脑卒中期间的脑血流量，并且在脑梗死 12h 后连续 3d 按 300mg/kg 经腹腔注射 L- 精氨酸，甚至会扩大脑梗死面积并加重脑室缺血性损伤。这些结果提示精氨酸对缺血性脑卒中的作用与缺血持续时间、缺血模型种类、精氨酸给药时间和剂量等因素有关。尽管大量动物实验表明，在脑缺血后早期给予 L- 精氨酸是有益的，而延迟给予 L- 精氨酸似乎会加重缺血损伤，但目前临床相关的数据匮乏且存在争议。

有研究者在检测 25 名脑出血患者血浆和脑脊液中 L- 精氨酸代谢物浓度时发现，与对照组相比，脑出血患者血浆中 L- 鸟氨酸、L- 赖氨酸和 L- 瓜氨酸浓度降低，二甲基精氨酸水平无显著变化。脑脊液中的 SDMA 水平在整个观察期都升高，ADMA 水平早期无显著变化，后期开始升高。脑出血患者早期脑脊液中的 L- 精氨酸水平被认为是一个独立的结果预测因子，6 个月后死亡或处于持续植物人状态患者的脑脊液在早期表现出较低的 L- 精氨酸水平，这提示调节鞘内的 L- 精氨酸浓度可能是治疗出血性脑卒中的一个潜在靶点。

（二）精氨酸对重型颅脑损伤的影响

发生颅脑损伤后，患者的分解代谢增强，蛋白水平下降，细胞免疫和体液免疫同时受损，免疫功能明显受到抑制。对于重型颅脑损伤患者，在加强疾病治疗的同时，早期给予精氨酸强化肠内营养能促进颅脑外伤后细胞免疫功能的恢复，纠正紊乱的免疫反应，可增强机体的抗感染能力，减少并发症，改善预后。研究者将 40 例重型颅脑损伤患者随机分为普通肠内营养组和普通肠内营养添加精氨酸组，普通肠内营养添加精氨酸组每日额外补充精氨酸 30g。结果表明，精氨酸可显著提高重型颅脑损伤患者血清中 $CD4^{+}T$ 细胞、$CD8^{+}T$ 细胞和 IgG 水平，降低院内感染发生率。一项前瞻性 RCT 中，重型颅脑损伤患者分别接受免疫配方和标准配方的肠内营养治疗，与标准肠内营养配方相比较，添加了精氨酸（18.75g）、谷氨酰胺（9.38g）和 ω-3 脂肪酸（8.40g）的免疫调节型配方能显著降低患者的炎症因子水平，提高抗氧化酶活性。同时在另一项回顾性研究中发现，与标准肠内营养配方相比，添加了精氨酸、谷氨酰胺、ω-3 脂肪酸的免疫增强型配方能降低重型颅脑损伤患者的血流感染发生率，但在肺部感染和尿路感染方面无显著差异。

（三）精氨酸对脑转移肿瘤的影响

相对高浓度的一氧化氮可以通过增加肿瘤血流量和减少肿瘤耗氧量来诱导化疗和放射增敏，这种效应在缺氧条件下尤其显著。服用 L- 精氨酸可促进一氧化氮生成，通过添加一氧化氮的前体精氨酸来促进一氧化氮生成可能对患者有益。康奈尔大学研究团队开展的一项临床研究纳入了 63 名脑转移肿瘤

患者，患者在每次进行标准放射治疗前 1h 随机口服 L- 精氨酸 10g 或安慰剂。结果表明，补充 L- 精氨酸的患者有更完全的神经学反应，同时脑部放疗的疗效显著提高，生存期延长。此外，有研究团队观察到 L- 精氨酸可抑制三阴性乳腺癌小鼠模型的肿瘤代谢，并且这种抑制是以依赖于 NOS2 的方式发生的。在分子水平上，L- 精氨酸的瞬时代谢抑制可能不足以导致癌细胞死亡，但可显著削弱癌细胞修复 DNA 损伤的能力，表明在患者中观察到的 L- 精氨酸的放射增敏作用主要是以癌细胞内在方式诱导的。

（四）精氨酸对 MELAS 综合征的影响

多项针对线粒体脑肌病伴高乳酸血症和脑卒中样发作（mitochondrial encephalopathy，lactic acidosis，and stroke-like episodes，MELAS 综合征）的研究表明，静脉输注或口服 L- 精氨酸可改善脑血流微循环，减少局灶性脑缺血引起的急性损伤，降低 MELAS 综合征发生的频率和缓解疾病的进展。虽然精氨酸治疗 MELAS 综合征的最佳剂量目前暂未统一，但美国休斯敦大学医学院 Mary Kay Koeing 教授团队首次在 JAMA Neurology 发表了对 MELAS 综合征的管理建议，推荐在 MELAS 综合征发作 3h 内按 0.5g/kg 静脉注射 L- 精氨酸，并在接下来的 3 ～ 5d 按 0.5g/（kg · d）持续给予 L- 精氨酸，在确保患者吞咽安全的情况下，补充方式可以变为口服。MELAS 患者在经历第一次卒中后，应该给予精氨酸预防卒中样发作，推荐口服剂量为 0.15 ～ 0.30g/（kg · d），分 3 次服用。

（五）使用禁忌

中国抗癌协会肿瘤营养与支持治疗专业委员会专家组认为，对于败血症、血流动力学障碍的患者不推荐使用精氨酸。在此方面各指南的推荐意见不一致：ESPEN 和 ASPEN 发布的指南支持在轻度到中度败血症患者中应用精氨酸，但不推荐在重度败血症患者中应用；而加拿大临床实践指南则认为精氨酸不能应用于败血症患者。

（胡吉蕾　林　宁）

第六节　支链氨基酸

一、概述

支链氨基酸是维持人体代谢的必需氨基酸，包括缬氨酸、异亮氨酸和亮氨酸。作为细胞能量供应的重要来源，支链氨基酸对于维持机体中活化细胞的高代谢需求至关重要，具有调节能量代谢和调节免疫等多重生物学功能。在大脑中，支链氨基酸是重要的代谢前体物质，参与多巴胺、血清素、去甲肾上腺素等多种神经递质以及蛋白质的合成。支链氨基酸也是重要的氮源，可为谷氨酸和谷氨酰胺等营养物质的合成提供原料。此外，支链氨基酸可以作为合成肌肉蛋白质的原料，可在机体需求能量时作为能源物质被氧化分解以供能。亮氨酸是酮异己酸和 HMB 的前体，可以刺激蛋白质合成，并抑制蛋白质分解，在临床营养中具有重要意义。

亮氨酸的化学名称为 2- 氨 -4- 甲基戊酸，化学式为 $C_6H_{13}NO_2$，相对分子质量 131.173，有左旋、右旋、消旋三种异构体，为白色结晶或结晶性粉末，无臭，易溶于甲酸，在水中略溶，在乙醇或乙醚中极微溶解。(图 6-4)

缬氨酸的化学名称为 2- 氨基 -3- 甲基丁酸，化学式为 $C_5H_{11}NO_2$，相对分子质量 117.146，为白色结晶或结晶性粉末，无臭，味微甜而后苦，在水中溶解，在乙醇中几乎不溶解。(图 6-5)

异亮氨酸的化学名称为 2- 氨基 -3- 甲基戊酸，化学式为 $C_6H_{13}NO_2$，相对分子质量 131.173，属脂肪族中性氨基酸的一种，有旋光性，为白色结晶或结晶性粉末，无臭，在水中略微溶解，在乙醇或乙醚中几乎不溶解。(图 6-6)

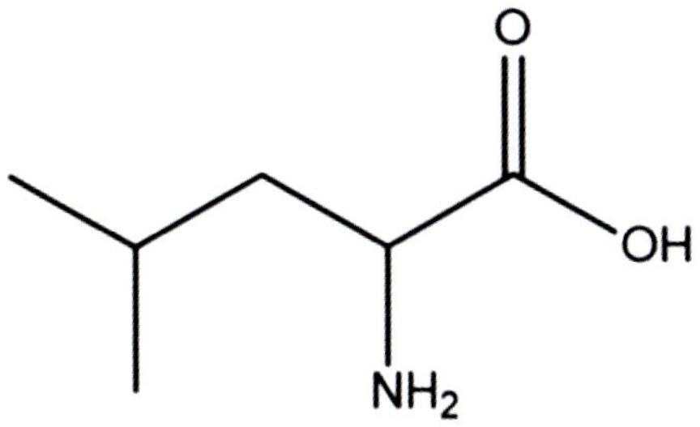

图 6–4　亮氨酸分子结构图

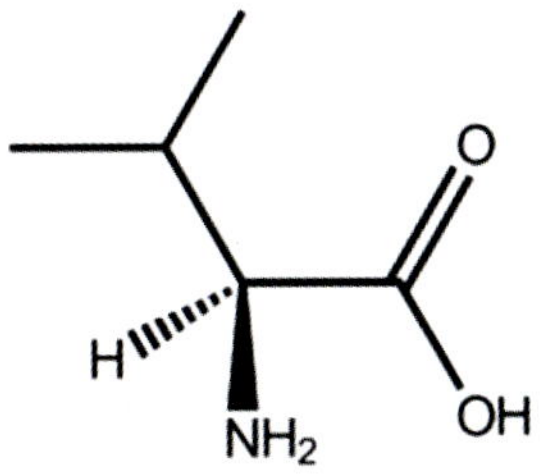

图 6–5　缬氨酸分子结构图

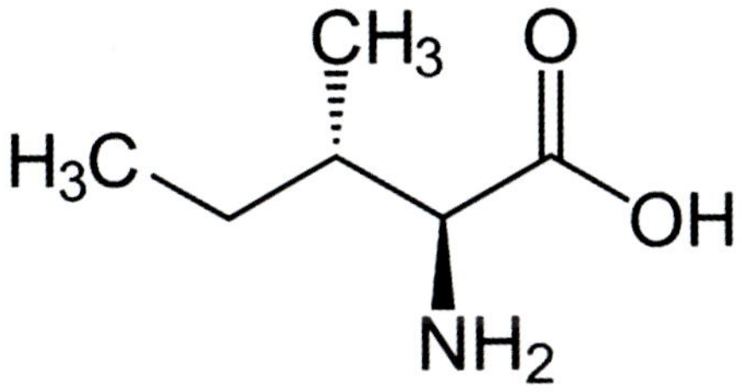

图 6–6　异亮氨酸分子结构图

二、支链氨基酸的吸收和代谢

支链氨基酸包括亮氨酸、异亮氨酸和缬氨酸，它们均为必需氨基酸，体内不能合成或合成速度不能满足机体需要，必须由食物供给。支链氨基酸主要在小肠吸收，但小肠不同部位的吸收能力有差别，近端小肠对氨基酸吸收能力较远端小肠弱。结肠上皮细胞也拥有吸收氨基酸的能力，在新生儿和回肠切除患者的氨基酸吸收中起重要作用。

支链氨基酸的分解代谢主要在骨骼肌中进行，而其他氨基酸多在肝脏代谢，这对外科手术、创伤应激等状态下肌肉蛋白质的合成与分解具有特殊重要作用。亮氨酸、异亮氨酸和缬氨酸在体内的分解有相似的代谢过程，大致分为三个阶段：通过转氨基作用生成各自相应的 α - 酮酸；通过氧化脱羧生成相应的脂酰 CoA；通过脂肪酸 β - 氧化过程，生成不同的中间产物参与三羧酸循环。

三、支链氨基酸对神经系统的影响

支链氨基酸已被证明在创伤性脑损伤恢复中起着重要作用。在啮齿动物脑损伤后，补充支链氨基酸可以恢复净突触效率和海马功能，从而改善认知能力。中 - 重度开放性创伤性脑损伤（traumatic brain injury，TBI）大鼠模型在发生脑损伤后，血浆中具有神经保护作用的丝氨酸、精氨酸、天冬酰胺以及支链氨基酸等氨基酸水平在短时间内会快速升高，随后降低。在发生损伤后的第 3 ～ 7 天，早期血浆中这些氨基酸水平较高的损伤动物的脑组织病理损伤较轻，主要表现为：脑室肿大较轻，同侧皮质区水肿或组织损失较少。临床研究发现，与健康人群相比，TBI 患者体内的支链氨基酸水平降低，重症患者的血浆支链氨基酸水平低于轻症患者。研究结果表明，脑损伤后的代谢改变影响了体内支链氨基酸水平，且 TBI 严重程度与血浆支链氨基酸水平的改变之间存在剂量 - 反应关系。同时发现，外源性补充支链氨基酸可以改善创伤后认知能力的恢复，并降低意识不清患者持续植物人状态的发生风险。因此，无论是通过外源性补充还是创伤引起的应激性的内源支链氨基酸水平升高，都会对创伤性脑损伤患者神经功能产生明显的改善作用。

目前支链氨基酸对脑卒中的影响仍存在较大的争议。部分研究认为，严重的脑卒中会导致肠道菌群丰度改变、物种多样性减少、肠道炎症和免疫稳态的改变。脑卒中后大脑与肠道之间的双向信息通路脑 - 肠轴的功能发生障碍，导致了肠道菌群 *Lactobacillus helveticus* 和 *Lactobacillus brevis* 丰度降低。过度积累的支链氨基酸，通过激活 AKT/STAT3/NF-kB 信号通路加剧小胶质细胞诱导的神经炎症，使缺血性脑卒中患者预后不良。动物粪菌移植实验进一步证明，*Lactobacillus helveticus* 和 *Lactobacillus brevis* 定植具有显著的神经保护活性，并能显著减轻血浆支链氨基酸的积累。同时发现，外源性给予脑缺血 / 再灌注损伤（ischaemia/reperfusion，I/R）大鼠亮氨酸和缬氨酸 750mg/（kg · d），连续 7d 后 I/R 大鼠血清和脑脊液中亮氨酸和缬氨酸的含量显著增加，炎症因子 IL-6 和 IL-1β 的水平升高。脑组织病理染色显示，给予外源性亮氨酸 + 缬氨酸的 I/R 大鼠脑梗死面积明显增加。

另一部分研究认为，在发生急性脑缺血时，血浆和脑脊液中的支链氨基酸减少，较低的支链氨基酸水平与脑卒中患者较差的神经系统预后结局存在关联性。在早期脑缺血 - 再灌注期间，即在溶栓治疗的时间窗内（卒中后 4.5 ～ 6h），大脑中亮氨酸的急性升高可减少对血脑屏障的破坏，具有神经保护作用。尽管如此，由于肠道菌群和中枢神经系统的复杂性，以及实验动物和人群之间的肠道菌群存在显著差异，支链氨基酸代谢对缺血性脑卒中的影响还需要高质量的人群研究进一步验证。

脑静脉血栓（cerebral venous thrombosis，CVT）是脑卒中的一种特殊类型，很容易被误诊或漏诊。代谢组学分析发现，脑静脉血栓患者和健康人群共有 343 个差异代谢物，其中咖啡因代谢途径和支链氨基酸的生物合成途径是两个最重要的差异途径，这一结果在队列研究中得到进一步证实。研究认为，支链氨基酸是对急性脑静脉血栓诊断有较高预测能力的特异性生物标志物，这一发现值得在未来的研究中进一步探讨，甚至开发应用于临床脑静脉血栓的诊断与管理。

四、支链氨基酸在神经重症患者营养治疗中的临床应用

支链氨基酸是蛋白质和激素合成所必需的，并认为是 TBI 干预的营养候选物质。目前尚无支链氨

基酸用于治疗 TBI 的专家共识或指南推荐意见，基于现有的少量 RCT，支链氨基酸和 TBI 重症患者的预后之间总体呈正相关。支链氨基酸给药途径的有效性差异尚未被研究，且调节机制尚待阐明。关于肝性脑病的系统评价结果显示，相比通过静脉途径给予支链氨基酸注射液，口服支链氨基酸与改善预后存在相关性。一项 RCT 将 40 名 TBI 重症患者随机分为安慰剂组和支链氨基酸组，支链氨基酸组按 19.60g/d 的剂量，连续 15d 补充支链氨基酸（亮氨酸 7.50g、异亮氨酸 3.00g、缬氨酸 9.10g），研究结果显示，无论干预前后，TBI 重症患者的血浆支链氨基酸浓度均明显低于健康人群，但仅在支链氨基酸组中观察到血浆支链氨基酸浓度的显著改善。同时，支链氨基酸组的残疾评定量表（Disability Rating Scale，DRS）得分显著降低，提示经肠内营养补充支链氨基酸可改善 TBI 患者的认知功能和预后。有研究通过静脉途径按 12.90g/d 的剂量，连续 14d 补充支链氨基酸（亮氨酸 6.00g、异亮氨酸 3.10g、缬氨酸 3.80g），给药后第 1 周 TBI 患者支链氨基酸浓度显著低于健康对照组；给药后第 2 周患者血浆支链氨基酸浓度有一定程度升高，但亮氨酸和缬氨酸浓度仍低于健康对照组。

支链氨基酸在重症脑卒中急性发作期患者中的应用较少，目前的研究主要集中在支链氨基酸对卒中后康复期患者肌肉代谢的影响。脑卒中患者由于脑损伤、全身分解代谢状态增强、骨骼肌代谢失衡和营养不良等因素，体重降低、肌肉质量快速下降和肌肉结构改变。据估计，脑卒中相关性骨骼肌减少症（简称“卒中相关肌少症”）的发生率为 14% ～ 54%。在发生卒中后 3 周，就可以观察到肌肉质量的显著下降。在卒中后的 1 年内，瘫痪肢体的瘦体重丢失超过 3%，瘫痪肢体的肌肉体积减小可高达 24%。脑卒中患者在强化康复期能量需求增加，尤其是在脑卒中后神经系统恢复的关键时期，补充支链氨基酸将是一种有效的辅助治疗。一项 RCT 研究纳入 65 岁以上脑卒中患者，并随机分为支链氨基酸组和对照组，支链氨基酸组在常规康复治疗基础上，通过口服或管饲补充支链氨基酸（亮氨酸 2.98g、异亮氨酸 1.51g、缬氨酸 1.51g），每次 30g，2 次 /d，连续 1 个月。结果表明，支链氨基酸组的骨骼肌指数（skeletal muscle index，SMI）明显高于对照组。随着时间的推移，两组患者的功能都有所改善，但支链氨基酸组的改善效果明显优于对照组。单因素分析显示，功能状况较好的患者在联合补充支链氨基酸和强化康复治疗后，SMI 显著升高。

近期研究表明，补充支链氨基酸的时机也会影响康复期脑卒中患者的身体功能和肌肉质量的改善效果。早期研究认为，对于吞咽功能恢复、能够独立行走或在监护下使用辅助设备行走的脑卒中康复期患者，运动后立即补充支链氨基酸 3g 可改善卒中康复期老年患者的功能独立性（functional independence measure，FIM）评分、握力和 SMI。一项随机研究报告称，早餐补充蛋白质可刺激健康老年人餐后肌肉蛋白质合成和增加肌肉质量，餐前蛋白质摄入量会影响代谢综合征患者的餐后代谢模式。基于这些新发现，有研究提出，早餐时补充蛋白质或支链氨基酸可能比运动后立即补充蛋白质对获得肌肉力量和肌肉质量更有效。一项针对脑卒中康复期患者补充支链氨基酸的时间对机体影响的研究，设立早餐组和运动后组，早餐组在早餐时服用富含支链氨基酸的营养补充剂（亮氨酸 1.60g、异亮氨酸 0.90g、缬氨酸 1.10g），运动后组在下午运动后立即服用，连续干预 2 个月。结果表明补充时间对两组受试者骨骼肌质量的影响相似，但早餐时摄入支链氨基酸对改善腿部力量、提高 Berg 平衡量表评分和减少体脂质量的效果更好。

支链氨基酸用于临床营养治疗前景广阔，且安全性高。有研究显示，每日除饮食额外给予支链氨基酸 60g（相当于健康成人每日支链氨基酸需求量的 3 ～ 7 倍），服用后未观察到副作用，表明支链氨基酸耐受性良好。但是，也有部分临床研究报道了使用支链氨基酸的潜在不良反应。支链氨基酸容易进入体循环，与芳香族氨基酸竞争，通过血脑屏障的运输，提高大脑中支链氨基酸水平，同时减少芳香族氨基酸。芳香族氨基酸是多巴胺和肾上腺素等神经递质的前体，这些神经递质与情绪和认知有关，它们的生物利用度降低可能导致抑郁和认知障碍。此外，支链氨基酸用于治疗肝性脑病时，可能导致轻微的胃肠道副作用，如呕吐、腹胀、腹泻，发生率较低，且通常在干预的过程中消退。支链氨基酸水平升高可促进胰岛素释放，抑制糖异生和葡萄糖转运。补充支链氨基酸可能有降低葡萄糖水平的作用，对血糖不稳定的人群补充支链氨基酸时应加强血糖监测，避免发生低血糖。未来关于支链氨基酸的临床研究应该意识到这些潜在的风险，并确保有适当的临床资源来监测、管理和减轻支链氨基酸引起的副作用。

（胡吉蕾　林　宁）

第七节　β－羟基－β－甲基丁酸

一、概述

亮氨酸是一种对蛋白质合成刺激作用最强的支链氨基酸，它增加了血游离氨基酸浓度，在蛋白质合成中发挥着重要的作用。在 20 世纪 80 年代，美国科学家纳吉 · 阿布姆拉德揭示了亮氨酸在人体中的中间代谢产物 β - 羟基 - β - 甲基丁酸（beta-hydroxy-beta-methylbutyrate，HMB）的存在，在之后漫长的研究过程中，陆续发现亮氨酸是通过代谢产物 HMB 来激活 mTOR 通路，从而促进肌肉蛋白合成的。HMB 不但促进肌肉蛋白合成，而且在抑制肌肉蛋白分解、维持瘦体重、提高运动能力、维护细胞膜完整性、提高免疫功能和降低炎症反应等方面发挥着作用。这些重要的发现对现代营养学产生了深远影响，这也使得 HMB 逐渐成为营养学和生物医学研究的焦点。（图 6-7）

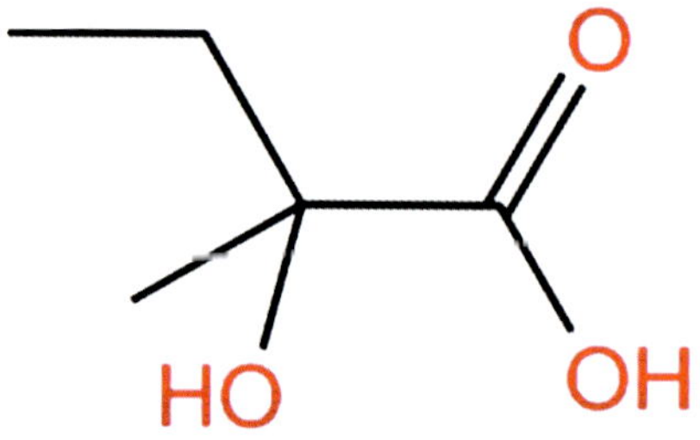

图 6–7　HMB 的化学结构式

二、HMB 的代谢

HMB 是人体必需氨基酸亮氨酸在体内的代谢产物之一。亮氨酸在肌肉和肝细胞中经过转氨酶的作用转化为 α - 酮异戊酸（α -ketoisocaproate，KIC），然而只有小部分（大约 5%）的 KIC 可以转化为

HMB，大部分会在细胞质中代谢成为异戊酰辅酶 A（isovaleryl-CoA）（图 6-8）。人体中的 HMB 会随着年龄的增长而减少。HMB 只在某些食物中少量存在，如鳄梨、柑橘类、花椰菜等，我们很难从饮食中直接摄取 HMB，所以需要额外补充 HMB。HMB 可作为一种营养补充剂，除了帮助调节肌肉的合成与分解代谢外，还可能对危重症患者产生抗感染和抗氧化的作用。目前关于外源性补充 HMB，在基础科学模型和人类中进行了广泛的研究。

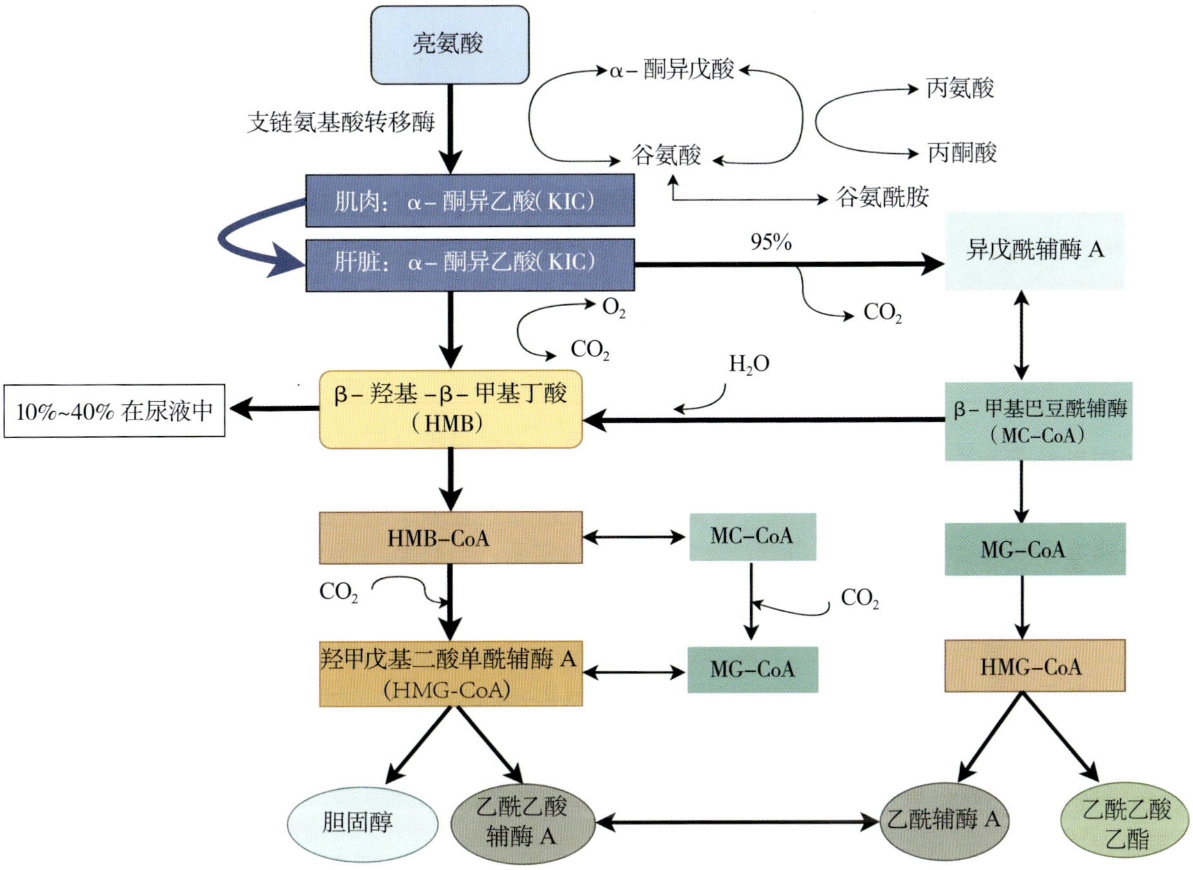

图 6-8　HMB 在体内的代谢途径

三、HMB 的生理作用及作用机制

研究者对 15 项 RCT 研究结果进行分析后，发现 HMB 和含 HMB 的补充剂在危重症患者、住院老年患者等多种临床条件下都能增加肌肉质量和力量。这种作用归因于 HMB 的可能作用机制：mTOR 通路是调节细胞生长、代谢和应激反应的关键信号通路，HMB 可以通过激活 mTOR 通路，产生磷酸化，促进蛋白质合成；蛋白质的降解主要是通过激活泛素 - 蛋白酶体途径（ubiquitin-proteasome pathway）实现的，有研究表明 HMB 不仅可以增加蛋白质水平，还可以阻断泛素途径来抑制蛋白质降解；同时，HMB 能够刺激肌肉细胞的增殖和分化，从而促进肌肉生长，比如通过激活 MAPK/ERK（丝裂原活化蛋白激酶 / 细胞外信号调节激酶）和 PI3K/Akt（磷脂酰肌醇 3- 激酶 / 蛋白激酶 B）等信号通路；HMB 还能促进线粒体生物合成和脂肪氧化，有助于提高肌肉的能量代谢，减少肌肉疲劳；此外，在一些运动后损伤的研究中发现，HMB 通过减少炎症因子的表达来修复组织。总之，HMB 可以通过多条通路来促进蛋白和肌肉的合成，并抑制蛋白质的降解（图 6-9）。

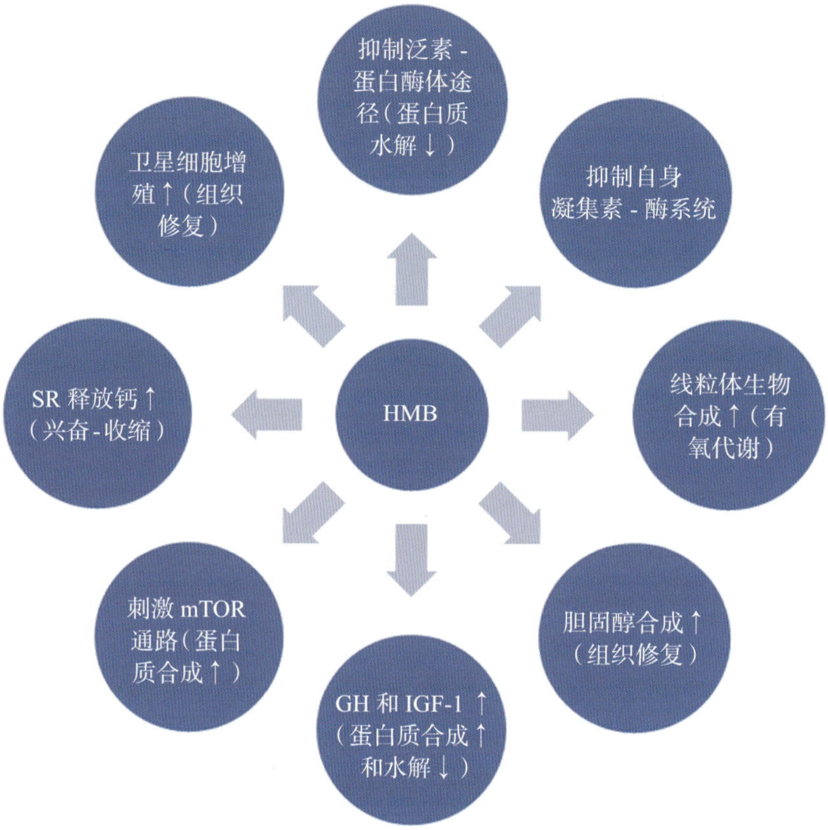

图 6–9　HMB 的作用通路

四、HMB 在神经重症患者营养治疗中的临床应用

神经重症患者进入 ICU 时，肌肉已开始消耗和丢失，该过程发生较早且发展迅速，在多器官功能衰竭患者中表现得更为明显。研究报道心血管疾病患者、糖尿病患者和呼吸系统疾病患者出现肌肉减少的概率分别为 31.4%、31.1% 和 26.8%，但是神经重症患者中肌少症的患病情况尚知之甚少。2022 年一项对卒中相关肌少症患病率的 Meta 分析显示卒中患者中出现肌少症的比例为 16.8% ~ 60.3%。神经重症患者往往病情危重、进展迅速，伴意识障碍、肢体功能障碍等神经系统功能损害，而肌肉质量减少和力量下降在这些患者中普遍存在且与不良预后有关。肌肉质量和力量对身体功能的恢复至关重要，低肌肉质量会导致脑梗死和高血压的风险增加，从而增加再次入院的风险。此外，骨骼肌减少可导致体力下降，阻碍康复进程，延长康复时间，导致不良临床结局的出现。由于肌肉质量减少会导致躯体功能下降和再入院风险增加，因此，在急性期的关键策略是维持骨骼肌质量和预防肌肉质量下降。HMB 作为一种营养补充剂，对促进肌肉生长、减少肌肉损伤和改善身体成分具有一定的作用。近年来针对卧床老人进行 HMB 干预的临床研究均得出了相似的结论，即在没有运动方案的情况下，补充 HMB 对卧床老人的肌肉质量维持有积极的影响，这表明 HMB 可能是一种对卧床患者有效的营养干预

手段，例如在危重症患者住院期间。

曾有 2 项随机对照试验研究了危重症患者补充 HMB 的可行性和效果。一项前瞻性单中心随机对照试验以 88 名都能进行肠内营养的重症患者为研究对象，通过 CT 对肌肉体积进行评估后发现，急性期两组的肌肉体积均显著减少，而在序贯器官衰竭评分（SOFA）< 10 分的亚组中，HMB 组的肌肉体积损失率低于对照组，这表明 HMB 可能对中度危重症患者有益，从 ICU 急性期开始的 HMB 补充并不能抑制肌肉体积损失。但该研究也存在一些局限；一方面，研究中使用的是 HMB 复合物（HMB 3g、精氨酸 14g 和谷氨酰胺 14g），所以未能区分各自的效果，这可能影响了结果的解释；另一方面，研究只关注了肌肉体积，而患者往往更关注于肌肉力量和功能的恢复。此外，还需增加研究对象的数量和不同年龄组的危重患者，进行不同剂量反应的研究，以确定对危重患者更为有效的 HMB 剂量；应进行长期随访，以评估 HMB 复合物对肌肉功能和长期临床结果的影响。在另一项研究中，研究人员将 50 名因创伤入住 ICU 的患者随机分为 HMB 组和对照组，并给予相应的处理，持续 28d 或直至出院，发现 2 组均出现了股四头肌厚度的显著减少，但干预组减少幅度较小。该研究只在单中心进行，不具有普适性，且数据收集过程中因非工作日等因素可能导致数据的不完整，该研究也未对补充 HMB 影响肌肉消耗的结果进行具体解释，也缺乏对该效果进一步深入研究的探讨。未来将进行更大规模、长期的跟踪研究，以更好地阐述肠内补充 HMB 对减缓肌肉丢失的进展和改善预后的影响。

为确定 HMB 是否能减轻危重症患者的肌肉消耗，研究者对 30 名在 ICU 停留超过 7d 的机械通气成年患者，按 3g/d 给予 HMB 或安慰剂干预，结果显示 HMB 治疗 10d 后并没有显著减少肌肉消耗，但在纠正氨基酸代谢平衡、减少蛋白质分解、提高相位角评分和改善整体健康状况方面有显著效果，并未报道不良事件。该研究虽然表明 HMB 对危重症患者的蛋白质代谢和细胞活力有积极的影响，但也存在一些局限性。如纳入的患者样本量有限；ICU 患者常见的水肿症状可能干扰主要观察指标，如肌肉超声和人体成分分析的准确性；研究中也未考虑使用镇静剂、肌肉松弛剂和物理治疗等混杂因素的影响。但该研究为 HMB 在危重症患者中的应用提供了证据，未来还需更大规模的临床试验来验证 HMB 干预对限制 ICU 患者肌肉高分解代谢的有效性。

几项随机对照试验都是针对特殊人群的小样本量研究，由于都没有进行长期干预随访、身体成分测量或骨骼肌功能测量，因此关于 HMB 在重症患者中的疗效尚不能得出强有力的结论。尽管 HMB 对肌肉质量的宏观改变并不显著，但是目前的临床研究均支持 HMB 对改善肌肉代谢和降低肌肉消耗速率有重要作用的观点。根据上述研究及综述，不难看出 HMB 在危重症研究中的发展现状主要集中在它对肌肉代谢和功能的影响上，以及在危重症患者中的营养治疗和康复应用方面。因此，这些研究支持在 ICU 患者中应用 HMB 结合康复锻炼的多模式治疗策略，这为临床实践提供了一个新的思路。

五、HMB 在神经系统疾病中的应用研究

除肌肉流失以外，神经重症患者往往还伴随着神经损伤和认知功能障碍，而 HMB 对神经的保护作用引起了研究人员的关注。有研究使用 5XFAD 小鼠模型（一种 AD 模型）和 PPARα 敲除小鼠，给予小鼠 HMB 口服治疗，通过蛋白组学和行为测试等方法评估 HMB 对海马可塑性的影响。研究表明 HMB 通过与 PPARα 结合，增强了海马的可塑性，减少了淀粉样斑块的形成，并改善了 AD 模型小鼠

的认知功能。为研究 HMB 对认知衰退的影响，研究者对 12 个月的老年大鼠分别给予短期（1 个月）和长期（7 个月）的 HMB 营养补充，并测试大鼠的工作记忆和认知灵活度，发现长期补充 HMB 对老年大鼠的记忆和认知有积极的影响。这表明 HMB 发挥明显效果需要一定的时间，随着时间的推移 HMB 会显著地改善认知功能。

此外，HMB 能够穿过大鼠的血脑屏障，并可观察到 HMB 能促进 2α 神经细胞的突触生长。研究人员给老年大鼠长期（31 周）补充 HMB 后，通过对神经解剖学测量结果分析可以看到 HMB 组大鼠保留较多的前额叶皮质锥体神经元的树突结构，尤其在雌性大鼠中更为明显。另一些研究表明，HMB 可能对调节神经炎症反应和自身免疫疾病有一定的影响。这些发现为 HMB 在治疗神经炎症性疾病和自身免疫性疾病中的潜在应用提供了一定的理论依据。

HMB 补充剂已被证明可以改善训练者的神经肌肉功能，延迟神经肌肉疲劳的发作，显著增强耐力，尽管该效果的机制尚未明确。研究人员在探讨 4 周高强度间歇训练（high intensity interval training，HIIT）和 HMB 补充对神经肌肉疲劳阈值的影响时发现，HMB 结合 HIIT 比单独 HIIT 更能提高疲劳阈值和增强肌肉的耐力。此研究仅限于未经训练的年轻人群，可能不适用于其他人群；研究时间较短（4 周），长期效果还有待深入探索；还需进一步研究来阐明 HMB 增强 HIIT 效果的具体生理机制。

目前关于 HMB 在神经系统疾病中的应用主要集中在动物实验，未来可加强在人群中的研究。这些动物实验结果无一不证明 HMB 对神经细胞的保护和修复作用。总的来说，HMB 在体内可通过多种途径发挥抗感染、抗氧化和抗凋亡的作用。现有的研究表明 HMB 可以调节神经元代谢和减少氧化应激来保护神经元，还可以促进神经细胞的再生和修复，加速神经功能的恢复。因此，HMB 为促进神经重症患者的神经恢复提供了一项潜在的治疗方法。

六、关于 HMB 的相关指南及法规

根据《老年肌肉减少症患者筛查诊断与营养干预指南（2024 年）》《中国老年危重患者营养支持治疗指南（2023）》等指南建议，HMB 的推荐补充剂量为 3g/d，这个剂量被认为是安全的，能够增加肌肉质量、减少肌肉损伤和促进肌肉恢复。

1995 年 HMB 通过美国 FDA 的 GRAS 评估，被批准可用于医用营养食品和特殊膳食。1997 年欧盟批准 HMB 可作为普通食品原料。2009 年日本也将其纳入食品原料，可添加在普通食品、运动营养食品、减肥食品、美容食品等多个领域。2011 年，HMB 在我国正式获批为新资源食品，使用范围为运动营养食品、特殊医学用途配方食品。食用量为≤ 3g/d。2017 年扩大了 HMB 的使用范围，可以应用在饮料、乳及乳制品、可可制品、巧克力及巧克力制品、糖果和烘焙食品中。

综上所述，HMB 作为一种营养补充剂和健康功能食品，目前在运动营养食品中应用较多，应用范围涉及老年人营养、运动营养、特殊医疗食品等多个领域，在 ICU 单元专业管理下进行的临床研究也较为多见，但在神经重症领域的临床应用仍在起步阶段。基于目前的研究和理论基础，HMB 在神经重症中可能具有一定的潜在应用前景，但仍缺乏大量的、高质量的研究和临床数据来作为证据支持，其作用机制、效果、安全性尚不清晰，均有待进一步探讨。

（刘　杰　林　宁）

参考文献

[1] LIANG B，SU J，CHEN J，et al.Glutamine enteral therapy for critically ill adult patients: an updated meta-analysis of randomized controlled trials and trial sequential analysis[J].Clin Nutr，2024，43（1）:124-133.

[2] SINGER P，BLASER A R，BERGER M M，et al.ESPEN practical and partially revised guideline: clinical nutrition in the intensive care unit [J].Clin Nutr，2023，42（9）: 1671-1689.

[3] DELRUE C，SPEECKAERT M.Vitamin D and Vitamin D-binding protein in health and disease[J].Int J Mol Sci，2023，24（5）:4642.

[4] LAHODA BRODSKA H，KLEMPIR J，ZAVORA J，et al.The role of micronutrients in neurological disorders[J].Nutrients，2023，15（19）:4129.

[5] CHEN S F，PAN M X，TANG J C，et al. Arginine is neuroprotective through suppressing HIF-1α/LDHA-mediated inflammatory response after cerebral ischemia/reperfusion injury [J].Molecular brain，2020，13: 63.

[6] MADER M M，BÖGER R，APPEL D，et al.Intrathecal and systemic alterations of L-arginine metabolism in patients after intracerebral hemorrhage[J].Journal of Cerebral Blood Flow and Metabolism，2021，41:1964-1977.

[7] MARULLO R，CASTRO M，YOMTOUBIAN S，et al.The metabolic adaptation evoked by arginine enhances the effect of radiation in brain metastases[J]. Science Advances，2021，7: 1964.

[8] WU J，JIA J，JI D，et al.Advances in nitric oxide regulators for the treatment of ischemic stroke [J]. European journal of medicinal chemistry，2023，262:115912.

[9] SHEN J，GUO H，LIU S，et al.Aberrant branched-chain amino acid accumulation along the microbiota-gut-brain axis: crucial targets affecting the occurrence and treatment of ischaemic stroke[J]. British journal of pharmacology，2023，180（3）:347-368.

[10] PACIFICO J，GEERLINGS M A J，REIJNIERSE E M，et al.Prevalence of sarcopenia as a comorbid disease:a systematic review and meta-analysis[J].Experimental gerontology，2020，131:110801.

[11] SU Y，YUKI M，OTSUKI M.Prevalence of stroke-related sarcopenia: a systematic review and meta-analysis [J]. Journal of stroke and cerebrovascular diseases，2020，29（9）:105092

[12] VIANA M V，BECCE F，PANTET O，et al.Impact of β-hydroxy-β-methylbutyrate（HMB）on muscle loss and protein metabolism in critically ill patients: a RCT [J]. Clin Nutr，2021，40（8）:4878-4887.

[13] NAKAMURA K，KIHATA A，NARABA H，et al. β-hydroxy-β-methylbutyrate，arginine，and glutamine complex on muscle volume loss in critically ill patients: a randomized control trial[J].J Parenter Enteral Nutr，2020，44（2）:205-212.

[14] 中华医学会老年医学分会，中国医师协会老年医学科医师分会，《中华老年医学杂志》编辑委员会.中国老年危重患者营养支持治疗指南（2023）[J].中华老年医学杂志，2023，42（9）: 1009-

1128.

[15] 田林，陈锦瑶 . β - 羟基 - β - 甲基丁酸钙安全性和有效性研究进展 [J]. 食品安全质量检测学报，2021，12（16）: 6565-6572.

[16] COMPHER C，BINGHAM A L，MCCALL M，et al. Guidelines for the provision of nutrition support therapy in the adult critically ill patient: the American Society for Parenteral and Enteral Nutrition[J]. J Parenter Enteral Nutr，2022，46（1）: 12-41.

[17] WITTHOLZ K，FETTERPLACE K，KARAHALIOS A，et al. Beta-hydroxy-beta-methylbutyrate supplementation and functional outcomes in multitrauma patients: a pilot randomized controlled trial[J].J Parenter Enteral Nutr，2023，47（8）:983-992.

第七章　神经重症患者特殊情况下的营养治疗

第一节　昏迷期间的营养治疗

一、昏迷的概念

昏迷是大脑皮质及皮质下网状结构发生高度抑制而造成的最严重的意识障碍，即意识持续中断或完全丧失，是最高级神经活动的高度抑制表现。昏迷是神经重症的常见症状，主要是各种疾病引起的神经系统功能障碍，病因分为两大类：一是颅内疾病，如脑血管疾病、颅脑外伤、颅内感染、癫痫持续状态、晚期帕金森病等；二是全身疾病，如代谢性脑病、肝性脑病、肺性脑病、肾性脑病、中毒性脑病等。昏迷患者一般在 2 ～ 4 周苏醒，也有一些患者会直接恢复意识，部分可发展成为植物人状态，预后差的患者会转为脑死亡。昏迷按照程度可细分为：浅昏迷、中度昏迷和深昏迷。浅昏迷表现为生命体征正常，吞咽、咳嗽、角膜反射、瞳孔对光反应等各种生理反应存在，对疼痛刺激有反应；中度昏迷表现为生命体征正常或有较轻变化，生理反应存在，对疼痛刺激无反应，脑干反射减弱，病理反射阳性，腱反射亢进；深昏迷表现为血压下降、呼吸有时不规则、全身肌肉松弛、去大脑强直、大小便失禁等，各种生理反射消失，对各种刺激皆无反应。

二、昏迷期间的营养代谢特点

昏迷会使患者处于高应激、高代谢状态，能量需求增加。高应激状态下，胃肠道黏膜的防御屏障出现障碍，细菌以及内毒素等通过胃肠道黏膜屏障进入机体造成肠道细菌移位，进而导致全身性感染；分解代谢占优势，尤其是蛋白质代谢急剧增加，机体处于负氮平衡状态，从而增加营养风险；昏迷患者不能主动活动且有进食障碍，因此肌肉容易出现萎缩，机体免疫力明显下降，感染概率显著增加，最终延缓了神经重症患者的康复进程。

三、昏迷期间的营养治疗

患者昏迷期间，除需严密监测病情、及时提供专科治疗外，营养治疗也至关重要。选取合理的营养治疗方式可以提高重症患者的免疫力，减少并发症，促进康复，改善预后。营养治疗流程如下。

（一）营养风险筛查与评估

神经重症昏迷患者应尽早进行营养风险筛查，一般入住 ICU 48h 内开始。NRS 2002 可作为营养风险筛查的工具，目前 NUTRIC 评分广泛用于重症患者的营养评估。此外，应综合体重、BMI、血清白蛋白和前白蛋白水平来判断营养代谢情况，而不依靠单一指标判断。由于瘦体重下降与预后相关，故应更加重视昏迷患者肌肉质量的评估，超声和 CT 有可能成为评估肌肉质量的有效工具。有条件的医疗机构可采用间接测热法评估能量消耗。

（二）营养治疗的时机和方式的选择

对于昏迷的患者，只要血流动力学稳定，应尽早开始营养治疗，即入住 ICU 后 24 ～ 48h 内。肠内营养更贴近生理状态，但存在胃肠道耐受性的限制；肠外营养需通过中心静脉置管输注，无须经过胃肠道，虽机体耐受性好，但感染风险高，且对肝功能有一定影响。目前首选的营养方式是经鼻胃管营养，对于胃肠道耐受性差、误吸风险高的患者可以选择幽门后喂养。若选择营养泵持续泵入营养液，将显著地降低并发症的发生风险。若合并消化道应激性溃疡出血等情况，存在肠内营养禁忌时，可启动肠外营养支持。

（三）营养治疗的剂量制订

能量目标可通过间接测热法评估患者的能量消耗来确定。7d 内进行低热量营养（不超过 70% EE 值），7d 后逐渐增加到 25 ～ 30kcal/（kg · d）的等热量营养。有研究建议，对于 70% ～ 100% EE 值的肠内营养治疗组和 40% ～ 60% EE 值的低能量喂养组而言，受试者 90d 死亡率无显著差异，但是低能喂养组的 90d 死亡率显著高于改良全肠内营养组（100% EE+ 促动力剂）。对严重营养不良的患者需注意预防再喂养综合征，若血磷＜ 0.8mmol/L 应引起关注，＜ 0.5mmol/L 时应立即处理，并减少能量的供给。对于昏迷患者，碳水化合物供能比不超过 60%；目前尚无蛋白质目标的最佳推荐，可在急性期将蛋白质目标设定为 1.2 ～ 2.0g/（kg · d）；脂肪最佳摄入量可根据血三酰甘油水平和肝功能情况确定。肠外营养时，建议葡萄糖的用量不超过 5mg/（kg · min）；静脉脂质（包括非营养性脂质来源）不应超过 1.5g/（kg · d），以避免脂质超负荷。

（四）肠内营养配方及营养添加剂的选择

（1）肠内营养配方的选择：昏迷患者的营养配方选择整蛋白型营养制剂；对于胃肠功能损伤的患者，可选择短肽型制剂；合并不同基础疾病时，应根据具体情况选择相适应的营养制剂。如合并糖尿病时选择糖尿病专用型营养制剂；对于感染风险较高者，选择有免疫调节功能的营养制剂；对于持续腹泻的患者，可使用富含膳食纤维的混合配方；当患者使用幽门后喂养时，可选择使用预消化型制剂。

（2）营养添加剂的选择：微量营养素是营养治疗的重要组成部分。神经外科重症患者进行肠外营养时，应每天单独添加微量营养素和维生素。若检测到患者缺乏维生素 C、维生素 D 和钙，应根据实际情况予以补充。谷氨酰胺对胃肠黏膜损伤具有保护和修复作用，有利于肠道吸收功能和机体免疫功能的恢复。昏迷患者在肠内营养治疗蛋白达标的情况下，不需要额外补充谷氨酰胺；重型颅脑损伤患者血浆谷氨酰胺水平降低时，可考虑补充；对标准全肠外营养的患者，应注意补充谷氨酰胺；合并肝肾衰竭的患者，不建议额外补充。另外，昏迷患者肠内营养时，不建议常规添加 EPA/DHA 或采用富含 ω-3 脂肪酸的肠内营养制剂；但肠外营养时，可选用富含 EPA 和 DHA 的脂肪乳剂。

（五）肠内营养的护理

（1）胃肠功能的评估：由于昏迷患者无法表达主观感受，因此要重视患者胃肠道耐受性的观察和评估。评估工具可采用肠内营养耐受性评分表，根据评分决定增加、减少还是暂停肠内营养治疗，以防止并发症的发生。

（2）肠内营养的护理：合理的肠内营养护理措施对预防肠内营养并发症、胃肠道不耐受有重要作用，可确保肠内营养的顺利实施。①每次喂养前抽吸胃内容物，了解胃残余情况和胃肠道耐受情况，根据实际情况及时调整肠内营养方案和监测频次；②严格按规范操作，使用营养泵时，加温匀速泵入营养液；③在无禁忌证情况下，肠内营养时应抬高床头 30° ～ 45° ，以防反流和误吸；④做好营养管道的护理，持续输注营养液时，每 4h 用 20 ～ 40ml 温开水冲洗管道 1 次，每次中断输注或给药前后均冲管 1 次，确保管道通畅；⑤详细记录患者大便的次数、性状及排出量，供调整肠内营养治疗方案时参考；⑥通过经皮造瘘管进行肠内营养时，每天应用温肥皂水或清水清理造瘘口，并防止管道堵塞和脱落。

（六）肠外营养

在最大化的肠内营养策略下仍不能达到营养目标的昏迷患者，7 ～ 10d 后可考虑启动肠外营养，不建议提前启动肠外营养治疗。复合肠外营养与预混的肠外营养对需要补充肠外营养治疗的患者均可以满足基本需要。预混的肠外营养的血液感染率较低，安全性高，可作为首选。对于需要补充更多的电解质或者对营养需求更高的患者，可选择复合肠外营养进行个体化的肠外营养治疗。当患者具备肠内营养条件时，应努力转变为肠内营养治疗。肠内营养逐渐加量，同时，相应减少肠外营养的能量，直至肠内营养达到能量目标的 60% 时，可选择终止肠外营养。（图 7-1、图 7-2）

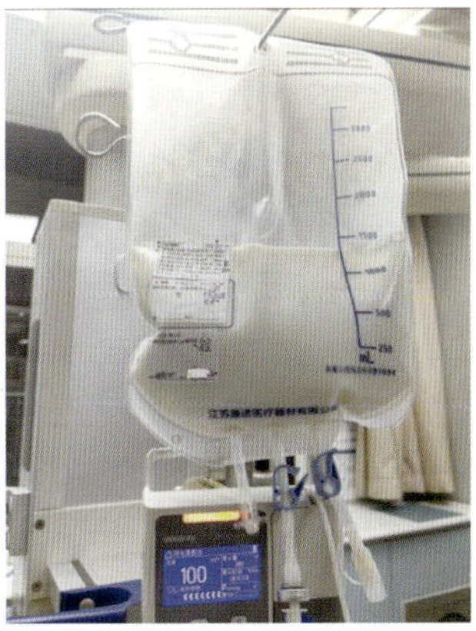

图 7-1　3L 袋肠外营养治疗

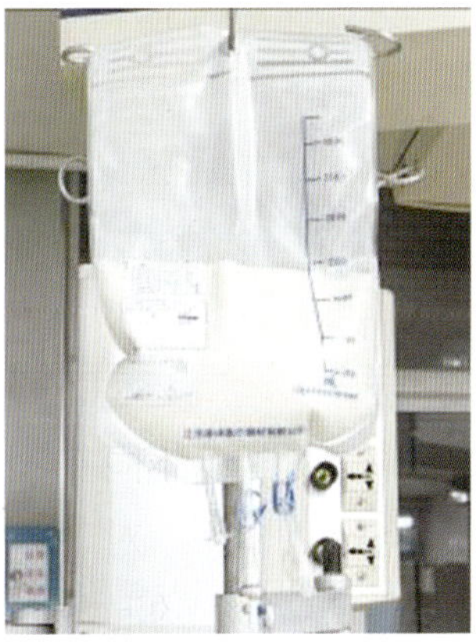

图 7-2　营养泵输注肠外营养液治疗

（七）昏迷后期营养治疗

从昏迷中逐渐恢复的患者，由于前期过度的分解代谢，蛋白质需求增加。国外研究通过能量代谢测量和蛋白质检测的方式发现，从昏迷中恢复的患者的平均蛋白质需求为 1.26g/（kg · d）。

（刘　畅　林　宁）

第二节　应激性溃疡与上消化道出血期间的营养治疗

一、应激性溃疡的概念

应激性溃疡是指机体在各类严重的创伤、感染或心理疾病等应激状态下，发生的急性胃肠道黏膜糜烂、溃疡等病变，严重者可继发消化道出血、穿孔，可加重甚至恶化原发疾病，增加患者病死率。

二、应激性溃疡和上消化道出血期间的营养代谢机制

神经重症患者处于应激状态，胃肠道排空和蠕动功能受到抑制，急性期胃肠道黏膜易发生糜烂、溃疡。这种应激状态的特点是机体能量消耗增加，蛋白质和脂肪分解增强，机体处于负氮平衡状态，血糖应激性升高，肝脏糖异生增加，机体细胞总数进行性下降。此外，肝脏急性期反应蛋白产生增加，白蛋白合成减少，血浆多种微量元素水平也会发生相应变化。在此状态下分解代谢亢进，合成代谢减弱，全身蛋白大量丢失，特别是肌红蛋白。这一过程大致可分为 3 个阶段：低潮期（1 ～ 2d）、高潮期（2 ～ 14d）、合成修复期（10 ～ 14d 至痊愈）。在低潮期，氧的供需失衡导致细胞氧利用障碍、应激性高血糖、营养吸收障碍，不能有效地进行营养治疗。在高潮期，体内能量物质分解亢进，糖代谢和脂肪代谢紊乱，大量肌组织蛋白分解，体重急剧下降，此期如能提供适当的营养治疗，对患者机体的恢复及预后有重要意义。

三、应激性溃疡和上消化道出血期间的营养治疗

（一）应激性溃疡

部分住院患者，特别是危重症患者，在住院期间虽然接受了应激性溃疡的预防性治疗，但由于部分临床医生并未意识到仅使用抑酸药物并不能有效预防应激性溃疡，因此住院期间应激性溃疡发生率仍然较高。肠内营养制剂可影响胃内 pH 值，碱性配方成分可中和胃酸；肠内营养剂可作为胃黏膜上皮

细胞的能量来源，还可刺激胃腺体细胞分泌前列腺素，从而增加黏膜内血液供应，起到保护黏膜的作用；肠内营养可刺激肠道淋巴组织从而增强黏膜免疫功能；另有研究发现，精神应激或压力可通过中枢神经系统抑制胃迷走神经兴奋，减慢胃排空从而诱发溃疡，而肠内营养可刺激胃肠蠕动而减弱该效应。所以，肠内营养对胃肠黏膜完整性及胃肠功能有一定保护作用，能够预防应激性溃疡的发生。

（二）消化道出血

无论何种原因引起的消化道出血，出血期间都应禁食、禁水。但在消化道出血的急性期后或通过介入、内镜治疗后，如何开始营养治疗是临床医生常面临的重要问题。不恰当的营养治疗很可能加重胃肠道的负担，增加再出血的风险，而合理的营养治疗能显著改善患者的预后。

在消化性溃疡出血病程的早期，进食及延迟进食对患者的预后影响并无显著差异。若内镜检查时发现病变处是清洁溃疡基底或有愈合倾向，则可立即开放饮食，从流食、无渣饮食开始逐渐向正常饮食过渡；对于再出血风险较高的消化性溃疡患者，建议内镜检查或治疗 48h 后再启动经口进食或肠内营养。若提前启动，可能干扰抑酸剂对胃内 pH 值的作用，从而影响裸露血管表面血痂形成。

神经重症患者预防上消化道出血的较理想的措施之一就是给予肠内营养，同时避免长时间联合使用大剂量抑酸剂。由于此时期患者的胃肠功能减弱，若单纯给予全肠内营养，不但影响营养的吸收，还易引起呕吐、反流、误吸，导致呼吸道感染。单纯给予肠外营养有如下缺点：①不能提供维持小肠黏膜营养所需的谷氨酰胺；②同多肽和整蛋白制剂相比，通过静脉输注氨基酸液的生物利用度低；③目前的脂肪乳剂有一定程度的免疫抑制作用；④全肠外营养期间，胃肠黏膜长时间在胃酸的侵蚀下易糜烂、溃疡，甚至出血；⑤长期肠外营养，尤其是全肠外营养者，易发生肠外营养相关性肝病，包括肝功能异常、胆汁淤积、肝纤维化，甚至肝硬化。基于上述原因，有学者主张采用早期肠内营养和肠外营养相结合的联合营养方法，消化道出血停止 24h 后即可启动肠内营养治疗。研究表明，早期肠内营养可提高胃肠道的血液供应，增强胃肠道的自我保护功能。

发生肝功能衰竭的神经重症患者容易出现食管胃底静脉曲张破裂出血。对于存在营养风险的此类患者，肠内营养可能比肠外营养对改善预后更有效，因为肠内营养可维持肠道黏膜结构完整，增强肠道黏膜免疫屏障功能，预防肠道菌群移位，降低感染并发症发生风险；此外，肠内营养还可增加门静脉血流量，提高门静脉血中干细胞营养因子水平，从而起到保护肝功能的作用。饮食的恢复过程应逐步、少量递增，早期以温凉流食为主，首次进食量控制在 100 ～ 200ml，2 ～ 3d 后给予高热量、高维生素、适量蛋白质和限钠饮食，每次进食遵循少吃多餐、细嚼慢咽原则。难以纠正的低蛋白血症、腹腔积液、水电解质及酸碱失衡的肝硬化高营养风险患者，一旦出现食管胃底静脉曲张破裂出血，延长禁食、禁水时间。留置鼻胃管过程中对食管胃底静脉的直接损伤风险是存在的，因此在启动肠内营养前需对食管胃底静脉曲张程度进行评估。若需内镜下手术，在术后实施短期肠外营养后，适时启动肠内营养。

总之，肠内营养可以有效预防应激性溃疡出血。对于神经重症合并消化道出血的患者，并不一定实施绝对的禁食、禁水，应根据患者的病因及病情采取不同的营养治疗策略。对于消化道出血患者，至少在内镜检查或内镜下止血治疗后 48h 再开始进食或肠内营养；对于合并肝硬化食管胃底静脉曲张破裂出血的低营养风险患者，建议在内镜下止血治疗至少 48h 后逐渐恢复进食；而对于合并肝硬化食管胃底静脉曲张破裂出血的高营养风险患者，应根据出血危险因素的具体情况，适时启动肠内营养。

附：重型颅脑损伤合并消化道出血营养治疗病例

一、简要病程记录

1. 患者信息

纪某，男，61 岁，车祸致重型颅脑损伤和腹部损伤，入院后行紧急颅脑手术和腹腔手术，手术过程顺利。给予气管插管呼吸机辅助通气、抗感染等治疗。在患者入住 ICU 1 个多月病情好转时，突然发生严重消化道出血，血便量约 1000ml，血红蛋白最低至 50g/dL。经胃肠镜检查未见明确出血点，考虑为胃肠道黏膜糜烂、出血，无法精准止血，故出血在 18d 后才得到缓解。出血期间除给予抑酸、止血、输血等处理外，营养治疗为另一项重要的干预方式。

2. 体格检查

（1）人体测量指标：身高 171cm，体重 62kg，BMI 21.20 kg/m²，小腿围 34cm。

（2）生命体征：体温 39.2℃，脉搏 108 次 /min，呼吸 29 次 /min，血压 144/80mmHg（NE）。

（3）神经系统检查：意识呈昏迷状态，GCS 评分为 8 分（E1V2M5）。双侧瞳孔等大等圆，直径约 3mm，对光反射存在。

（4）腹部检查：腹部膨隆，可见长约 15cm 竖行手术缝合切口，未见明显渗出，留置腹腔伤口引流管 2 根，引流管固定在位，引流通畅。腹软，无压痛、反跳痛，无肌紧张，肠鸣音减弱。

3. 实验室检查

（1）血常规：WBC 83 × 10^9/L ↑、HB 100g/L ↓、PLT 49 × 10^9/L ↓、中性粒细胞百分比 90.5% ↑，PCT ＞ 200.00ng/ml ↑，CRP 328.24mg/L ↑。

（2）肝功能指标：GLB 16.15g/L ↓、IBLB 11.04μmol/L ↑、ALT 1488.40IU/L ↑、LDH 8290.40 IU/L ↑、CK 26336.80IU/L ↑、AMS 478.00U/L ↑。

（3）肾功能指标：BUN 26.01mmol/L ↑、CR 580.00μmol/L ↑。

（4）电解质指标：K 6.43mmol/L ↑、Ca 1.53mmol/L ↓、GLU 9.33mmol/L ↑。

（5）凝血功能指标：PT 17.10s ↑、INR 1.51 ↑、Fib 5.20g/L ↑、APTT 43.10s ↑、TT 23.20s ↑、D- 二聚体 6.39mg/L ↑。

（6）心肌标志物：CTNI 8.364μg/L ↑、CKMB 199.070μg/L ↑、Mb 71427.720μg/L ↑、BNP 997.220pg/ml ↑。

（7）血气分析：显示代谢性酸中毒，无氧合及乳酸异常。

4. 影像检查

（1）胸部 X 线检查：显示双肺纹理稍多、模糊，心影增大；深静脉置管，近心端约平第 5 胸椎水平。

（2）彩超检查：显示肝囊肿；胆囊测值增大；左侧胸腔少量积液；腹腔积液。

5. 既往史

既往体健；否认其他外伤史、手术史、输血史、中毒史、食物及药物过敏史。

二、营养风险筛查与评估

1. 营养风险筛查

NRS 2002 评分 5 分。

2. 营养评估

GLIM 及 SGA 评估均显示重度营养不良。

三、主要诊断

1. 营养诊断

高营养风险、重度营养不良。

2. 临床诊断

重型颅脑损伤术后、肠穿孔修补术后、全腹膜炎、肺部感染、多器官功能障碍（心脏、肝脏、肾脏、凝血功能、横纹肌）、全身多处软组织损伤、代谢性酸中毒、创伤性胰腺炎、低蛋白血症。

四、住院期间营养治疗方案

1. 第一阶段——腹腔感染（入院 1 ~ 18d）

给予气管插管、呼吸机辅助通气；补液及血制品以纠正休克；给予亚胺培南西司他丁钠行抗感染治疗；肾脏替代治疗；腹壁切口清创引流等。营养治疗：急性期即休克期禁食，休克纠正后开始经胃管肠内滋养性喂养，逐步将目标量加至 20kcal/（kg · d），因考虑患者胃肠功能不好，给予无膳食纤维的营养制剂，鼻饲全天持续泵入。患者腹腔感染得到控制，肠内营养耐受性较好。

2. 第二阶段——肺部感染（入院 19 ~ 35d）

给予抗感染治疗；气管切开、纤维支气管镜吸痰，确保呼吸道通畅；肾脏替代治疗。营养治疗：感染急性期及再次休克期禁食水，休克纠正后再次启动肠内营养，并逐步加量至 20kcal/kg，将富含膳食纤维的肠内营养制剂鼻饲给入，全天持续泵入。

3. 第三阶段——消化道出血期（入院 36 ~ 54d）

患者入住 ICU 1 个多月后，在其他情况好转时，发生严重消化道出血，血便量约 1000ml/d，血红蛋白最低为 50g/L，经胃肠镜检查，均未见明确出血点，考虑胃肠道黏膜糜烂出血，无法精确止血，治疗上主要是抑酸、输血（血红蛋白维持 70g/L 以上）等处理，纠正凝血功能紊乱，给予肠外营养、补液等，患者症状逐渐好转。营养治疗：整个消化道出血病程约 18d，出血期间主要的营养治疗方式为肠外营养，营养目标量为 25kcal/（kg · d），脂肪乳 1440ml 以 80ml/h 的速度持续泵入，并每日输入白蛋白或氨基酸。在血红蛋白稳定、大便隐血转阴时，及时启动肠内滋养性喂养，方案为肠内营养制剂 50ml，以 20ml/h 的速度泵入。鉴于经鼻胃管营养时患者出现了严重的胃潴留、腹胀等，改为经空肠管喂养。肠内营养时，密切观察患者肠鸣音、血红蛋白及大便等变化。确认消化道出血停止，且滋养性喂养适应良好，继续加量，用 3 ～ 4d 时间将肠内营养目标量提高至 30kcal/（kg · d），同时渐进式供给较少的蛋白质，3 ～ 5d 后，逐渐增加蛋白质的供给量至 1.3g /（kg · d）。肠内营养未达到目标量之前，结合肠外营养序贯治疗。

4. 第四阶段——腹壁切口修补及康复期（入院 55 ～ 90d）

患者转至普通病房，封堵气管切开，开始经口进食，流食逐渐转为普食，自主饮食逐渐增多，基本恢复到受伤前饮食摄入量。患者之前腹腔感染时敞开腹壁切口，腹膜完整，由于肌肉缺损一直未闭合，在其他并发症控制好后，多次进行腹壁切口修补。该患者最终恢复良好，转康复机构。

（刘　畅　李福祥）

第三节　亚低温治疗期间的营养治疗

一、亚低温治疗的概念

低温治疗为脑卒中、脑外伤等神经重症的治疗提供了重要手段，多项大规模多中心随机对照临床试验均提示低温具有脑保护效应，因此被相关领域临床指南推荐使用。目前一般将低温分为轻度低温（mild hypothermia，33 ～ 35℃）、中度低温（moderate hypothermia，28 ～ 32℃）、深度低温（profound hypothermia，17 ～ 27℃）和超深低温（ultra-profound hypothermia，≤ 16℃）。由于轻度和中度低温效果接近，一般将 28 ～ 35℃轻中度低温定义为亚低温。由于 32℃以下更易发生低血压和心律失常等并发症，因此国际上多采用 32 ～ 35℃亚低温来治疗各类疾病。

二、亚低温治疗的作用机制

亚低温治疗的原理是采用主动温控设备和（或）简易降温方法，使机体核心温度降低到 33.0 ～ 34.0℃，并维持 72h，而后缓慢复温，以起到神经保护的效果。亚低温发挥神经保护作用的机制如下。

（1）降低脑组织代谢：降低脑氧代谢率、改善损伤脑组织中氧供氧耗的失衡是亚低温的主要保护机制之一。脑细胞死亡前往往伴随高能量代谢，高能磷酸化物质和乳酸的严重聚集会对神经系统造成损伤。而亚低温能够降低脑氧代谢，体温每降低 1℃，脑氧代谢率下降 6% ～ 10%；当降到 32℃时，脑氧代谢率可下降到正常的 50% ～ 65%，从而减少乳酸堆积，增加脑氧的储存，改善灌注不足导致的继发性脑损伤。

（2）减少脑细胞凋亡：细胞凋亡是一个主动的细胞死亡过程，某些因素导致线粒体释放促凋亡细胞因子，诱导细胞出现程序性死亡。细胞的坏死与凋亡在缺血缺氧后可同时存在或序贯发生。缺血 / 再灌注后细胞凋亡出现较晚，可持续 48 ～ 72h，甚至更长。亚低温主要影响凋亡的早期阶段及启动阶段，减轻线粒体功能障碍，抑制线粒体促凋亡物质的释放和天冬氨酸特异性 caspase 的激活。

（3）减少乳酸盐和兴奋性毒性物质的局部释放：亚低温可抑制内源性毒性产物对组织细胞的损害作用，抑制脑损害后神经细胞钙离子内流和钙超载导致的细胞损害，减少 Ca^{2+} 持续内流造成的迟发性损伤。此外，亚低温还可以抑制谷氨酸、甘氨酸、乙酰胆碱、多巴胺、去甲肾上腺素和 5- 羟色胺等物质的生成和释放，减轻 Na^{+}、Cl^{-} 和水内流导致的神经细胞肿胀，阻断这些毒性产物对神经细胞的损害。

（4）减少脑组织和全身炎症反应：缺血 / 再灌注 1h 后机体会出现严重而持久的炎症反应，而亚低温能通过抑制炎症细胞的激活和向损伤脑组织的聚集，抑制炎症因子的产生和释放，如 TNF、IL-1α、IL-6 等，从而阻断脑卒中后的炎症级联反应。

（5）减少自由基的产生、降低颅内压：脑组织在缺血 / 再灌注的过程中会产生大量的氧自由基，导致脂质过氧化，造成脑细胞的损伤与死亡；亚低温能显著减少脑组织内氧自由基的产生，从而起到脑保护作用；亚低温还能提高即刻早期基因以及冷激蛋白的表达，影响各种血管活性物质的分泌，促进大脑血管收缩，降低颅内压。

（6）限制血管和细胞膜通透性：脑组织在缺血 / 再灌注过程中出现血脑屏障受损，脑细胞金属蛋白酶代谢异常，产生大量氧自由基，引起氧化应激损伤等多种病理反应，进而引起脑细胞溶酶体破裂、消化酶溢出、脑细胞结构蛋白质破坏等连锁反应，最终脑血管和细胞通透性增加导致脑水肿。而亚低温治疗可通过抑制炎症反应，抑制氧化应激损伤，降低脑细胞金属蛋白酶的水平，减轻或逆转缺氧诱导的细胞膜完整性受损和血管渗漏导致的血管性水肿。

（7）提高神经元存活率：亚低温可通过激活自噬、调节大脑间充质干细胞生长分化、减少凋亡诱导因子的核移位等减轻 DNA 损伤，抑制神经元的凋亡和变性，提高神经元的存活率。

三、亚低温治疗期间营养治疗策略

以往对于接受亚低温治疗的患者一般延迟给予肠内营养治疗。主要考虑：一方面，亚低温治疗的患者能量代谢明显减少，需求降低；另一方面，低温状态或使用镇痛镇静药物会使胃肠动力降低。目前对于亚低温治疗的患者是否需要延迟给予肠内营养，尚无明确指南。（图 7-3）

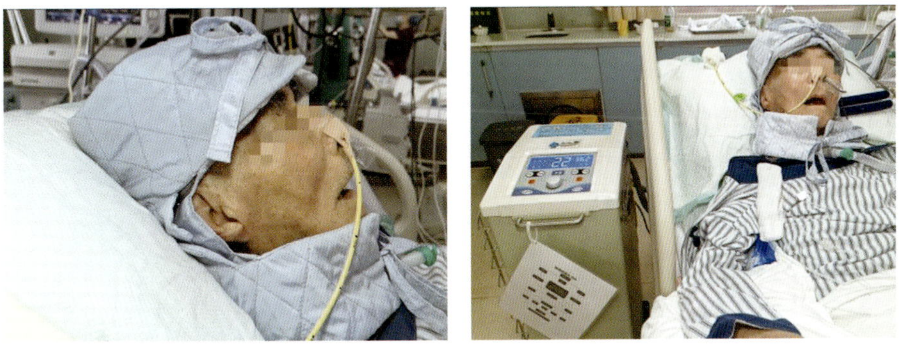

图 7-3　冰帽亚低温治疗

小规模的 RCT 研究显示，早期肠内营养并没有增加并发症及死亡率。虽然低温状态下肠内喂养的耐受性会降低，但是复温后，耐受性就会恢复。因此亚低温治疗期间应更积极地采用改善胃肠道耐受性的方案，建议对于低温治疗的患者可以早期给予低剂量肠内营养，复温后逐渐加大剂量。在镇痛镇静治疗管理下，代谢率可能明显下降，尤其是严重颅内压增高患者采用深度镇静或亚低温治疗时，代谢率仅为非低温患者的 60% ～ 70%，在计算患者的营养目标时可进行低剂量（75%）肠内营养喂养，复温后逐渐增加剂量。（图 7-4）

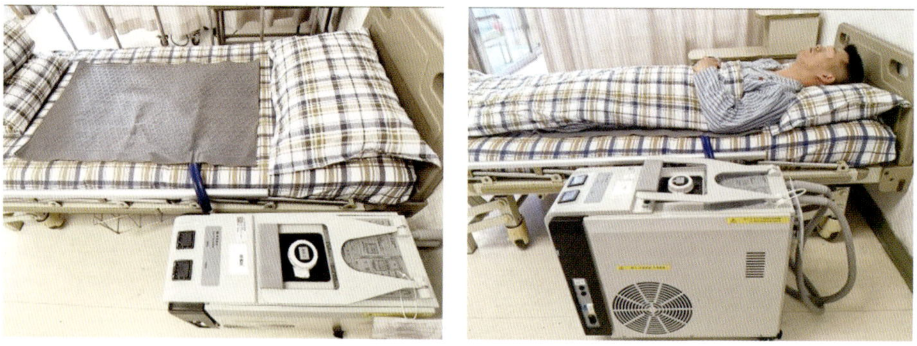

图 7–4　冰毯亚低温治疗

（冯　健　李福祥　张依醒）

第四节　俯卧位通气期间的营养治疗

一、俯卧位通气的概念

俯卧位通气是指采取俯卧位姿势进行机械通气的一种方法，是中、重度急性呼吸窘迫综合征（acute respiratory distress syndrome，ARDS）重要治疗手段之一。1976 年，Piehl 和 Brown 首先报道了该方法用于急性呼吸衰竭患者的治疗，显著改善了患者氧合状况。此后，多项研究证实，俯卧位通气可明显改善中、重度 ARDS 患者氧合状况，减轻呼吸机相关性肺损伤。

ARDS 患者肺部呈非均质性分布和“海绵”样改变，背侧肺组织的实变或不张较腹侧更明显，导致仰卧位通气时背侧肺组织的通气量减少，但在重力作用下血流主要分布在背侧肺实质，肺通气 / 血流比例的失调引发低氧血症。俯卧位通气作用的原理在于增加腹侧肺实质的血流，增加背侧肺的通气，从而使全肺通气 / 血流在俯卧位通气期间更加均质化，减少机械通气期间肺泡反复萎陷 / 复张导致应变 / 应力的损伤。此外，结合适当的 PEEP 设置，俯卧位通气可显著降低机械通气的强度，减少机械通气性肺损伤。2023 年 ESICM 发布的最新 ARDS 指南中提到俯卧位通气可减少中、重度 ARDS 死亡率，强调应尽早实施俯卧位通气干预，且每天时长不低于 16h。

二、神经重症患者俯卧位通气期间的营养代谢机制

神经重症患者除具有其他重症的代谢特点外，还兼具其自身特殊性，如高代谢状态、意识障碍、吞咽障碍和运动功能障碍、合并糖尿病等多种基础性疾病、常接受人工气道和机械通气治疗等，这些因素的存在显著提高了患者营养不良的发生率，并增加了感染和脏器功能障碍的发生风险，进而对患者的预后构成了严峻挑战。关于神经重症患者俯卧位通气期间营养代谢机制的研究，目前尚未见报道，但有研究显示俯卧位通气患者能量需求较常规机械通气患者高 30% ～ 50%。

三、神经重症患者俯卧位通气期间的营养治疗

由于体位、机械通气、使用镇静剂甚至神经 - 肌肉阻滞剂，俯卧位患者的腹内压增加、胃肠动力变差，误吸、呕吐、胃潴留和呼吸机相关性肺炎的发生风险增高，因此俯卧位通气期间肠内营养的安全性一直备受争议。大约 83% 的俯卧位通气患者存在肠内营养耐受性问题，严重时影响肠内营养的喂养量，增加了营养不良风险。一些研究表明，在俯卧位通气的严重低氧血症危重患者中，肠内营养是可行且安全的，且与胃肠道并发症的风险增加无相关性。但也有研究表明，俯卧位通气患者肠内营养耐受性更差，呕吐、呼吸机相关性肺炎等风险增加。因此，我们应根据患者实际情况，综合权衡评估患者营养不良和肠内营养耐受性风险，个体化确定患者的营养剂量、途径及速度的策略，并采取措施预防肠内营养不耐受问题。下面重点阐述俯卧位通气期间肠内营养的实施。

1. 启动时机

国内外营养指南和专家共识均建议尽早启动肠内营养，不可因行俯卧位通气而暂停或延迟肠内营养。

2. 喂养途径

根据肠内营养导管置入途径，分为鼻胃管、鼻肠管、造瘘管等，临床上较为多见的是鼻胃管和鼻肠管。建议对俯卧位患者常规留置鼻胃管，通过回抽胃液或超声密切观察胃残余量（GRV），对反复发生 GRV 过高（GRV ＞ 500ml）、食物反流及经鼻胃管营养不达标者可考虑经鼻肠管喂养。若肠内喂养量不达标且合并营养不良，可考虑部分肠外营养。

3. 喂养速度

2017 年 ESICM 重症患者早期肠内营养指南推荐的常规肠内营养实施法为少量开始、逐渐增量，先以 25ml/h 的速度经鼻胃管滴入。但对于俯卧位患者和喂养不耐受风险较高的患者，开始肠内营养时速度应更慢，建议按 10 ～ 20ml/h 的速度喂养，同时仔细监测腹部和胃肠道症状，根据喂养耐受性情况逐步增加喂养量。增加喂养量的同时，需要每 6h 监测胃残余量 1 次，若胃残余量≤ 100ml，则可逐渐将输注速度提升至 20ml/h 以上；若胃残余量在 100 ～ 200ml，则保持当前输注速度不变。

4. 俯卧位期间喂养的注意事项

重点为提高胃肠道耐受性。喂养不耐受是指肠内喂养过程中，因胃肠功能紊乱所致喂养障碍的一组临床症候群，包括但不限于胃潴留、呕吐、腹痛、腹胀、腹泻或便秘等，是肠内营养实施过程中最

常见的问题之一。2012 年欧洲危重病医学协会腹部疾病工作组明确了喂养不耐受的定义，包括：①发生胃肠道不良反应的症状；②经过 72h 肠内营养尝试，不能由肠内营养途径实现 20kcal/（kg · d）的能量供给目标；③因临床原因需停止肠内营养。其中胃肠道不良反应指呕吐或反流、腹胀、腹泻、胃肠道出血、肠鸣音减弱或消失、便秘及胃残余量≥ 500ml/24h。该定义普遍应用于国内外的相关研究。

为提高胃肠道耐受性，俯卧位期间喂养应落实以下措施：①俯卧位通气前提前 1h 停止肠内营养，并回抽检查胃残余量，防止翻身及俯卧位通气过程中发生反流误吸；②俯卧位通气开始前后均需测量人工气道气囊压力，维持气囊压力 2.94kPa；③俯卧位通气体位摆放时，应注意避免压迫患者腹部，且保持床头抬高，以降低腹内压，避免增加胃排空障碍；④使用红霉素、甲氧氯普胺等促胃肠动力药有助于减少肠内营养不耐受情况的发生，增加肠内营养的用量；⑤有条件的医疗机构可以通过超声监测胃窦运动指数来指导俯卧位通气患者肠内营养的实施。

（朱忠立　李福祥）

第五节　机械通气期间的营养治疗

一、机械通气的概念

机械通气是神经重症患者生命支持的重要手段之一，常分为有创机械通气和无创机械通气。有创机械通气是指应用气管插管或气管切开建立有创的人工气道以进行机械辅助通气的方式，是危重症特别是神经系统危重症救治不可缺少的生命支持手段，为原发病的救治赢得了时间，极大地提高了呼吸衰竭的治疗水平。神经重症机械通气的主要适应证包括低氧血症、肺泡通气量不足导致的二氧化碳潴留、呼吸肌疲劳及气道保护。目的在于维持患者肺部通气量、复张萎陷或不张的肺泡并增加功能残气量，改善肺部换气功能。此外，机械通气提供的正压吸气帮助可减少呼吸肌做功、减少机体氧消耗等。本节重点阐述有创机械通气的相关内容。

二、机械通气期间的营养代谢机制

神经重症患者的原发病使其处于高分解代谢状态，早期能量需求可达平常的 2 倍，而意识障碍、吞咽障碍及运动功能障碍等临床症状及复杂的并发症加剧并延长了营养失衡状态，故神经重症患者较普通重症患者的营养不良风险更高，这将明显增加机体感染、脏器功能障碍甚至死亡的风险。目前，基础代谢率和能量消耗增加的确切机制尚未完全明确，但普遍认为这可能与神经损伤后的神经内分泌功能紊乱有关。实验和临床研究发现，重型颅脑损伤后患者血浆中儿茶酚胺和皮质醇水平明显升高，尿中儿茶酚胺类物质的排出量也显著增加，这与基础代谢率的升高以及能量消耗值的增加呈正相关，说明儿茶酚胺类物质水平的变化可能是导致基础代谢率升高和能量消耗增加的主要原因之一。影响神经重症患者能量消耗的因素较多，急重症早期，液体复苏导致的水肿使得体重无法作为能量消耗的评估指标；急重症后期，能量的消耗随着病情稳定而趋于稳定且常态化，故能量消耗需重新评估与测定。

三、机械通气期间的营养治疗

神经重症患者病情重、变化快、治疗难度大，如重型颅脑损伤会造成机体呼吸功能、免疫功能、代谢能力迅速降低，临床上常通过机械通气方式来解决患者呼吸衰竭问题，然而机械通气无法改善其营养状况。因此，机械通气期间给予适当的营养治疗意义重大。目前，神经重症机械通气患者营养治疗策略的临床循证依据较少，国内外暂无相关指南或专家共识。

（一）肠外营养

对于高营养风险者，肠内营养短时间内无法满足人体需求时，应考虑部分肠外营养，但国内外尚未就肠外营养补充的时机达成共识。ESPEN 建议在 4 ～ 7d 内肠内营养无法满足患者需求时，即可启动肠外营养。ASPEN/SCCM 则建议 7 ～ 10d 内单独肠内营养无法满足患者 60% 以上的能量和蛋白质需求时，开始启动肠外营养。ASPEN/SCCM 指出，危重脑损伤患者在这 7 ～ 10d 之前启动肠外营养并不能改善预后，甚至可能对患者产生不利影响。《中国神经外科重症患者营养治疗专家共识（2022 版）》建议肠外营养时，葡萄糖的用量不应超过 5mg/（kg · min），静脉脂质（包括非营养性脂质来源）不应超过 1.5g/（kg · min），以避免脂质超负荷。

（二）肠内营养

肠内营养不仅可以保持肠黏膜的完整性，减少消化性溃疡发生，还可降低肠外营养所带来的高感染率。因此，肠内营养是当前重症患者标准的营养方式。国内针对 ICU 重型颅脑损伤机械通气患者的研究显示，肠内营养组胃反流的发生率明显高于肠外营养组，但呼吸机相关肺炎及其他胃肠道并发症的发生率则明显低于肠外营养组，机械通气时间、7d 营养费用亦明显低于肠外营养组。故在患者胃肠道状态允许的情况下，建议应尽早对 ICU 重型颅脑损伤机械通气患者进行肠内营养支持，同时在实施肠内营养的过程中应注意避免胃反流的发生。

1. 营养制剂的选择

神经重症患者，尤其神经外科重症患者在进行肠内营养时，碳水化合物供能比不超过 60%，最佳脂肪摄入量尚不明确，建议根据血三酰甘油水平和肝功能情况进行调整。一般情况下肠内营养治疗可选择整蛋白型营养制剂，但合并胃肠功能损伤的患者可选择短肽型营养制剂；合并糖尿病或者高血糖患者应选用糖尿病专用型肠内营养制剂，以改善急性期血糖控制；感染风险较高的患者可选择使用免疫调节型肠内营养配方；持续腹泻的神经重症患者可考虑使用含水溶性膳食纤维的混合配方。ASPEN/SCCM 指南中对于创伤性脑损伤患者，建议除了标准肠内配方外，还可使用含有精氨酸或 EPA/DHA 补充剂的免疫调节配方。除此之外，国内研究者观察早期微生态肠内营养对老年神经重症机械通气患者的营养状况的治疗效果发现，微生态肠内营养组患者干预 14d 后的营养指标血清白蛋白、前白蛋白、免疫指标（CD3^{+}、CD4^{+}、CD4^{+}/CD8^{+}、SIgA）及 GCS 评分均显著高于对照组，感染发生率、脱机时间、APACHE Ⅱ均低于对照组，但两组病死率的差异无统计学意义。由此推测早期微生态肠内营养可有效改善老年神经重症机械通气患者营养状况，增强其机体免疫能力，降低感染发生率，提高脱机成功率，改善预后。

2. 启动时机

ASPEN/SCCM 推荐危重症患者应尽早（24 ～ 48h 内）启动营养治疗而不是推迟营养治疗，2019 年 ESPEN 建议颅脑外伤患者 48h 内启动肠内营养。2017 年 ESICM 营养指南指出，虽然多项 RCT 尚不能得出早期肠内营养必然利大于弊的结论，但基于专家意见，对颅脑损伤、缺血性或出血性脑卒中、脊髓损伤患者，均应早期启动肠内营养。合并以下情况时建议延迟肠内营养治疗：未控制的休克；急性低氧血症；严重酸中毒；活动性消化道出血、胃潴留＞ 500ml/6h；肠道缺血、肠梗阻等。

3. 喂养途径

神经重症机械通气患者多采用经胃或经空肠（幽门后）进食。经促胃肠动力药处理后仍出现经胃进食不耐受及反流误吸高危均为幽门后喂养适应证。国内研究者在对比颈椎脊髓损伤机械通气患者经鼻肠管行幽门后肠内营养和经鼻胃管行肠内营养的效果发现，在出院前，鼻肠管喂养组前白蛋白水平明显高于鼻胃管喂养组，且机械通气时间缩短、腹胀发生率降低、住院时间缩短，差异具有统计学意义。（图 7-5、图 7-6）

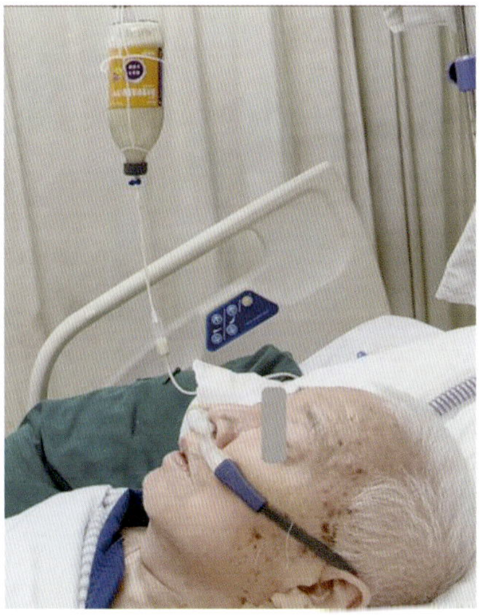

图 7-5　无创机械通气患者行 EN 治疗

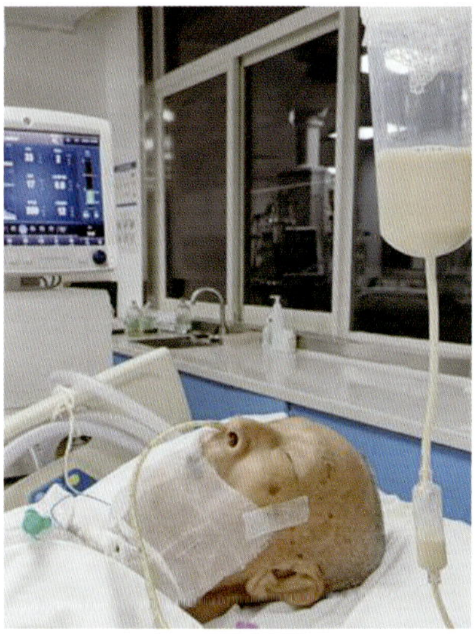

图 7-6　有创机械通气患者行 EN 治疗

4. 喂养速度

部分神经重症机械通气患者早期无法耐受肠内营养，且容易出现过度喂养现象，故喂养时应采用持续泵入方式，逐步加量，营养液初始喂养速度为 20ml/h，每 6 ～ 8h 增加 10 ～ 20ml，直至达到营养目标。（图 7-7）

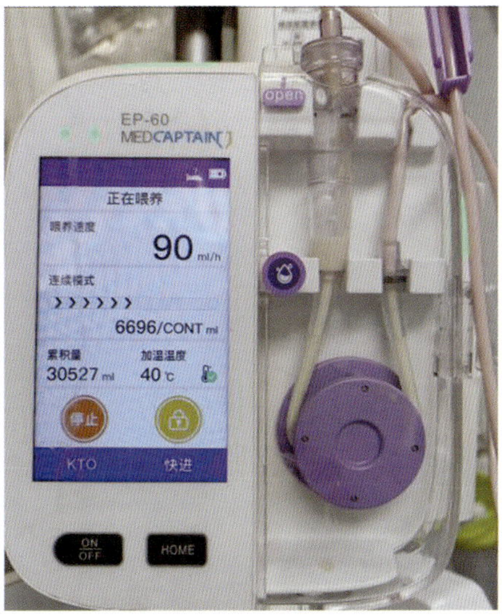

图 7-7　营养泵以 90ml/h 的速度加温匀速喂养

5. 机械通气期间喂养的注意事项

机械通气期间的喂养，应重点关注胃肠道耐受性的提高。胃轻瘫或胃排空延迟是喂养不耐受最常见的表现，文献报道 45% ～ 50% 的颅脑外伤患者出现胃排空障碍，中重度颅脑外伤患者的胃排空半衰期比健康对照组延迟 2 倍以上。胃肠道运动功能障碍通常持续存在于颅脑外伤后的最初 1 ～ 2 周，转到普通病房后，排空延迟是否继续可能取决于创伤的严重程度和颅内压是否继续升高。在机械通气下的神经重症患者中，阿片类镇痛剂的使用、肠内营养制剂配方及使用方式、自主神经损伤、手术和疼痛等也是不可忽视的导致胃排空障碍的重要因素。此外，合并脊髓损伤的颅脑外伤患者常并发肠梗阻。

为改善胃肠道耐受性，机械通气期间应落实以下措施：①卧位角度为 30° ～ 45° ，以减少胃食管反流和吸入性肺炎的发生；②使用高能量密度（≥ 1.5kcal/ml）配方营养，在达到目标能量的同时减少摄入的营养液容积；③采取连续滴注肠内营养液的方式，并保持合适的肠内营养液温度、浓度、渗透压和滴注速度；④酌情使用红霉素、甲氧氯普胺等促胃肠动力药；⑤经使用促胃肠动力药仍无法解决反流误吸者，将喂养方式改为幽门后喂养。

（朱忠立　李福祥）

第六节　镇痛镇静期间的营养治疗

一、镇痛镇静概述

重症患者镇痛镇静治疗特指应用药物手段以消除疼痛、减轻焦虑和躁动、催眠并诱导顺行性遗忘的治疗。镇痛镇静治疗目标是抑制疼痛，消除病痛记忆；消除焦虑，促进睡眠，增加患者对气管插管和机械通气的耐受性；减少氧耗与内脏缺血，抑制不良的自主神经和血流动力学反应，保护脏器功能，减少意外事件发生。重症患者镇痛镇静治疗便于医疗护理操作，为多种临床救治措施奠定基础。

神经重症患者需要镇痛镇静治疗吗？传统的神经科医生认为神经重症患者意识不好，对疼痛刺激反应差，镇痛镇静治疗对患者而言纯属多此一举。此外，意识状态和瞳孔观察是神经重症监护的关键，镇痛镇静治疗影响医护人员对患者意识状态和瞳孔的观测，这也是医生对神经重症患者慎用镇痛镇静的重要原因。近年来，随着重症医学的不断发展，对重症监护特别是镇痛镇静的认识不断更新，很多传统神经重症观念被打破。现代重症理念认为适当的镇痛镇静治疗可以抑制交感神经过度兴奋、减少脑和重要脏器氧耗、增加脑血流、改善脑灌注、降低颅内压、减轻脑水肿、控制痫性发作，协调人机配合。目前镇痛镇静已经成为神经重症常规的治疗手段之一。

二、镇痛镇静对营养的影响

适当的镇痛镇静是减轻机体应激状态的重要方式，对各脏器功能均具有一定保护作用，同时亦会减慢胃肠蠕动、抑制胃肠分泌，导致肠内营养支持困难。因此，神经重症患者镇痛镇静治疗应兼顾对肠内营养的影响。

传统的以阿片类药物为核心的镇痛治疗对胃肠道排空影响较大，镇静治疗对胃肠运动的影响也不容忽视。阿片类镇痛药物是一类通过激动外周神经和中枢神经系统 μ 受体、κ 受体和 δ 受体发挥镇痛作用的药物。其中，μ 受体和 δ 受体激动剂如吗啡、羟考酮、曲马朵、芬太尼、丁丙诺啡等对胃肠道蠕动影响较大，而 κ 受体激动剂如纳布啡、喷他佐辛则对胃肠功能抑制较小。因此，减少 μ 受体和 δ 受体激动剂的使用、增加 κ 受体激动剂或非阿片类镇痛药物加巴喷丁、非甾体类镇痛药物的使用可改善神经重症患者肠内营养治疗耐受性。

三、镇痛镇静期间营养治疗的注意事项

在患者机械通气期间，通常同时给予镇静治疗。但过度的镇静治疗往往会延长患者的拔管时间，其抑制循环、减弱胃肠蠕动的作用也会降低患者胃肠道的耐受性。因此，在镇痛镇静期间，营养治疗的主要注意事项如下。

（1）做好镇痛镇静评估：长时间的浅镇静状态能够在一定程度上降低患者对呼吸机的依赖性，防止谵妄的发生，缩短机械通气时间和降低相关不良事件的发生率。因此，浅镇静为神经重症镇静的目标，以尽可能减少过度镇静对患者循环和胃肠功能的影响。

（2）减少对胃肠功能抑制作用较大药物的使用或用量：减少激动 μ 受体和 δ 受体的阿片类药物的使用，若镇痛不足可加用非甾体类镇痛药物或 κ 受体激动剂。

（3）加强胃肠功能评估：合理的肠内营养支持需准确评估患者的胃肠功能。对镇痛镇静急危重患者如何评估胃肠功能，何时开始肠内营养，如何调整肠内营养方案，是临床实践中的难题。传统的方法是通过评估胃残余量来调整肠内营养剂量、速度，但在临床实践中，评估的准确性易受到诸多因素的影响，也存在评估准确度易受影响的问题。有研究者通过胃肠超声技术来直观监测胃残余量、胃排空

率，计算胃窦运动指数，以此来指导肠内营养的实施。

（4）增强胃肠动力：通过辅助使用红霉素、甲氧氯普胺等促胃肠动力药，减少肠内营养不耐受情况的发生，从而增加肠内营养的用量。

（朱忠立　李福祥）

第七节　休克期间的营养治疗

一、休克的概念

休克又称急性循环衰竭，是指机体在感染、外伤、失血等严重致病因子打击下，有效循环血量急剧减少，组织器官血液灌注不足，引起细胞缺血、缺氧，最终导致机体重要脏器功能受损的急性全身性危重病理生理过程。休克并非一种疾病，而是机体出现急性循环功能衰竭进而导致组织细胞代谢障碍的一种综合征，是多种致病因素都有可能触发的一种病理生理过程。当可以导致休克的始动因素作用于机体后，休克的病理生理过程即启动。休克有多种分类方式，按病因可分为失血性休克、创伤性休克、脓毒性休克、过敏性休克、心源性休克、神经源性休克等；按始动环节可分为低血容量性休克、血管源性休克和心源性休克；按血流动力学可分为低血容量性休克、心源性休克、梗阻性休克和分布性休克。

二、休克期间的营养代谢机制

休克早期和中期交感神经异常兴奋，中后期由于多种炎症介质和细胞因子的释放，患者处于强烈的应激高分解代谢状态，产生一系列神经内分泌改变，表现为儿茶酚胺、糖皮质激素、生长激素和胰高血糖素分泌增加，出现伴有胰岛素抵抗的高糖血症，脂肪和净蛋白分解加速，基础代谢率可升高50%～150%。临床主要表现为负能量平衡和负氮平衡、低蛋白血症及应激性高血糖等。机体的代谢改变是全身炎症反应的一部分，其显著特点是能量消耗与需求增加。能量消耗与代谢紊乱的程度、持续时间、危重症程度密切相关。应激状态下分解代谢增加、营养摄入减少，导致体内肌肉组织迅速消耗。

休克早期，血液从非重要的皮肤、肌肉和腹腔脏器流向脑和心脏等重要器官。生理状态下，动脉血液流向最易接收氧气的终端部位小肠绒毛顶端，静脉血液流向绒毛底部。休克时，血氧水平低于稳态，绒毛顶端容易受到缺血和塌陷的影响，导致小肠上皮屏障功能受到损害。脓毒症和感染性休克等全身炎症将增加TNF-α、IL-6、IL-1β等促炎细胞因子水平，这些细胞因子通过多种机制损害小肠上皮屏障功能，如黏膜变薄、上皮细胞凋亡和紧密连接（TJ）蛋白基因的表达减少。上皮屏障功能受损会激活肠源性促炎反应，加剧全身炎症。除这些机制外，休克时医源性儿茶酚胺或血管升压素等血管活性药物的应用，会加剧胃肠功能障碍的发生风险。严重疾病还会破坏肠道上皮和肠道菌群之间的平衡，进而导致多器官功能障碍的产生和延续。脓毒症时细胞因子的释放直接阻碍肠肌细胞功能，抑制肠神经肌肉传递，导致胃肠激素失调，引起肠水肿。

总之，在各种因素下，休克期间胃肠道成为受损的主要靶器官，同时胃肠道受损还会反作用于休克，加重休克症状和增加休克并发症的发生风险。所以休克期间保护胃肠功能以及维持机体的能量平衡至关重要。

三、休克期间的营养治疗

关于休克期间营养治疗，国内外指南已有多项建议。2021 年国际脓毒症管理指南对于可以进行肠内营养的成人脓毒症 / 脓毒症休克患者，建议早期（72h 以内）启动肠内营养（弱推荐，极低质量证据）。目前 ESPEN、ASPEN 等发布的指南均已意识到急性代谢改变及热量和蛋白质缺乏在患者预后中的问题，一致推荐肠内营养作为一线治疗方案。在转入 ICU 后 24 ～ 48h 内应尽早启动肠内营养，并对营养治疗的时机、路径以及营养药物的组成和剂量进行了讨论，提出了新的建议。其中，针对危重病患者早期营养问题，指南建议，对于无肠内营养禁忌的脓毒症患者早期给予低热卡或滋养型喂养，有利于建立良好的喂养耐受性，缩短 ICU 住院时间和机械通气时间，显著降低误吸、肠坏死等并发症发生率。监测每日血尿素氮及 24h 尿排氮量，调整蛋白供给量，对脓毒症患者建议蛋白质摄入量为 1.2 ～ 2.0g/（kg · d），若联合床旁连续性肾替代性治疗，需要适当增加蛋白供给。至于蛋白质摄入的最佳时机，仍需要更多的 RCT 来提供科学依据和支持。当前国际脓毒症指南推荐在第 1 周对患者进行低热卡或滋养型喂养，24 ～ 48h 后逐渐加量，1 周内达到目标喂养量的 60% ～ 70%。

根据 ESPEN 指南，肠内营养禁忌包括休克、未控制的低氧血症、酸中毒和肠缺血等。ESPEN 建议，当休克未控制、血流动力学和组织灌注目标未达标时，不推荐使用肠内营养。根据 ESICM 指南，只有在液体和血管活性药物有效控制下的休克患者，才推荐低剂量的肠内营养。强调在肠内营养期间需要密切监测胃肠功能，以确保能够及时发现并防止肠缺血的早期迹象与症状，从而避免潜在的不良后果。

尽管肠内营养较肠外营养更符合生理需求且更安全，但在脓毒症患者肠道功能受损严重而无法耐受肠内营养时（如中毒性肠麻痹和严重消化道出血等），尽量考虑短期全肠外营养治疗。如果较长时间禁食（超过 2 周），仅给予全肠外营养将会造成肠黏膜萎缩，肠内细菌及内毒素易位，从而导致肠源性败血症、胆汁淤积和肝功能损害等，更不利于临床结局的改善。因此，必须遵循国际公认的 “if gut works，use it” 这一临床营养治疗的原则，一旦胃肠道可以利用，就应尽一切条件尽早采取肠内营养。

营养治疗是休克治疗的重要组成部分。在患者的生命体征平稳之后或者在积极治疗措施干预下的生命体征稳定后，就应进行必要的营养治疗。营养治疗的手段不应局限于单纯的方式，应以治疗为主要目的，肠内与肠外营养互补的方式可以弥补单纯营养治疗的不足与预防并发症，且更易于耐受及达到支持的目的。营养治疗对休克患者的预后及转归具有深刻的影响，因此，掌握营养治疗策略对改善患者预后至关重要。

（刘　畅　林　宁）

参考文献

[1] SINGER P，BLASER A R，BERGER M M，et al. ESPEN guideline on clinical nutrition in the intensive care unit[J].Clin Nutr，2019，38（1）:48-79.

[2] PETROVA M，SHESTOPALOV A，YAKOVLEVA A，et al. Nutritive rehabilitation of the patients after recovering from coma[J]. Physical and rehabilitation medicine，medical rehabilitation，2020，2（1）:28-37.

[3] ZHAO J，YUAN F，SONG C，et al.Safety and efficacy of three enteral feeding strategies in patients with severe stroke in China（OPENS）:a multicentre，prospective，randomised，open-label，blinded-endpoint trial[J].Lancet Neurol，2022，21（4）:319-328.

[4] DA CONCEIÇÃO TEIXEIRA L，ROCHA N，NUNES R.New taxonomy for prolonged disorders of consciousness may help with decisions on withdrawal of clinically assisted nutrition and hydration:a proposed decision making pathway[J].J Rehabil Med，2021，53（5）:00193.

[5] EVANS L，RHODES A，ALHAZZANI W，et al.Surviving sepsis campaign: international guidelines for management of sepsis and septic shock 2021[J].Crit Care Med，2021，49（11）:e1063-e1143.

[6] DE WAELE E，MALBRAIN M，SPAPEN H.Nutrition in sepsis: a bench-to-bedside review[J]. Nutrients，2020，12（2）:395.

[7] MARINO L V，VALLA F V，TUME L N，et al.Considerations for nutrition support in critically ill children with COVID-19 and paediatric inflammatory multisystem syndrome temporally associated with COVID-19[J].Clin Nutr，2021，40（3）:895-900.

[8] GOMPELMAN M，TUINTE R，BERREVOETS M，et al.Clinical characteristics and outcomes of S. Aureus bacteremia in patients receiving total parenteral nutrition[J]. Nutrients，2020，12（10）:3131.

[9] INOUE S.Temperature management for deliberate mild hypothermia during neurosurgical procedures[J]. Fukushima J Med Sci，2022，68（3）:143-151.

[10] SPANKOVICH C，WALTERS B J.Mild therapeutic hypothermia and putative mechanisms of hair cell survival in the Cochlea[J].Antioxid Redox Signal，2021，36（16/18）:1203-1214.

[11] INOUE S.Temperature management for deliberate mild hypothermia during neurosurgical procedures[J]. Fukushima J Med Sci，2022，68（3）:143-151.

[12] GUÉRIN C，REIGNIER J，RICHARD J C，et al.Prone positioning in severe acute respiratory distress syndrome[J].New England Journal of Med，2013，368（23）: 2159-2168.

[13] GRASSELLI G，CALFEE C S，CAMPOROTA L，et al.ESICM guidelines on acute respiratory distress syndrome:definition，phenotyping and respiratory support strategies[J].Intensive Care Med，2023，49（7）:727-759.

[14] 中华医学会神经外科分会，中国神经外科重症管理协作组 . 中国神经外科重症患者营养治疗专家共识（2022 版）[J]. 中华医学杂志，2022，102（29）:2236-2255.

[15] HAWRYLUK GWJ，RUBIANO AM，TOTTEN AM，et al.Guidelines for the management of

severe traumatic brain injury:2020 update of the decompressive craniectomy recommendations[J]. Neurosurgery，2020，87(3):427-434.

[16] KURTZ P，ROCHA EEM.Nutrition therapy，glucose control，and brain metabolism in traumatic brain injury:a multimodal monitoring approach[J].Frontiers in Neuroscience，2020，24(3):184-190.

[17] LEE HY，OH BM.Nutrition management in patients with traumatic brain injury: a narrative review[J]. Brain&Neurorehabilitation，2022，15(1):e4.

[18] SINGER P，BLASER A R，BERGER M M，et al. ESPEN practical and partially revised guideline: clinical nutrition in the intensive care unit[J].Clinical nutrition(Edinburgh，Scotland)，2023，42(9):1671-1689.

[19] 周健，周秋香，闫月月，等.颈椎脊髓损伤机械通气患者鼻肠管肠内营养的疗效观察 [J]. 肿瘤代谢与营养电子杂志，2022，9(2):207-211.

[20] 王庆玺，郭闻师.早期微生态肠内营养对老年神经重症机械通气患者疗效及预后的影响 [J]. 中国老年学杂志，2020，40(7):2943-2946.

[21] LORETA G.ICU analgesia and sedation: is it time to change our practice? [J]. Crit Care Med，2023，51(11):1600-1602.

[22] BOLESTA S，BURRY L，PERREAULT，et al. International analgesia and sedation weaning and withdrawal practices in critically ill adults: the adult iatrogenic withdrawal study in the ICU[J].Crit Care Med，2023，51(11):1502-1514.

第八章　神经重症营养治疗的护理

第一节　全肠外营养治疗期的护理

神经重症患者是指罹患原发性或继发性神经系统疾病并存在或潜在器官功能障碍，需要重点加强医疗监测和治疗的患者，包括严重缺血性或出血性脑卒中、重型颅脑损伤、颅内肿瘤、颅内炎性病变等患者。神经重症患者除具有其他重症患者的代谢特点外，还具有如下特殊性：多伴有不同程度的意识障碍、吞咽障碍、运动功能障碍；代谢高、营养需求高；部分患者经人工气道维持呼吸功能或进行呼吸机机械通气；多存在内分泌功能紊乱；部分患者存在应激性胃肠功能障碍，如应激性溃疡；部分患者有需要愈合的外科伤口；通常合并高血压、糖尿病、冠状动脉粥样硬化性心脏病、高脂血症等基础疾病。以上特殊性均为营养不良高风险因素，继而造成患者感染、脏器功能障碍、死亡风险增加，影响临床结局。因此，以患者病情需要为牵引，选择合适的营养治疗十分必要。

肠内营养与肠外营养是现代临床营养治疗的重要方法。五阶梯营养治疗从下向上或从上向下的过程，称为营养过渡。神经重症患者选择从上向下的营养过渡，遵循 50% 原则，即当下一阶梯能够满足患者 50% 的营养需求时，可逐渐加量，并逐渐减少目前阶梯量，例如，肠内营养可满足患者 50% 的营养需求时，可继续逐渐增加肠内营养量，同时逐渐减少肠外营养量；口服营养补充可满足 50% 的营养需求时，可继续逐渐增加口服营养补充量，同时逐渐减少管饲量；日常饮食可满足 50% 的营养需求时，可继续逐渐增加日常饮食量，同时逐渐减少口服营养补充。(图 8-1)

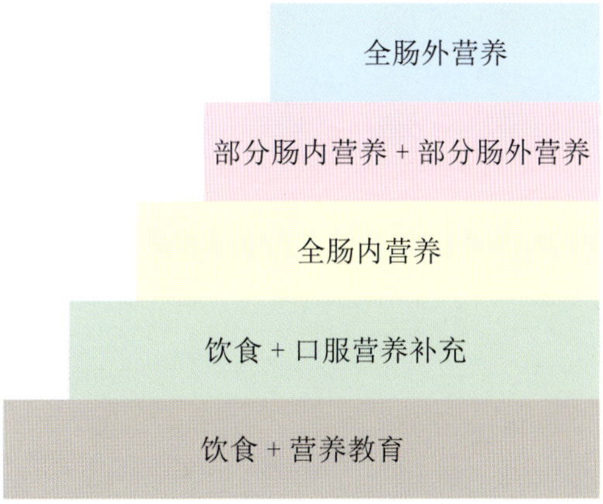

图 8-1　营养治疗五阶梯模式

一、肠外营养液分类与基本概念

肠外营养液分为全合一肠外营养液和二合一肠外营养液两种。全合一肠外营养液即全营养混合液。全营养混合液既有工业化生产的三腔袋，也有由医院专业技术人员配制的全营养混合液。全营养混合液配制是指医生开具肠外营养处方，经药师审核后，在配液中心将处方中的碳水化合物、氨基酸、脂肪乳、电解质、微量元素、维生素等成分，由经过培训的药学专业技术人员按规定的操作规程混合于一个输液袋中的过程。二合一肠外营养液指在规定条件下，将除脂肪乳以外的肠外营养组分转移至一个输液袋内而配成的混合静脉注射溶液，既有医院专业技术人员配制的，也有工业化生产的双腔袋。

肠外营养液中主要包括静脉注射用碳水化合物、氨基酸、脂肪乳、维生素、电解质及微量元素等多种成分，有适宜的渗透压和 pH 值，并具有良好的稳定性与相容性，且必须保持无菌、无毒、无热源存在。(表 8-1)

表 8–1　肠外营养液组成成分

药物类别	临床常用品种
碳水化合物	葡萄糖注射液(5%、10%、50%)
氨基酸	复方氨基酸注射液(3AA、6AA、9AA、15HBC、18AA、18AA-V-SF、20AA 等)、小儿复方氨基酸、丙氨酰谷氨酰胺等
脂肪	脂肪乳注射液、中 / 长链脂肪乳注射液(C6-24/C8-24)、结构脂肪乳、ω-3 鱼油脂肪乳、多种油脂肪乳注射液(C6-24)等
电解质	10% 氯化钾注射液、10% 氯化钠注射液、葡萄糖酸钙注射液、氯化钙注射液、25% 硫酸镁注射液、门冬氨酸钾镁注射液、甘油磷酸钠注射液、复合磷酸氢钾注射液等
微量营养素	水溶性维生素、脂溶性维生素、复合维生素、多种微量元素等
水	灭菌注射用水、0.9% 氯化钠注射液、5% 葡萄糖注射液、葡萄糖氯化钠注射液等

二、肠外营养输注途径与维护

(一)通过外周静脉实施肠外营养治疗

1. 适应证

(1)无法实施肠内营养或通过肠内营养无法足量供给营养素。

(2)短期内实施肠外营养治疗，以改善患者围手术期营养状况，但使用时间应≤ 2 周。

(3)轻、中度营养不良或所需热量、氮量要求不高的肠外营养治疗。

(4)无法通过中心静脉通路实施肠外营养治疗。

2. 优势

(1)能较快建立静脉通路，尽早供给营养。

(2)临床护士可完成建立静脉通路的操作。

（3）输注及穿刺部位的护理方便、简单，所需费用较中心静脉通路低廉。

（4）避免了中心静脉通路所致的导管相关性血流感染、气胸等并发症。

目前较多临床试验及研究证实，对于住院患者特别是围手术期患者，外周静脉是安全、有效的肠外营养治疗途径。因此，外周静脉是肠外营养治疗首选的输注途径。

3. 注意事项

（1）肠外营养液渗透压不宜超过 900mOsm/L，氨基酸浓度不宜超过 3%，葡萄糖浓度不宜超过 10%。由于脂肪乳渗透压较低，兼具保护血管内皮细胞的作用，加入全合一肠外营养液时，可有效降低高浓度氨基酸和葡萄糖的渗透压，有利于通过外周静脉实施肠外营养治疗。

（2）使用时间不建议超过 10d，且应每日评估穿刺部位皮肤及血管情况。

4. 护理要点

（1）选择较为粗大的外周静脉，使用较小型号的静脉留置针。

（2）输注速度宜慢，滴速控制在 50 ～ 60 滴 /min，可减少静脉炎的发生。

（3）每日更换输液部位。

（4）控制通过外周静脉实施肠外营养治疗的时间。

（二）通过中心静脉实施肠外营养治疗

1. 适应证

适用于长期无法通过肠内营养提供足量营养素，且通过外周静脉实施肠外营养仍无法提供足量营养素的患者；肠外营养液渗透压＞ 900mOsm/L 的患者；接受肠外营养时间＞ 14d 的患者。

（1）CVC 适合危重症患者，锁骨下静脉为首选，但使用时间建议不超过 30d。

（2）PICC 有穿刺风险低和感染并发症少的优点，被国内指南推荐为老年患者肠外营养支持的首选途径。

（3）PORT 不需换药，患者可沐浴，增加了日常生活自由度，能显著提高患者的生活质量。

2. 优势

（1）能适宜较长时间留置：PICC 留置时间在 10d ～ 1 年；PORT 可反复穿刺 1000 次以上，避免多次静脉穿刺的痛苦和不适，保护外周静脉，减少护理工作量，为长时间接受静脉营养治疗患者提供了可靠的血管通路。

（2）能满足快速输注要求：及时纠正血容量不足，CVC 可进行中心静脉压监测。

（3）能输注高渗透压和非血管相容性药物。

三、肠外营养静脉导管护理常规

（一）输注装置要求

每 24h 或每次更换新的肠外营养容器时，均应更换带内嵌式过滤和附加过滤的输注装置；单独输注脂肪乳注射液时，应每隔 12h 更换输注装置，或按产品说明书更换；输注含脂质溶液的肠外营养液时，输注装置不应含有邻苯二甲酸二(2-乙基)己酯(DEHP)，因为 DEHP 具有亲脂性，会进入脂质溶液。

(二)冲管封管要求

1. 冲管

常规冲管和封管的溶液可选用 0.9% 氯化钠溶液(≥ 10ml)或 10 ～ 100U/ml(5ml)的肝素钠盐水。

2. 封管

推荐使用无针正压输液接头，根据接头类型按顺序进行封管。正压接头封管：冲洗→夹闭→断开。负压接头封管：冲洗→断开→夹闭。平衡压接头和防回流接头的封管则无特殊要求。存在导管相关性血流感染或高感染风险的患者可使用抗生素溶液进行封管。

(三)敷料更换要求

使用透明半透膜，至少每 7d 更换 1 次敷料；使用无菌纱布或纱布敷料时，应每 2d 更换 1 次，如遇污染、渗血、渗液等情况应及时更换，确保敷料始终干净、整洁。

(四)拔管指征

发生导管相关性血流感染时；导管发生异位，无法调整使用时；导管发生断裂，已无法正常使用时；其他情况导致导管功能丧失时；疾病治愈、治疗结束等情况不再需要导管时。

四、静脉导管相关的常见并发症的观察、预防与处理

肠外营养的并发症并不少见，若不加以预防可导致严重并发症，影响患者的治疗效果、延长康复时间甚至危及生命。下面重点阐述静脉导管相关的常见并发症。

(一)肠外营养液渗出或外渗

1. 主要表现

肠外营养液输注速度变慢或不滴；可抽到部分回血；穿刺口渗液；局部出现肿胀；患者主诉局部疼痛等。

2. 主要原因

操作者置管经验不足，操作不熟练；置管位置选择不合适；导管外径不合适；导管堵塞；未按规定使用 PORT 配套的无损伤穿刺针；蝶翼针固定松脱；导管锁脱落；穿刺隔损坏；患者自身存在的部分因素等。

3. 预防措施

(1)选择最合适的静脉通路及穿刺部位，选择外径合适的导管，避开关节等屈曲活动频繁的部位，

并有效固定。

（2）置管前应充分评估患者是否存在导致或增加渗出 / 外渗高风险的特异性因素，如感染、糖尿病及系统性红斑狼疮等可能导致血管或循环系统受损的基础疾病，精神或认知异常，肥胖或多次静脉穿刺所致的外周静脉穿刺困难等。

（3）冲管及封管一定要严格按照护理规程进行。同时对患者及家属做好健康宣教，嘱咐在输注肠外营养过程中减少患者穿刺侧肢体的活动。

（4）PORT 要严格按照规程使用配套的无损伤穿刺针。如果发生输液部件松脱，要及时重新固定。

4. 处理措施

（1）评估：准确识别渗出与外渗，寻找可能的原因，减少损伤程度。

（2）停止输注：立即停止肠外营养液的输注，并抽吸回血，不得对导管进行冲洗。

（3）将肠外营养输注装置与输注端口断开，接一个较小规格的注射器对导管或无损伤穿刺针头进行抽吸，抽吸完成后拔除外周静脉通路和无损伤穿刺针头。

（4）促进吸收：抬高穿刺肢体，促进肠外营养渗出液的吸收。推荐使用干热敷，避免湿敷。

（二）静脉炎

按发生原因的不同，静脉炎可细分为化学性静脉炎、机械性静脉炎、感染性静脉炎、血栓性静脉炎；按严重程度的不同，静脉炎可分为 0 ～ 4 级，共 5 个等级。（表 8-2）

表 8-2　静脉炎等级量表

等级	临床标准
0 级	无症状
1 级	穿刺部位有红斑，伴或不伴痛感
2 级	穿刺部位疼痛，有红斑和（或）水肿
3 级	穿刺部位疼痛，有红斑；条纹形成；静脉条索
4 级	穿刺部位疼痛，有红斑；条纹形成；静脉条索长度＞ 2.54cm；脓液渗出

1. 主要表现

沿静脉走行红斑、疼痛、肿胀，甚至化脓，可触摸到条索状静脉。

2. 主要原因

（1）化学性静脉炎的主要原因：肠外营养液的葡萄糖浓度及渗透压高；肠外营养液 pH 值过高或过低；皮肤消毒剂带入血管内；外周静脉管径小、管壁薄、血流缓慢等特征；滴速过快；使用氯化钾注射液等特殊药物等因素。

（2）机械性静脉炎的主要原因：导管外径与穿刺血管管径的适配度不佳；导管置入过程中损伤血管；导管尖端位置不合适；导管的固定不规范等因素。

（3）感染性静脉炎的主要原因：与紧急情况下置入导管、无菌操作不严格、敷料污染等因素相关。

（4）血栓性静脉炎的主要原因：血流缓慢、静脉壁损伤、血液凝固性增高导致血栓性静脉炎。

3. 预防措施

（1）消毒皮肤，应待消毒处完全干后再行穿刺，以防消毒剂带入血管内；按无菌操作要求规范置管、换药及更换输液装置。

（2）成人的置管部位优选上肢。

（3）根据治疗时间、药物的渗透压、pH 值等选择合适的静脉通路。如需要长期（＞14d）接受肠外营养治疗或肠外营养液渗透压高（＞900mOsm/L）则建议通过中心静脉通路输注。

（4）输注化学性静脉炎的高风险药品时，应优先使用中心静脉通路。

（5）使用外周静脉输注肠外营养液时，须控制输注速度在 50 ～ 60 滴 /min，必要时稀释后滴注。

（6）选择外径较小的导管进行置管、遵照血管通路固定技术进行有效固定，均可有效减少机械性静脉炎的发生。

（7）如在非理想无菌状态下进行了紧急置管，建议在患者病情稳定或置入导管后 48h 更换部位重新置管。

4. 处理措施

（1）评估：认真观察，准确判断静脉炎的类型和等级。

（2）健康教育：对患者及家属进行静脉炎相关知识的健康教育，如发现异常，及时告知医护人员。

（3）非感染性静脉炎：可采取有效固定导管、抬高肢体、局部热敷或进行药物干预等措施，如外敷多磺酸黏多糖或透明质酸酶等。

（4）感染性静脉炎或穿刺局部出现化脓：建议拔除导管，同时对分泌物和导管尖端进行细菌培养，并监测是否有体温升高等全身感染症状。

（5）机械性静脉炎：经固定导管、抬高肢体、局部热敷后监测 24h 症状无缓解时，应拔除导管。

（三）导管脱落或断裂

1. 主要表现

表现为肩颈部疼痛，可以冲管但不能抽到血，穿刺点可见漏液。

2. 主要原因

护士封管不到位或患者活动的原因，使导管内存在血凝块，此时若用注射器冲管，导管内压力增高，易导致导管断裂。另外，导管长期受到挤压、置入过程不当等因素，都可引起导管的脱落或断裂。

3. 预防措施

必须规范地进行冲管和封管操作，适当限制穿刺侧肢体的活动。

4. 处理措施

合理安排输液顺序；高黏滞性或刺激性药物输注前后、从输液港抽血后或输血后、输注肠外营养液期间，均应及时用生理盐水进行脉冲式冲管，确保管道内壁冲洗干净；必须用规范的正压封管方式进行封管。

（四）导管相关性血流感染

1. 主要表现

穿刺口局部的皮肤出现红、肿、热、痛，穿刺侧肢体出现功能障碍。

2. 主要原因

导管冲洗不彻底；进行输液、换药、更换敷料时，未严格执行无菌操作；未按要求定期或及时更换无针输液接头、无损伤穿刺针。

3. 预防措施

（1）从预防和控制导管相关性血流感染的角度出发，置管穿刺首选部位是锁骨下静脉。

（2）研究结果显示，特氟纶和聚亚安酯导管较聚乙烯和聚氯乙烯导管发生感染的概率略低。

（3）进行置管穿刺时，应保持最大无菌屏障并严格落实无菌操作规范。

（4）进行换药、更换敷料、更换输液装置时，应严格执行无菌操作规范。

（5）输注肠外营养液期间，应及时用生理盐水进行脉冲式冲管，确保管道内壁冲洗干净，必须用规范的正压封管方式进行封管。

（6）按要求定期或及时更换无针输液接头、无损伤穿刺针、导管和穿刺部位。

4. 处理措施

（1）停止使用该通道输注肠外营养液，局部进行湿热敷、外敷多磺酸黏多糖或透明质酸酶等。

（2）经导管及外周静脉抽血，进行细菌培养及药敏试验，根据药敏试验结果选择合适的抗生素。

（3）经过敏感抗生素治疗后，感染症状仍无明显改善或持续菌血症，应及时拔管。

（4）对患者及家属进行相关知识的宣教，嘱患者及家属保持穿刺口周围皮肤的清洁干燥，如有异常须及时告知医护人员。

（5）需拔出导管者，导管拔出后需平躺至少 15min，不能立即起身。

（五）导管夹闭综合征

1. 主要表现

发生于经锁骨下静脉置管的患者，为较少见的并发症。主要表现为抽回血不畅，肠外营养液输注困难，冲管、封管不顺畅，患者主诉锁骨下位置不适等。夹闭持续发生时，可出现导管破裂或断裂，并出现相应症状。

2. 主要原因

选择经锁骨下静脉置管是导管夹闭综合征发生的重要因素。

3. 预防措施

选择合适的置管部位，并在置管后限制置管侧上肢的活动；加强巡视，密切观察，输注过程中出现输液部位肿胀、疼痛等应立即停止输注，视情况进一步处理。

4. 处理措施

完善 X 线、超声等检查，确定导管尖端位置及导管受压情况，必要时拔除导管；一旦确诊为导管夹闭综合征，应尽早拔除导管。

（六）肠外营养导管堵塞

导管堵塞为最常见的静脉导管相关性并发症之一，分为血栓性堵管和非血栓性堵管。主要表现为：回抽无回血或回血缓慢；输注速度变慢或不滴；冲管时阻力变大或者无法冲管；输液泵频繁报警提示堵塞；输注部位肿胀或渗液。（详见第五章第六节）

（谢　红　周友田　于晓明　徐　习）

第二节　肠外营养向肠内营养过渡期的护理

长期肠外营养易导致神经重症患者胃肠功能衰退。在满足以下两个条件时，应尽早启动肠内营养。一是休克、低氧血症和酸中毒得到控制；二是消化系统无活动性出血、肠缺血、肠梗阻、腹腔间隔室综合征以及无远端喂养通道的高流量肠瘘。肠内营养使用的原则是只要胃肠道有功能且能安全使用，就使用它。

对急性卒中伴吞咽障碍患者、颅脑外伤伴吞咽障碍患者，应在发病 7d 内尽早开始肠内喂养。此时，完全肠外营养治疗的神经重症患者进入了肠内营养和肠外营养共同提供能量与营养治疗的阶段。遵循五阶梯营养治疗方案从上向下的营养过渡，当下一阶梯能够满足患者 50% 需求时，可逐渐加量，并逐渐减少目前阶梯量。肠外营养不能骤然停止，从肠外营养向肠内营养的过渡应逐步进行，逐步增加肠内营养量，减少肠外营养量，通过肠内营养使残存胃肠功能得以适应和恢复，最终过渡到全肠内营养。过渡期通常分为四个阶段：肠外营养与管饲结合→单纯管饲→管饲与经口摄食结合→完全经口摄食。本节重点阐述肠外营养与管饲结合阶段向单纯管饲阶段，即部分肠内营养向全肠内营养的过渡。

一、部分肠内营养对神经重症的临床意义

（1）可刺激机体的肠道蠕动和胃肠激素分泌，改善肠道血液灌注、滋养肠道黏膜、预防急性胃黏膜病变、保护胃肠黏膜屏障及免疫功能、维护肠道微生态、减少致病菌定植和细菌移位。

（2）在提供营养底物的基础上，满足神经重症患者机体高分解代谢状态下的热量和营养物质需求。

（3）可减轻神经重症患者对应激的代谢反应，防止氧化性细胞损伤，利于调节免疫反应，降低疾病严重程度，减少肺部感染等并发症，缩短住院时间，对预后产生积极影响。

（4）肠内营养与肠外营养比较，前者可减少危重患者感染并发症，缩短患者重症监护病房入住时间。

二、急性胃肠道损伤

急性胃肠道损伤（acute gastrointestinal injury，AGI）是指重症患者急性疾病本身导致的胃肠道功能障碍。神经重症患者胃肠道并发症发生率高达 50%，临床上常用急性胃肠道损伤分级对胃肠功能障碍进行分级与定义（表 8-3）。Ⅰ级表示存在胃肠道功能障碍和衰竭的风险，Ⅱ级表示存在胃肠道功能障碍，Ⅲ级即胃肠道功能衰竭，Ⅳ级即胃肠道功能衰竭并严重影响其他脏器功能。其中，Ⅰ级患者可以 20ml/h 的最低剂量启动肠内营养，随后将营养剂量逐渐增加至计算能量的 100%；Ⅱ级患者则建议从最低剂量开始尝试；Ⅲ级患者需谨慎地从最低剂量肠内营养开始尝试，根据症状给予促胃肠动力药等其他治疗；Ⅳ级患者需延迟肠内营养的启动。

表 8-3　急性胃肠道损伤的分级与定义

AGI 分级	定义	临床表现
Ⅰ级	胃肠道功能部分损伤，表现为原因明确的、一过性胃肠道症状	损伤之后出现临床可见的胃肠道症状，短暂且具有自限性。例如腹部手术后恶心、呕吐及肠鸣音消失，休克早期肠动力减弱
Ⅱ级	胃肠道的消化吸收功能不能满足机体对营养物质和水的需求，但未影响到患者的全身情况	胃轻瘫伴有胃潴留或反流、低位消化道麻痹、腹泻、IAP Ⅰ级、胃内容物或粪便中可见出血、喂养不耐受，表现为肠内营养＜ 20kcal/（kg · d），尝试时间＞ 72h
Ⅲ级	胃肠道功能丧失，尽管采取治疗干预，胃肠道功能仍不能恢复而且全身情况无改善	持续喂养不耐受导致大量胃潴留、持续胃肠道麻痹、肠管扩张、IAP Ⅱ级、低腹腔灌注压（＜ 60mmHg）、多器官功能障碍综合征持续甚至恶化
Ⅳ级	急性胃肠道损伤发展成为直接危及生命的因素，并伴有多脏器功能不全和休克	肠缺血坏死、导致失血性休克的胃肠道出血、Ogilvie 综合征、需要积极减压的腹腔间隔室综合征

三、部分肠内营养肠内配方的选择

神经外科重症患者进行肠内营养时，碳水化合物供能比不超过 60%，最佳脂肪摄入量建议根据血三酰甘油水平和肝功能情况调整。肠外营养时，建议葡萄糖的用量不应超过 5mg/（kg · min），静脉脂质（包括非营养性脂质来源）不应超过 1.5g/（kg · d），避免脂质超负荷。关于配方选择，可根据专家共识并结合患者的实际情况进行综合考量。

（1）颅脑外伤患者：推荐选择免疫增强配方。

（2）胃肠功能正常的患者：首选富含膳食纤维的整蛋白标准配方。

（3）消化或吸收功能障碍患者：推荐选择短肽型或氨基酸型配方。

（4）限制液体入量患者：推荐选择高能量密度配方。

（5）病情复杂患者：根据主要临床问题进行营养配方选择与搭配。

（6）糖尿病或血糖升高的患者：推荐选择糖尿病适用配方。

（7）腹泻患者：推荐选择水溶性膳食纤维配方。

（8）低蛋白血症患者：推荐选择高蛋白配方。

（9）糖尿病或血糖升高且合并低蛋白血症的患者：推荐选择高蛋白配方，同时建议采用匀速泵注方式，并加强血糖控制。

（10）高脂血症或血脂升高患者：推荐选择高单不饱和脂肪酸配方。

四、部分肠内营养喂养途径

（1）经胃喂养：鼻胃管置管操作简单、成功率高、对食物性状要求低，临床应用更广泛。

（2）幽门后喂养：可减少胃残余量，减少反流、误吸、肺部感染的发生率，对存在误吸高风险患者优先采用幽门后喂养，但幽门后喂养对鼻肠管置管及维护技能有一定要求。有研究者对重型颅脑损伤患者采用经鼻肠管和经鼻胃管喂养的方式进行比较，认为采用鼻肠管肠内营养能减少血糖紊乱等并发症，能更有效改善营养情况以及炎性反应因子水平。

（3）经皮内镜下胃造瘘或空肠造瘘：为预计肠内营养持续时间在 6 周以上时的选择。尤其是神经系统疾病患者发生吞咽障碍率高，约 11% 的患者需要终身肠内营养支持。经皮内镜下胃造瘘或空肠造瘘术创伤小，患者舒适度及维持时间优于鼻饲管。

（4）口服：经全面评估及吞咽功能专项评估，适合经口补充的患者可以选择口服补充。

五、部分肠内营养实施操作流程

（一）部分肠内营养实施操作流程

遵流程实施部分肠内营养。（图 8-2）

（二）注意事项

（1）体位：应取半卧位，如进食角度＜ 30°，极易发生反流误吸。

（2）导管位置：喂养前通过抽吸胃液、听气过水声等 2 种及以上方法判断导管尖端位置，同时检查患者口腔、咽部是否有管道盘曲。

（3）固定：采用无张力手法固定，每 24h 更换固定物，每班检查患者鼻腔、面部等皮肤状况；班班交接导管外露长度；并根据患者病情进行适当约束，必要时做好镇痛镇静，预防导管意外滑脱。

（4）容量与浓度：容量由少到多、逐渐加量；浓度由低到高、循序渐进；先试喂温开水，再过渡到肠内营养液。

（5）温度与速度：适宜温度为 38 ～ 40℃，与人体胃肠温度一致，消化道出血患者遵医嘱执行。速度由慢到快、逐渐增速。根据患者对营养液的耐受情况、血糖值、营养液性质等确定速度或遵医嘱。肠内营养首日喂养速度通常为 20 ～ 50ml/h，腹内压为 12 ～ 15mmHg 时，可每 4h 增速 1 次，每次可增加 10ml，2 ～ 3d 内增加至 80 ～ 100ml/h，达到目标喂养量。对于连续喂养和间歇喂养的患者，建议采用营养泵控制喂养速度。

（6）注入药物：应将药物分开，充分研磨、溶解或稀释；不得将药物与肠内营养液混合后注入，因为可能会导致药物生物利用度的改变或发生管道堵塞、微生物污染等情况。

（7）口腔护理：因为意识障碍、呼吸机辅助通气等原因，神经重症患者口腔的自洁能力下降，影响口腔健康；口鼻分泌物、牙菌斑等易引起误吸。因此，应每天进行口腔护理不少于 3 次，留置人工气道的患者应进行口腔护理 4 ～ 6 次 /d。

（8）保持导管通畅：中断肠内营养的前后，应采用脉冲式手法冲洗管路；肠内营养过程中，应每 4 ～ 6h 用 20 ～ 30ml 温水冲洗管路。

（9）更换导管：根据管道材质或厂家说明书按时更换。

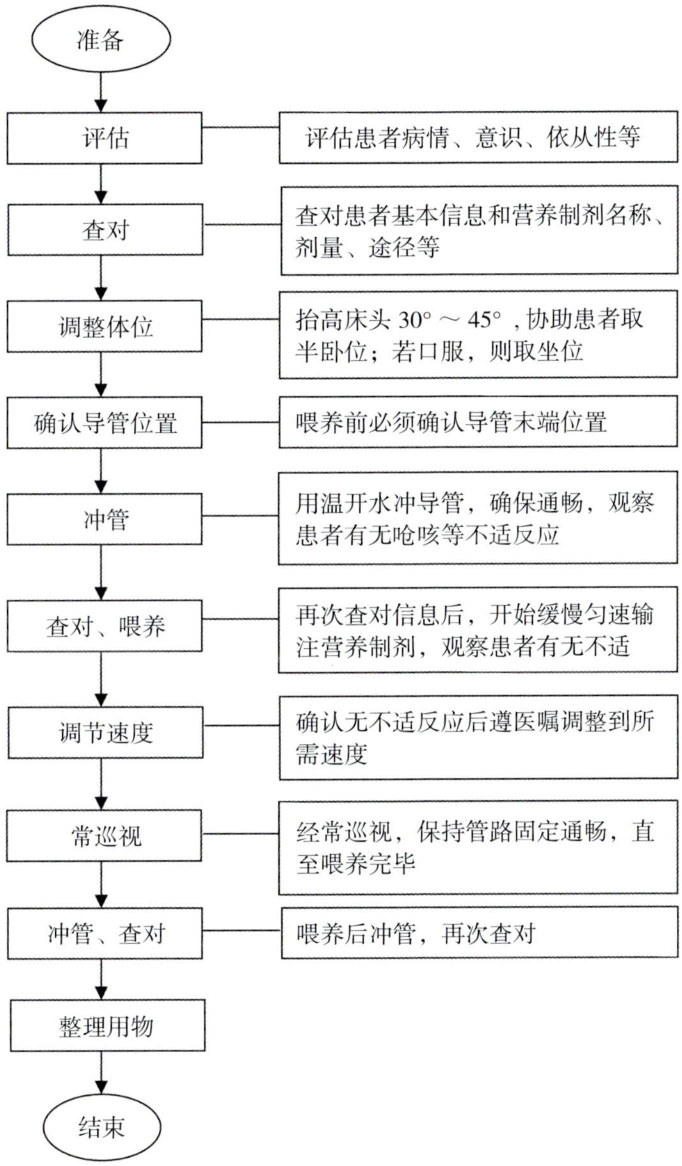

图 8–2　部分肠内营养（PEN）实施操作流程

六、再喂养综合征的预防、观察与护理

(一)概念

再喂养综合征(refeeding syndrome，RFS)指长期饥饿后再次提供喂养(包括经口摄食、肠内营养或肠外营养)所引起的、与代谢异常相关的一组表现，主要为开始营养治疗后5d内出现至少一种电解质[钾、镁和(或)磷酸盐]血清水平降低10%和(或)由这些电解质降低引起的器官功能障碍和(或)继发于硫胺素缺乏的表现。

(二)临床表现

再喂养综合征缺乏特异性临床表现，目前暂无诊断的“金标准”，主要表现为以低磷血症为主的电解质紊乱和以心力衰竭、呼吸衰竭等系统功能障碍为主的全身多系统临床症状。2020年，ASPEN首次提出了再喂养综合征的诊断标准。①轻度再喂养综合征：磷、钾或镁水平下降10%～20%。②中度再喂养综合征：磷、钾或镁水平下降20%～30%。③重度再喂养综合征：磷、钾、镁下降>30%和(或)电解质水平下降、硫胺素缺乏导致的器官功能不全。存在以上3项中任意一项，且在重新开始喂养或大幅度增加能量供应后5d内发生，即诊断为再喂养综合征，也有研究者将再喂养后出现磷、镁、钾等多种电解质紊乱作为诊断标准。

再喂养综合征会引起患者多器官功能障碍，如呼吸衰竭、心力衰竭、肝脏衰竭等，造成呼吸机依赖、感染风险和死亡率增加等。研究表明，重症卒中患者的再喂养综合征发生率为31.9%。因此，早期识别危重症患者的再喂养综合征风险、及时采取针对性措施对患者预后至关重要。在ASPEN共识的基础上，有研究建议按以下诊断标准进行再喂养综合征分层：在患者重新摄入热量的5d内，血清磷、钾、镁中任何1项或几项电解质水平降低10%～20%，为轻度再喂养综合征；降低20%～30%，为中度再喂养综合征；降低超过30%和(或)电解质水平降低、硫胺素缺乏导致器官功能障碍，为重度再喂养综合征。

综上所述，再喂养综合征的主要临床表现：通常在启动营养治疗后的5d内发生；严重低磷血症(<0.3mmol/L)与硫胺素缺乏(<3μg/ml)；硫胺素缺乏、水和电解质紊乱引发的肌无力、感觉障碍、意识变化、呼吸衰竭、心律失常甚至心搏骤停等一系列症状；排除其他原因引起的，与过量的能量摄入相关的新发心力衰竭、呼吸衰竭、心律失常、肌无力、意识变化、外周水肿。

(三)再喂养综合征风险评估工具

目前危重症患者再喂养综合征的常用风险评估工具有以下5种。

(1)全球领导人营养不良倡议(Global Leadership Initiative on Malnutrition，GLIM)标准：是以临床环境中成人营养不良的诊断标准为中心建立的国际统一标准。

(2)ASPEN专家共识：将患者划分为2个风险等级，并将风险因素划分为2个类别，涉及8个方面，共14个条目。筛查领域主要包括BMI、体重降低程度、能量摄入、电解质水平、疾病史、皮下脂肪、肌肉质量和高风险共病评估。

(3)英国国家卫生与临床优化研究所(National Institute for Health and Care Excellence，NICE)指南：

将营养风险因素划分为 2 个类别，含 8 个条目，筛查领域主要包括 BMI、体重降低程度、能量摄入、电解质水平、疾病史等。

（4）改良版 NICE 指南：在原指南基础上，改良版 NICE 指南将患者划分为 3 个风险等级，即低风险、高风险、极高风险，并将营养风险因素划分为 3 个类别，筛查领域与原版相同，共 11 个条目。

（5）短期营养评估问卷（short nutritional assessment questionnaire，SNAQ）：SNAQ 共包括 3 项内容，即体重降低、食欲下降、管饲喂养或最近使用营养补充剂。

有研究对危重症患者再喂养综合征风险的 5 种评估工具的筛查能力进行比较，结果显示 ASPEN 专家共识＞改良版 NICE 指南＞ NICE 指南＞ GLIM 标准＞ SNAQ。ASPEN 专家共识和改良版 NICE 指南的预测性能较好，临床实践中可以结合 ASPEN 专家共识和改良版 NICE 指南中的风险评估标准对患者进行再喂养综合征筛查。以下对临床常用的三种危重症患者再喂养综合征风险评估工具的内容进行说明。（表 8-4）

表 8-4　三种危重症患者再喂养综合征风险评估工具的内容

评估工具	筛查内容	风险等级
ASPEN 专家共识	中等风险因素。① BMI：16.0 ～ 18.5kg/m^2。② 1 个月内体重下降＞ 5.0%。③很少或无营养摄入 5 ～ 6d、急性疾病或损伤期间，连续 7d 以上摄入能量＜ 75% 的目标需要量或连续 1 个月摄入能量＜ 75% 的目标需要量。④电解质水平低；或当前水平正常，但近期水平低，需要最低剂量或单次补充。⑤皮下脂肪：中度损失。⑥肌肉质量：轻度或中度损失。⑦高风险共病：中度疾病 重度风险因素。① BMI ＜ 16kg/m^2。② 3 个月内体重下降＞ 7.5% 或 6 个月内体重下降＞ 10%。③很少或无营养摄入超过 7d、急性疾病或损伤期间，连续 5d 以上摄入能量＜ 50% 的目标需要量或连续 1 个月以上摄入能量＜ 50% 的目标需要量。④电解质水平处于中度或中度缺乏状态；或当前水平正常，但近期水平低，需要大量或多次补充。⑤皮下脂肪：重度损失。⑥肌肉质量：重度损失。⑦高风险共病：重度疾病	中等风险患者：≥ 2 项中等风险因素 重度风险患者：≥ 1 项重度风险因素
NICE 指南	次要风险因素。① BMI ＜ 18.5kg/m^2。②在过去 3 ～ 6 个月内体重意外降低＞ 10%。③很少或无营养摄入超过 5d。④有酗酒史或用药史（胰岛素、化疗药、抗酸剂或利尿剂） 主要风险因素。① BMI ＜ 16.0kg/m^2。②在过去 3 ～ 6 个月内体重意外下降超过 15%。③很少或无营养摄入超过 10d。④喂养前钾、磷酸盐或镁浓度较低	高危风险：≥ 2 项次要风险因素或≥ 1 项主要风险因素
改良版 NICE 指南	低风险因素。① BMI ＜ 18.5kg/m^2。②既往 3 ～ 6 个月内体重意外降低＞ 10%。③微量或未供给能量超过 5d。④有酗酒史或用药史（胰岛素、化疗药、抑酸剂或利尿剂） 高风险因素。① BMI ＜ 16.0kg/m^2。②既往 3 ～ 6 个月内体重意外降低＞ 15%。③微量或未供给能量超过 10d。④营养治疗前，电解质（磷、镁、钾）处于低水平状态 极高风险因素。① BMI ＜ 14.0kg/m^2。②体重下降＞ 20%。③饥饿或禁食超过 15d	低风险患者：≥ 1 项低风险因素 高风险患者：≥ 2 项低风险因素或≥ 1 项高风险因素 极高风险患者：≥ 1 项极高风险因素

（四）预防及护理措施

（1）营养治疗前评估：加强对患者再喂养综合征风险的评估。运用评估工具早期识别再喂养综合征高风险患者，给予精准的营养治疗。再喂养综合征高危人群包括精神障碍患者、神经性厌食患者、乙醇与毒品滥用者、行减肥手术或肠切除术患者、经历饥荒者、肾功能衰竭或血液透析患者、重症患者、恶性肿瘤患者以及急诊患者等。

（2）循序渐进补能量：再喂养综合征高风险患者在摄入能量后24h内，每4h测量生命体征1次。避免对其进行大剂量、快速的营养补充，建议匀速补充。ASPEN建议，对再喂养综合征高风险患者，在开始补充能量的24h内摄入葡萄糖100～150g或按10～20kcal/kg供给能量；1～2d内补充目标能量的33%，最后达到目标能量的100%。

（3）营养治疗后评估：营养治疗的最初几天，需每天评估营养状态，根据评估结果与医生沟通，及时调整营养治疗方案。

（4）监测电解质：定期检查血钾、血镁和血磷水平，根据电解质水平按需补充电解质。在开始营养治疗的第1周，建议每天监测磷酸盐及其他电解质水平，第2周至少检查3次电解质水平，需监测患者血清白蛋白、前白蛋白浓度。若出现检验危急值，应及时通知并配合医生纠正、补充和调整电解质及其他微量元素，并做好记录与交接班。

（5）监测维生素：补充硫胺素和多种维生素。硫胺素水平正常者不须额外补充，再喂养综合征高风险患者则需补充。

（6）连续性监测及评估：在营养治疗启动后，每日测量体重、摄入量和排出量、BMI、皮下脂肪及肌肉流失情况；严密监测，避免再喂养综合征发生；及时关注病情和心电监测结果，若患者出现恶性心律失常或其他神经系统症状，应及时抢救。

（谢　红　陈进英　张依醒　徐　习）

第三节　全肠内营养治疗期的护理

肠内营养指经胃肠道采用口服或管饲方式将特殊制备的营养物质输入患者体内，为机体提供代谢所需营养素的营养治疗方式。对存在营养风险和（或）营养不良，且胃肠道有功能、能安全使用的患者而言，肠内营养是首选的营养治疗方式。《中国神经外科重症患者营养治疗专家共识（2022版）》推荐：对无肠内营养禁忌证且接受肠外营养治疗的神经外科重症患者，应努力转变为肠内营养治疗，随着肠内营养的加量，相应减少肠外营养的量，直至肠内营养达到能量目标的60%时，可选择终止肠外营养。神经重症患者宜采取包含医生、护士、营养师、康复治疗师等的多学科团队协作模式来管理，在患者入院后24h内进行营养筛查和评定，对存在营养风险和（或）营养不良者，排除禁忌证后，尽早实施肠内营养，并根据患者的意识水平、营养风险、吞咽能力、预期持续时间和并发症风险等因素优选肠内营养的途径。

一、评估营养风险和营养不良程度

ESPEN认为，营养风险筛查是一个快速的过程，通过筛查发现患者存在营养风险，即可制订营养计划。

（一）评估营养风险

对于普通住院患者，推荐使用 NRS 2002 量表进行营养筛查；对于神经重症患者，建议采用 NUTRIC 评分，包括患者的年龄、合并症数量、入住 ICU 前住院天数、APACHE Ⅱ评分、序贯器官衰竭评分（SOFA 评分）、IL-6 水平等，该评分量表对神经重症疾病患者营养风险及并发症风险的预测性能好。

（二）评价营养不良程度

临床医护人员进行营养风险筛查，营养医生或营养师测量并收集患者身高、体重、上臂围、腰围、小腿围等人体测量指标和血清蛋白等实验室指标，进行人体成分分析，必要时行超声及 CT 等检查，以识别肌肉减少情况。在此基础上，判断是否存在营养不良，并对严重程度进行分级，评估患者营养缺失程度。最后，制订出有针对性的临床营养治疗方案并加以落实。

二、评估肠内营养的安全性

在胃肠功能正常且安全可行的情况下，应优先考虑肠内营养。神经重症患者在休克得到液体输注和（或）使用血管活性药物控制，低氧血症或酸中毒得到改善，且无消化道禁忌证时，应在 24 ～ 48h 内实施早期肠内营养。早期肠内营养不仅能够提供营养底物，满足机体高分解代谢的热量和其他营养物质需求，还能滋养肠黏膜，维系肠黏膜的生长、增殖与修复，改善肠黏膜屏障及免疫功能，可降低疾病严重程度，减少肺部感染等并发症，对患者预后产生积极影响。

肠内营养治疗期间，监测与评估应贯穿始终。一般可分为两个阶段：第一阶段，喂养前对喂养安全性与接受能力进行判断，包括胃肠道动力及功能、腹腔内压、循环与组织灌注、血管活性药物使用及剂量、吞咽能力、镇静与体位要求等，确定是否可以启动肠内营养、喂养途径以及营养供给计划，包括制剂选择等。第二阶段，肠内营养治疗期间监测耐受性，判断供给是否达标，评估实施效果，包括实际喂养量，是否发生反流、腹胀、腹泻、呕吐等并发症，作为个体化调整营养治疗计划的参考。

三、评估误吸风险

误吸是肠内营养最严重的并发症之一，鉴于肠内营养相关性误吸的高发生率，实施肠内营养前对重症患者进行科学系统的评估，及时发现误吸风险并加以防范非常重要。根据国内重症患者的特点，临床使用的误吸风险评估方法主要包括：标准吞咽功能评估量表（standardized swallowing assessment，SSA）、Gugging 吞咽功能评估量表（Gugging swallowing screen，GUSS）、多伦多床边吞咽筛查试验（the Toronto bedside swallowing screening test，TOR-BSST）、洼田饮水试验（Kubota water swallow test，KWST）、Any TWO 试验、误吸风险快速评判方法等。其中 SSA、GUSS、TOR-BSST 等试验为国内 ICU 常用的误吸风险评估工具。

（一）标准吞咽功能评估量表（SSA）

由 Ellul 等制订，可早期识别吞咽障碍，也可作为是否拔出胃管的判定标准。量表包括 3 个方面，共 19 个条目。

（1）初步临床检查：①评估患者意识水平，是否意识清楚、对言语刺激有反应；②评估头与躯干的控制，是否能控制体位、维持头部位置；③唇的闭合；④有无呼吸困难；⑤有无构音障碍；⑥自主咳嗽能力；⑦评估软腭运动，舌的活动范围是否对称；⑧咽反射是否存在。评分为 8 ～ 23 分。

（2）5ml 饮水试验：患者取坐位，吞咽 5ml 水 3 次。观察是否存在：①水溢出口外；②缺乏吞咽动作；③重复吞咽；④吞咽时呛咳、气促、咳嗽；⑤饮水后发音异常。评分为 5 ～ 11 分。若 3 次吞咽中有 2 次及以上正常，则进行第三步。

（3）60ml 饮水试验：让患者吞咽 60ml 水。观察：①是否能全部饮完，吞咽需要的时间；②吞咽中或吞咽后有无咳嗽；③吞咽中或吞咽后有无哽咽；④饮水后有无发音异常，如湿性发音、声音嘶哑等。评分为 5 ～ 12 分。

该量表总得分范围为 18 ～ 46 分，评分 18 ～ 23 分为误吸低风险，评分 24 ～ 34 分为误吸中风险，评分 35 ～ 46 分为误吸高风险。分数越高，说明吞咽功能越差。

（二）吞咽功能评估量表（GUSS）

吞咽困难与营养不良的相关性已被证实和明确，例如，伴吞咽困难的卒中患者不但容易发生营养不良和脱水，而且吸入性肺炎和死亡风险也增加，因此，及时对神经重症患者进行吞咽功能评估是不可或缺的一步。吞咽功能评估量表是通过间接吞咽测试和直接吞咽测试两个步骤来全面评估患者对各种性状食物的吞咽情况，并计分。

（1）间接吞咽测试：让患者取坐位，按以下步骤进行。①观察患者注意力能否保持 15min；②能咳嗽或清嗓子 2 次；③能吞咽口水；④无流口水；⑤嘱患者发“啊”“哦”等音，声音正常，无嘶哑、含糊、微弱等改变。每项计 1 分，顺利完成以上 5 项测试计 5 分，继续进行直接吞咽测试。

（2）直接吞咽测试：以糊状食物、液体食物、固体食物为顺序进行测试。第一步，给予患者 1/3 ～ 1/2 勺糊状食物，观察。①吞咽：不能、延迟吞咽（吞咽糊状食物、液体食物的时间超过 2s，吞咽固体食物时间超过 10s）、成功吞咽，分别计 0 分、1 分、2 分。②不自主咳嗽：在吞咽前、中、后 3min 出现咳嗽计 0 分，无咳嗽计 1 分。③流口水：出现流口水计 0 分，无流口水计 1 分。④声音改变：有改变计 0 分，无改变计 1 分。连续 3 ～ 5 次，若无异常，则计 5 分，并进入第二步液体食物评估，其间若出现异常则终止评估。评估为依次给予 3ml、5ml、10ml、20ml 水，均无吞咽异常时则给予 50ml 水，要求患者以最快的速度饮下，评分标准同糊状食物，若无异常，则计 5 分，并进入第三步固体食物评估，其间若出现异常则终止评估。给予一小片面包，时间限制在 10s，重复 5 次。评分标准同糊状食物，顺利完成，无异常，则计 5 分。

间接吞咽测试和直接吞咽测试两个部分总分为 20 分，试验应依次进行，每一步测试不满 5 分时，不再进行下一步测试。20 分为吞咽功能正常，15 ～ 19 分为轻度吞咽障碍，10 ～ 14 分为中度吞咽障碍，< 10 分为重度吞咽障碍。未达到 20 分时也可视情况考虑做进一步检查，如 X 线吞咽造影检查、纤维内镜吞咽检查等，从而将测试中的误吸风险降至最低。该测试可作为检测急性脑卒中误吸风险的

快速筛查工具。

（三）多伦多床边吞咽筛查试验（TOR-BSST）

TOR-BSST 由 Rosemary Martino 等制订。试验分为四个步骤。

第一步：饮水前发声。让患者说“啊”，观察患者嗓音及舌头运动情况。

第二步：饮水。患者端坐饮水，先分次饮用 10 勺水，每勺均为满勺量，最后用茶杯饮水，每次饮水后观察嗓音情况，是否存在流口水、呛咳、声音嘶哑等改变；若有异常，则停止饮水，可继续进行第三步。

第三步：饮水后发声。在完成第二步饮水至少 1min 后发声，让患者说“啊”，观察患者嗓音变化。

第四步：结果判定。前三项任务中任意一步不通过，判断为“不通过”。

（四）洼田饮水试验（KWST）

KWST 由洼田俊夫制订，是临床常用的吞咽障碍评估工具之一，也用于疗效判定。患者取端坐位，尽量一次性咽下 30ml 温开水，观察有无呛咳、饮水频次、饮水用时。如果发生呛咳，应立即终止试验，协助其将水咳出。结果评定：无吞咽困难，完全能经口摄食为轻度（1 ～ 2 级）；部分食物能经口摄食，需静脉辅助营养为中度（3 ～ 4 级）；完全不能经口摄食，需鼻饲和静脉辅助营养为重度（5 级）。（详见第一章第二节）

（五）Any TWO 试验

Any TWO 试验主要评估 6 个临床指标：发声困难、构音障碍、咽反射异常、吞咽后咳嗽、自主咳嗽异常和饮水后声音改变。若患者出现≥ 2 个指标改变，则 Any TWO 试验为阳性，提示患者可能存在吞咽障碍、误吸的风险；若未出现上述异常或仅出现 1 项指标改变，则 Any TWO 试验为阴性，提示患者不存在误吸。

四、选择合适的喂养途径

肠内营养途径以经胃喂养和幽门后喂养为主。经胃喂养，食物进入的过程更接近消化的自然生理过程，也不会干扰十二指肠和近端空肠的激素释放。幽门后喂养是以恒定的速度将肠内营养液直接泵入肠道，可减少胃残余量，适用于存在误吸高风险的患者，但食物对上消化道刺激少，且减少了胃肠激素的产生和分泌。研究者比较了重型颅脑损伤患者经鼻胃管喂养和经鼻肠管喂养两种方式，结果显示采用鼻肠管喂养能减少反流、误吸、肺部感染和血糖紊乱等并发症，能更有效地改善炎性反应因子水平以及营养情况。因此，医务人员提高鼻肠管置管水平、加强维护技能训练是非常必要的，尽管鼻胃管对食物性状的要求相对较低，置管操作简单、成功率高。

肠内营养途径还有胃造口和肠造口，如果预计肠内营养持续时间在 6 周以上时，采用经皮内镜下胃造瘘或空肠造瘘术，患者的舒适度、路径的维持时间均优于鼻饲管。（图 8-3）

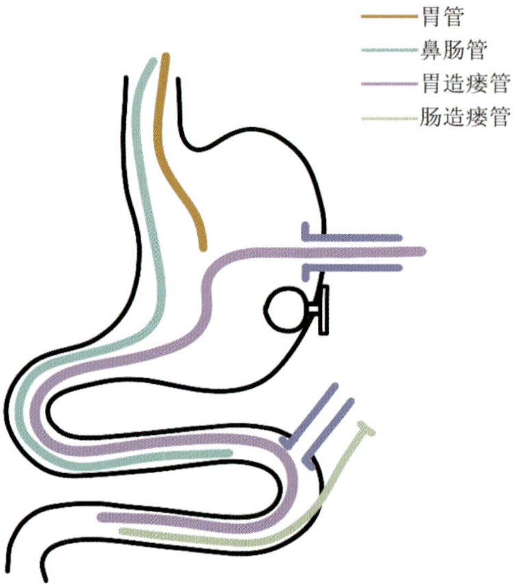

图 8–3　常用营养路径图

五、了解肠内营养制剂的种类和特点

肠内营养制剂是指应用于临床肠内营养支持的各种产品的统称，其营养成分主要包括各种蛋白质、氨基酸、糖类、脂肪类、维生素、矿物质、膳食纤维等，原材料主要来源于动植物提取物，剂型有粉剂、乳剂和混悬液。肠内营养制剂按营养组成可分为要素型制剂、非要素型制剂、组件型制剂和特殊应用型制剂。

（1）要素型制剂：主要由单体物质组成，具有营养全面、成分明确、不含乳糖、无须消化即可直接吸收或接近直接吸收、不含残渣或含渣极低的特点，适用于胃肠道消化、吸收功能受损的患者，同时存在口感较差、渗透压偏高、容易导致腹泻等缺陷。其氮源主要为氨基酸和（或）部分短肽，碳水化合物为单糖、双糖、低聚糖，矿物质和维生素等为要素或接近要素的形式，脂肪以含亚油酸较高的植物油为主，一部分以中链脂肪酸为脂肪的主要来源，另一部分则联合了中链脂肪酸和长链脂肪酸。

（2）非要素型制剂：口感好，渗透压接近等渗，适用于胃肠功能较好的患者。包括匀浆膳和以整蛋白为氮源的非要素型制剂。前者包括自制匀浆膳和商品匀浆膳；后者有不含乳糖配方、含牛奶配方、含膳食纤维配方等。

（3）组件型制剂：以某种或某类营养素为主的经肠道营养制剂，可对完全制剂进行补充或强化，弥补完全制剂无法满足个体差异方面的不足。主要包括糖类组件、蛋白质组件、脂肪组件、矿物质组件和维生素组件。

（4）特殊应用型制剂：是根据疾病的不同情况配制的专用型制剂，可满足特殊情况下代谢障碍、异常或营养素需要量的改变。常用的种类：糖尿病专用型、肿瘤专用型、肺病专用型、肾病专用型、肝病专用型等。如肿瘤专用型制剂添加了含 ω-3 脂肪酸的鱼油，抑制血小板聚集、平滑肌收缩和白细胞趋化，调节炎症因子产生以及减轻免疫抑制作用，对恶性肿瘤也有明显的抑制作用；肺病专用型制剂的脂肪含量较高、碳水化合物含量较低。

六、规范进行鼻胃管、鼻肠管置管操作

（一）鼻胃管置管

鼻胃管为首选的短期肠内营养通路，经鼻腔置入患者胃部。细口径（8F）鼻胃管对贲门开闭的影响小，反流和误吸的风险较小，舒适性较好，患者易于耐受。由于鼻胃管末端位置可能出现移位，故在置管后首次使用前，均须确定胃管是否在胃内，其中，使用 X 线检查是确定鼻胃管末端位置的金标准。

虽然胃管置入术是临床常用的基础护理操作，但由于相当一部分神经重症患者年龄≥ 60 岁、存在不同程度吞咽困难、难以配合吞咽动作，甚至带气管插管等，所以置管困难仍然存在。为使胃管顺利通过咽喉部，提高置管成功率，可采用下颌靠近胸骨柄法和双 60° 生理反射法两种方法。

（1）下颌靠近胸骨柄法：患者取半坐位或平卧位，抬高床头 30° ，头后仰，当胃管置入约 15cm 时，托起患者头部，将下颌靠近胸骨柄。（图 8-4）

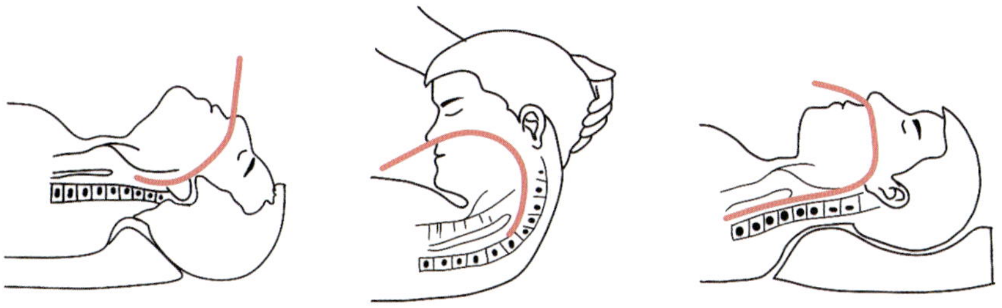

图 8-4 下颌靠近胸骨柄法（置管入会咽，下颌靠近胸骨柄使气道关闭，进入食管后恢复体位）

（2）双 60° 生理反射法：如果平卧位置管，导管有可能沿着消化道前壁走行，易误插入气道，因此建议将患者床头抬高 60° ，使导管尽可能沿着消化道后壁走行，此为第一个 60° 。第二个 60° 为患者头部颈椎与患者胸椎之间形成的角度。两个 60° 生理角度的形成，将使患者的胸腔受到压迫，胸腔压力增大，呼吸顺畅性下降，引发自主生理反射，称为呼吸代偿。腹腔压力增大可让咽部张开，平衡胸腹腔压力变化。咽部张开后，导管轻转调节后即可通过咽喉部。（图 8-5）

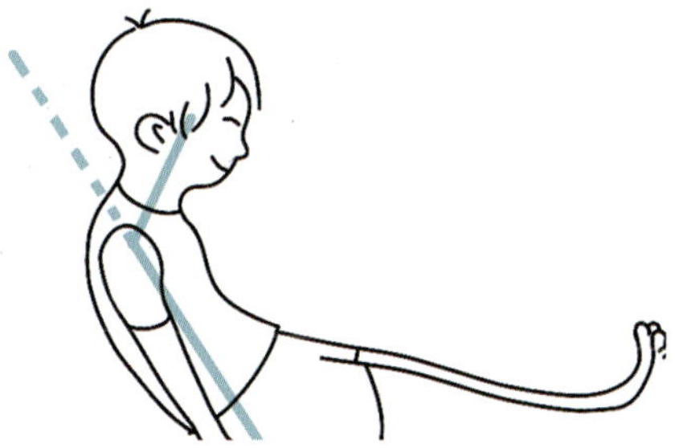

图 8-5 双 60° 生理反射法置管体位

（二）鼻肠管置管

鼻肠管是指任何经过食管及幽门的鼻饲管道，以鼻肠管末端所在的位置进行命名。若末端位于

十二指肠，称为鼻十二指肠管；若末端位于空肠，称为鼻空肠管。

目前鼻肠管的置管方法主要有盲插法（包括使用药物被动等待置管法、液囊空肠导管置管法等）、胃肠手术及内镜引导置入法、X 线及 B 超成像技术引导置入法等。胃肠手术及内镜引导下直视操作成功率高而成本亦高，成像技术引导置入法需要相应设备，盲插鼻肠管操作相对简单，普通医护人员经培训后均能掌握，操作流程如下。

1. 置管前准备

（1）核对与评估：核对医嘱，评估患者病情、口鼻腔状况、吞咽情况、意识及配合程度。

（2）知情同意：再次了解有无置管禁忌证，询问有无甲氧氯普胺等促胃肠动力药过敏史，向患者解释流程以取得配合，签署置管同意书。

（3）准备用物：鼻肠管、听诊器、橡胶手套、pH 试纸、促胃肠动力药、生理盐水 250ml、50ml 注射器、鼻贴、标识。

（4）测量长度：发际至鼻尖再到胸骨剑突的距离为第一标记，以此为起点在 60cm 处为第二标记。一般置入 95 ～ 110cm，胰腺炎患者置入深度须加 10cm。

（5）使用促胃肠动力药：红霉素、甲氧氯普胺、莫沙必利、多潘立酮等可刺激肠胃蠕动，可提高插管的成功率。置管操作前遵医嘱用药，一般情况下，口服药选择在置管操作前 30min 服下，静脉用药在置管前 3min 进行，肌肉注射在置管前 10min 进行。

2. 置管操作流程

（1）操作前准备：抬高床头 30°，患者取右侧卧位；操作者洗手、戴手套；固定导丝、关闭侧孔，用生理盐水浸泡导管、冲洗管腔。

（2）置管入胃：置管入胃并确认管道末端所在位置。

（3）置管过幽门：以 1 ～ 2cm/ 次的速度，采用持笔式手法，使管道与鼻腔呈 90°，边推进边旋转，可辅助使用注气法、注水法，有利于管道末端通过幽门。（图 8-6）

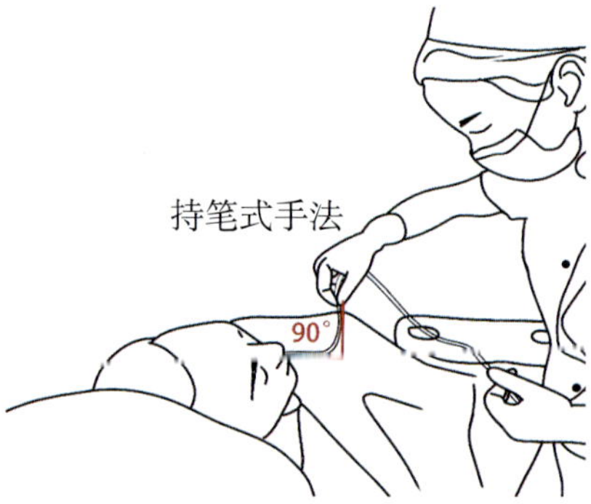

图 8-6　持笔式手法与 90°

（4）置管到预定位置：置入＞ 75cm，有突破感，回撤导丝，判断回弹，继续置入至测量长度。

（5）确认管道末端位置：采用听诊、真空抽吸、导丝回弹、抽肠液等方法确认导管末端所在位置。可先回抽，再快速注气 20 ～ 30ml，如此反复抽气、注气，如果高调气过水声出现在右侧腹部、脐周、左侧腹部，证明导管可能已通过幽门。

（6）固定：体外保留 10cm 固定，抽导丝，贴标识。

（7）再次确认位置：再次确认管道末端位置，然后开始肠内营养。X 线检查最终确认末端位置，先注入温开水，再开始行肠内营养。

3. 管道末端过幽门的操作要点

人体的胃型主要有 4 种。第一种是鱼钩型胃，胃底和胃体宽度相当，张力中等，常见于普通体型人群；第二种是牛角型胃，胃底和胃体呈横位，又叫高度张力胃，上宽下窄，呈牛角型，多见于矮胖人群；第三种是瀑布型胃，胃底呈囊袋状向后倾，胃体窄、胃泡大，多见于身型瘦高或胃下垂人群；第四种是长型胃，又称无力型胃，呈垂直位，外观如水袋，多见于消瘦人群。（图 8-7）

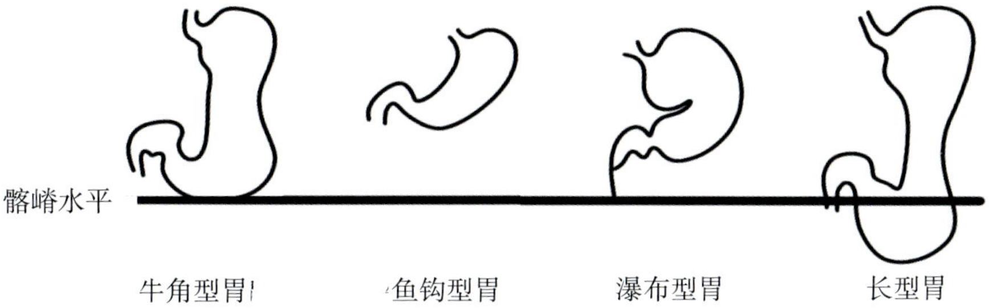

图 8-7　胃型

（1）简单胃型可采用胃小弯走行法：鼻肠管置入胃部后，患者右侧卧 45°，使鼻肠管依靠重力下垂至幽门口，按 10 ～ 15ml/kg 向胃内注入气体，进一步调整导管位置，缓慢轻柔送入，使导管沿胃小弯向幽门逐渐移行。人体胃部的运动方式主要有舒张和蠕动两种，在食物刺激下所产生的肌肉舒张即胃舒张，可大幅增加胃容量，维持胃内压力稳定。采用胃内注气法时，向胃内注入 500ml 气体基本不会影响胃部的正常运动，气体也可通过鼻肠管排出。胃的另一种运动方式为蠕动，从胃体部到幽门的蠕动周期约为 1min。胃内的食物容量与胃排空速率之间呈正相关，气体注入胃后，食物与气体能够共同促进胃蠕动，同时起到胃排空的效果。

（2）复杂胃型可采用胃大弯走行法：胃大弯走行法主要适用于瀑布型胃及长型胃等。前面的操作同胃小弯注气法，患者右侧卧 45° 后，鼻肠管送管过程中如仍遇阻力，所遇到的第一个阻力点为胃底与胃大弯形成的 120°，此时患者取左侧卧 45°，回撤导丝 1cm 左右，顺着导丝拧向继续送管，所遇到的第二阻力点为胃大弯与胃窦形成的 90°，边拧转边缓慢送管，此时组织回弹力、组织摩擦反向力与推进力形成合力，结合体位与注气后胃的蠕动，使导管缓慢通过幽门。（图 8-8）

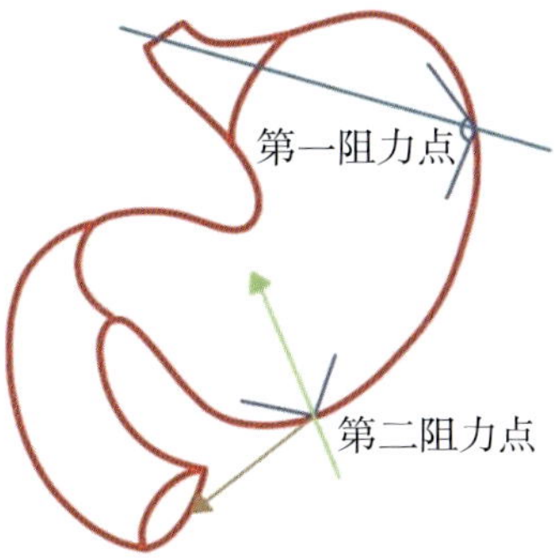

图 8-8　胃部阻力点

4.X 线判断鼻肠管末端位置

导管末端到达预期目标位置后方可使用，其中 X 线检查是确定鼻肠管位置的金标准。胃和十二指肠的解剖特点使鼻肠管显影具有一定的共性。胃和十二指肠的特殊结构（如十二指肠球部肝蒂、Treitz 韧带）以及特殊位置（如十二指肠降段、水平段位于腹膜后），导致十二指肠降段、水平段的位置不易改变，所以十二指肠降段的显影始终在患者脊柱右侧，并下降 2 个及以上椎体高度。可以根据以下影像征象判断鼻肠管位置。（图 8-9）

（1）导管螺旋式下降，按左→右→左走行。

（2）导管远端位于胃腔轮廓之外。

（3）导管的影像在脊柱右侧形成十二指肠环，胃的运动和胃腔变化会使导丝或导管在胃和十二指肠显影出不同的形状，可表现为 C 形、横 n 形、L 形或 α 形。

（4）脊柱右侧导管翻转形成的向右上突起，偏离脊柱的幅度大。

（5）导管在十二指肠降部下降的高度＞ 2 个椎体。

（6）十二指肠降部、水平部穿经夹角形成十二指肠空肠曲（小肠最高点）。

（7）鼻肠管管道有穿过类三角形或类圆形的“黑洞”状影像结构。

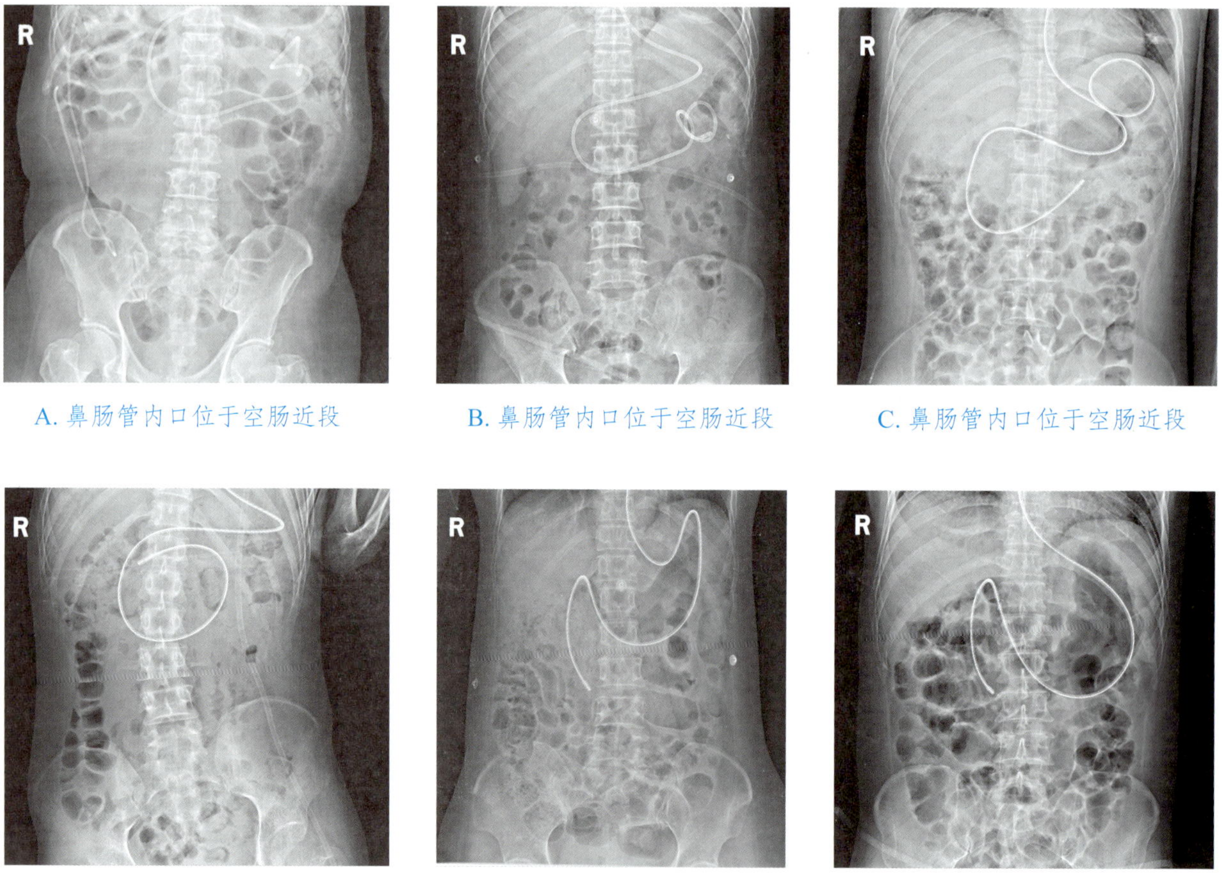

A. 鼻肠管内口位于空肠近段　B. 鼻肠管内口位于空肠近段　C. 鼻肠管内口位于空肠近段

D. 鼻肠管内口位于十二指肠球部　E. 鼻肠管内口位于十二指肠降段　F. 鼻肠管内口位于十二指肠降段

图 8-9　影像判断鼻肠管位置组图

5. 鼻肠管末端位置的其他判断方法

危重患者存在转运不便、床边摄片辐射暴露等问题，确认鼻肠管末端位置的常见方法有多种。（表8-5）

表 8-5　鼻肠管末端位置影像判断方法与不足

方法	操作	不足
腹部X线检查	应在置管2h后进行，为鼻肠管定位的金标准	辐射暴露、耗时、危重患者搬运不便
简化床旁超声法	幽门管处可见“双管征”，鼻肠管置入程度符合预计长度（鼻尖到空肠距离，105～120cm），表示空肠管在位，否则判为不在位	不能排除鼻肠管胃内盘曲后位于幽门管处的可能，存在一定的假阳性率
胃肠超声造影联合气体灌注法	超声探查无法观察到鼻肠管时，抽取30ml气体注入鼻肠管腔，管腔内气体充盈后可明确鼻肠管情况；随后多次顺向探查直至特征性鼻肠管声像消失，该处为可疑鼻肠管末端位置；抽取50ml气体，行管腔内气体冲击灌注，若局部肠腔内瞬间出现气体强回声则可初步确认为鼻肠管末端；此时向鼻肠管内注入50ml胃窗声学造影剂，若该处肠腔出现造影剂快速充盈、扩张，并清晰显示鼻肠管末端，即可确认	耗时较长
综合判断法	根据患者的病情，在床旁结合3种方法（腹部注气听诊法＋消化液pH值测定法＋亚甲蓝注射法）综合判断鼻肠管位置	除前2种方法的不足外，需留鼻胃管注射亚甲蓝，并再次拔除鼻胃管

七、肠内营养实施操作规范

（一）喂养前准备

（1）核对医嘱：认真核对医嘱，遵医嘱执行肠内营养。

（2）物品准备：备齐用物，使用专用管路，悬挂专用标识；根据医嘱正确准备营养制剂；将所有药物分开压碎、溶解或稀释；不可将药物与肠内营养液混合，以免改变生物利用度、发生管道阻塞、微生物污染等。

（3）患者准备：评估患者意识状态、配合程度与依从性；抬高床头30°～45°，患者取半卧位，使食管开口与咽喉部的气管开口高于胃平面。

（4）确认导管末端位置：每次喂养前需确认导管末端位置，可通过抽吸残留液、注气法听气过水声等来判断，同时检查口咽中是否有导管盘曲。

（二）喂养操作

（1）喂养量与速度：由少到多、由慢到快、逐渐增速。首日肠内营养喂养速度为20～50ml/h，腹内压正常的情况下，2～3d内达到目标喂养量，12～24h内喂养完毕。

（2）喂养浓度：由低到高。先试喂温开水，再过渡到营养液。

（3）喂养温度：喂养温度在 38 ～ 40℃，与人体胃肠道温度一致。

（4）喂养方式：主要有连续喂养和间歇喂养两种。前者有全天 24h 连续喂养和小于 24h 连续喂养，后者有间隔 4 ～ 6h 喂养和 3 ～ 6 餐次的间歇喂养。重症患者多采用营养泵匀速连续喂养。

（5）管道管理：保持管道通畅，肠内营养中断前后采用脉冲式冲洗管道，肠内营养过程中用 20 ～ 30ml 温水冲洗管道。

（三）喂养后操作

（1）做好标识、妥善固定：对导管外露部分做好标记，班班检查；减少管道对局部黏膜和皮肤的损伤，防止牵拉；采用无张力手法固定，并每 24h 更换固定物，每班检查鼻腔、面部等皮肤状况。若胶带下的皮肤发生破损，应更换固定部位，必要时从另一侧重置管道。适当约束，必要时做好镇痛镇静，防止导管滑脱。

（2）定期更换管道：长期肠内营养者应根据管道材质或遵厂家说明决定更换时间。

（3）定期口腔护理：神经重症患者自护能力下降，影响口腔健康，口腔分泌物、牙菌斑等误咽易引起误吸，因此口腔护理频次不少于每日 3 次。

八、监测腹内压、肠内营养耐受性及胃残留量

1. 腹内压（IAP）

腹内压是指腹腔内潜在的压力，正常腹内压为 5 ～ 7mmHg，胃肠道对腹内压升高较为敏感。腹内压测量方法分为直接测量法和间接测量法，临床上多采用间接测量法，即通过测量腹腔内脏器的压力来反映腹腔压力，其中测量膀胱内压为最常用的方法。具体操作：协助患者取平卧位，在无菌状态下插入尿管，先排空膀胱，再连接三通，其中一个端口连接压力换能器，并通过另一个端口将 25ml 无菌生理盐水注入膀胱，等待 30 ～ 60s，待膀胱逼尿肌放松后，以患者髂嵴与腋中线的交点为零点，在患者平静呼气末进行测量；若无法取平卧位，则注意每次测量时都应使患者处于相同位置。腹内压 12 ～ 15mmHg 为Ⅰ级，16 ～ 20mmHg 为Ⅱ级，21 ～ 25mmHg 为Ⅲ级，＞ 25mmHg 为Ⅳ级。动态监测腹内压，可作为神经重症患者实施肠内营养的参考指标。启动肠内营养前，测量腹内压作为基线值；启动肠内营养后，应每 4h 监测 1 次腹内压。如出现腹内压增高，应分析原因，予以对症处理。腹内压Ⅰ级时，通常不采取减压措施，持续密切监测；Ⅱ级时，需根据患者的临床情况采取相关减压措施，采用滋养型喂养方式，以 10 ～ 20kcal/h 或 10 ～ 30ml/h 的喂养速率；Ⅲ级时暂停肠内营养，通常需要内科或微创治疗进行腹部减压；Ⅳ级且伴有新器官功能衰竭的患者，必要时采取开腹减压。（视频 8-1）

视频 8-1

2. 肠内营养耐受性

神经重症患者大多合并一定程度的急性胃肠道损伤（AGI），与肠外营养相比，肠内营养具有保护胃肠道屏障功能、预防胃肠道黏膜萎缩、减少肠道细菌易位等优点，因此当胃肠道尚有功能且能安全使用时，肠内营养宜尽早开始。但喂养不耐受（feeding intolerance，FI）在肠内营养支持时经常发生，

从而导致喂养减少甚至中断。因此，进行肠内营养耐受性评估，并依据评分结果给予早期干预和动态管理，对提高患者肠内营养耐受性十分重要，这是肠内营养顺利实施的重要保障。

3. 胃残余量（GRV）

目前常用的胃残余量监测方法主要有抽吸法和超声法。胃残余量监测频次一般为1次/4h，GRV > 250ml时建议给予幽门后喂养，并采取提高胃肠动力、持续匀速喂养肠内营养液、持续人工气道囊上吸引、酌情减少镇静剂的使用等措施以防止发生呕吐、反流。（视频8-2）

视频 8-2

九、肠内营养常见并发症的观察与护理

肠内营养支持能为机体提供营养和能量，避免营养不良，但在应用过程中可能出现腹泻、便秘等并发症，故应密切观察，及时处理。（详见第四章第六节）

（李　平　陈　瑶　于晓明　徐　习）

第四节　饮食与口服营养补充期的护理

口服营养补充是一种有效的营养支持方式，常用的口服营养补充剂有肠内营养制剂、维生素、微量元素、鱼油、谷氨酰胺等，能增加食物中的碳水化合物、蛋白质、脂肪、矿物质和维生素等营养素含量，提供均衡的营养素以满足机体和疾病治疗的需求。口服营养补充具有符合人体生理特点、接近自然进食过程、易于吸收以及安全、无创、经济等优点，在患者病情允许且可经口进食情况下，应作为神经重症患者营养治疗的重要途径。患者在血流动力学初步稳定（即血管活性药物用量稳定或减量）、休克纠正的状态下，早期启动肠内营养。围手术期患者应尽早启动口服营养补充。口服营养补充是胃肠功能正常患者接受肠内营养的首选途径，研究证实肠内营养对于存在营养不良和有营养不良风险的患者有益，BMI < $18.5kg/m^2$ 的患者比 BMI > $20kg/m^2$ 的患者口服营养补充获益会更多。

一、口服营养补充适宜对象

（1）存在营养不良或营养风险的神经重症患者。

（2）能量和蛋白质摄入量不足的神经系统慢性疾病患者。

（3）高龄、虚弱、食欲不振的神经重症患者。

（4）咀嚼和吞咽障碍患者。

（5）拟进行手术或放疗、化疗的神经系统恶性肿瘤患者。

二、口服营养补充启动前的准备工作

对患者实施综合评估。评估内容包括疾病状况、营养状况、胃肠功能、吞咽咀嚼功能、口腔黏膜状况等。本节重点介绍胃肠功能、吞咽障碍的评估。

（一）胃肠功能评估

胃肠功能包括消化吸收功能、黏膜屏障功能、内分泌功能及免疫功能等。危重症患者常见胃肠运动功能障碍与胃肠屏障功能障碍，其中胃肠运动功能障碍率高达 60%。胃肠运动功能障碍主要表现：胃排空延迟、胃食管反流、喂养不耐受、肠鸣音消失或改变、腹胀、腹痛、肠梗阻、腹泻、便秘等，其中胃排空延迟与喂养不耐受最具代表性。胃肠屏障功能障碍主要表现：胃肠黏膜应激性病变、胃肠道出血、肠道细菌移位、脓毒症、MODS 等。

（1）急性胃肠损伤超声检查评估：急性胃肠损伤超声检查综合评分＞ 2 分时，提示胃肠功能损伤情况重，喂养不耐受风险高。（表 8-6）

表 8-6　急性胃肠损伤超声检查评分

检查项目	评分标准		
	0 分	1 分	2 分
肠管直径	＜ 3cm 且肠皱褶无改变	≥ 3cm 或肠皱褶改变	≥ 3cm 且肠皱褶改变
肠壁厚度	＜ 3mm 且肠壁无分层	≥ 3mm 或肠壁分层	≥ 3mm 且肠壁分层
肠道蠕动	5 ～ 10 次 /min，见肠内容物运送	＜ 5 次 /min 或＞ 10 次 /min	未见肠蠕动及肠内容物运送

（2）胃排空与胃潴留的监测：胃残余量测量是评估胃潴留最常见的方法，包括经典测量法、改良测量法和超声检查评估法。经典测量法、改良测量法适用于管饲肠内营养支持的患者，重症患者超声检查评估法的测量结果与胃内容物量有良好的线性关系。胃残余量 150 ～ 300ml 为给予促胃肠动力药治疗的临界值，胃残余量＞ 250ml 提示喂养不耐受，需尽早启动干预治疗。

（3）喂养不耐受评估：喂养不耐受是重症患者实施肠内营养过程中的常见情况，是指在喂养过程中呕吐、高胃残余量、腹泻、胃肠出血等各种原因导致肠内营养喂养量减少。研究表明，神经外科重症患者胃肠动力有高动力和低动力两种变化轨迹，补充钾剂、使用质子泵抑制剂、使用冰毯以及肠内营养速度＞ 50ml/h 容易导致胃肠功能障碍，而监测肠鸣音次数有助于发现胃肠运动障碍，肠鸣音＜ 2 次 /min 是肠内营养不耐受的强预测因子之一。

（4）胃肠吸收功能监测：胃肠吸收功能是指胃肠道对碳水化合物、蛋白质、脂肪和微量元素等的消化吸收能力。目前主要监测手段包括同位素标记检查、粪便检查、尿液检查等，如通过右旋木糖试验等监测糖吸收情况，通过 α1- 抗胰蛋白酶和放射性标记 Alb 的粪便清除监测蛋白质吸收，通过 ^{131}I 标记三酰甘油、^{14}C 三酰甘油呼气试验、粪便脂质含量测定等监测脂肪吸收，通过维生素 B_{12} 吸收试验、胆盐吸收试验等监测微量元素吸收情况。

（二）吞咽障碍评估

吞咽障碍是神经重症患者最常见的临床症状之一。狭义的吞咽障碍是指由于下颌、双唇、舌、软腭、咽喉、食管等器官结构和(或)功能受损，不能安全有效地把食物输送到胃内的过程。广义的吞咽障碍还包含认知和精神心理等方面问题引起的行为异常而导致的吞咽和进食问题，即摄食吞咽障碍。中枢神经系统疾病、脑神经病变、神经肌肉接头疾病等多种神经系统疾病均可导致吞咽障碍。口服营养补充前进行吞咽功能的筛查与评估，根据结果选择适合患者的营养补充途径、口服营养补充剂种类及剂量等，避免误吸、吸入性肺炎等严重后果，保障患者安全。(图 8-10)

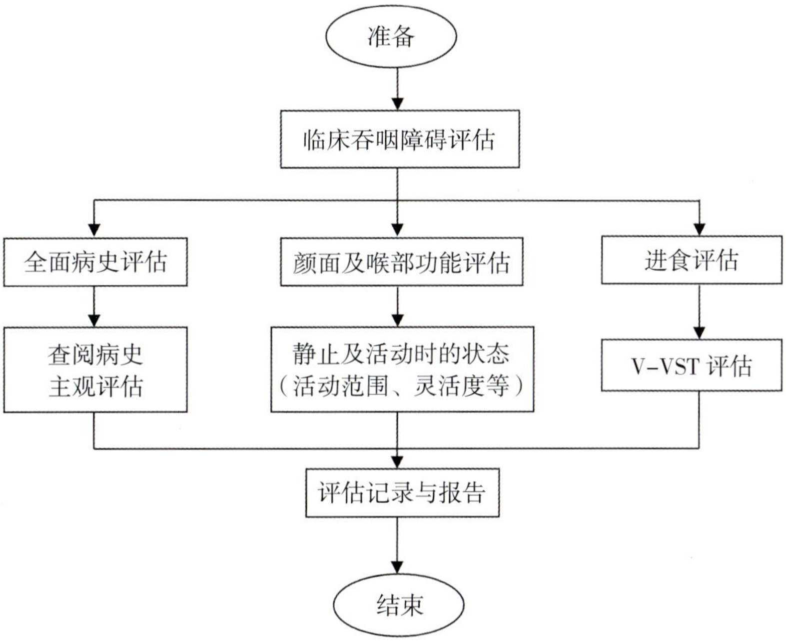

图 8-10　临床吞咽评估流程

(1)进食评估问卷调查(eating assessment tool，EAT-10)：EAT-10 有 10 项吞咽障碍相关问题，每项评分分为 4 个等级，0 分为无障碍、1 分为轻度障碍、2 分为中度障碍、3 分为重度障碍、4 分为严重障碍，总分在 3 分及以上视为吞咽功能异常。EAT-10 有助于识别误吸的征兆、隐性误吸以及异常吞咽的体征，与饮水试验合用，可提高筛查的敏感性和特异性。(表 8-7)

表 8-7　进食评估问卷调查(EAT-10)

项目	评分				
	0 无障碍	1 轻度障碍	2 中度障碍	3 重度障碍	4 严重障碍
1. 我的吞咽问题已让我体重减轻					
2. 我的吞咽问题影响到我在外就餐					
3. 喝液体时费力					
4. 吃固体食物费力					

续表

项目	评分				
	0 无障碍	1 轻度障碍	2 中度障碍	3 重度障碍	4 严重障碍
5. 吞药片（丸）费力					
6. 吞东西时疼痛					
7. 我的吞咽问题影响到我享用食物时的乐趣					
8. 我吞东西时有食物卡在喉咙里的感觉					
9. 我吃东西时会咳嗽					
10. 我吞咽时紧张					

（2）容积 - 黏度测试（volume-viscosity swallow test，V-VST）：主要用于评估吞咽障碍安全性和有效性。测试时选择的容积分为少量（5ml）、中量（10ml）、多量（20ml），稠度分为低稠度（水样）、中稠度（糖浆状）、高稠度（布丁状）。按照不同组合，完整测试共需进食 9 口，观察患者吞咽的情况，根据安全性和有效性的指标判断进食有无风险。（视频 8-3）

视频 8-3

（3）吞咽造影检查（video fluoroscopic swallowing study，VFSS）：吞咽造影检查被认为是吞咽障碍检查和诊断的“金标准”。在 X 线透视下，通过前后正位和侧位成像观察患者吞咽不同黏稠度、不同剂量造影剂包裹的食团的运送过程，并对吞咽过程中舌、软腭、咽喉、食管的运动进行定性和定量分析。

三、口服营养补充制剂应用过程

（一）制剂选择

神经重症患者在胃肠功能正常时可选择整蛋白型制剂；胃肠功能损伤患者可选择短肽型制剂；糖尿病患者选用糖尿病专用型制剂；肾病患者选用肾病专用型制剂；感染风险较高的患者可选择使用免疫调节型制剂；持续腹泻患者考虑使用含膳食纤维的混合配方。

（二）制剂配制方法及注意事项

（1）需严格遵守配制操作流程，按配制流程进行配制。（图 8-11）

（2）良好的手卫生习惯可降低肠内营养制剂细菌污染风险，从而防止患者腹泻的发生。

（3）避免污染口服营养补充制剂，不可重复使用一次性物品。

（4）按说明书配制，使用量杯、电子秤或专用勺进行准确称量，注意使用合适的水温。（视频 8-4）

视频 8-4

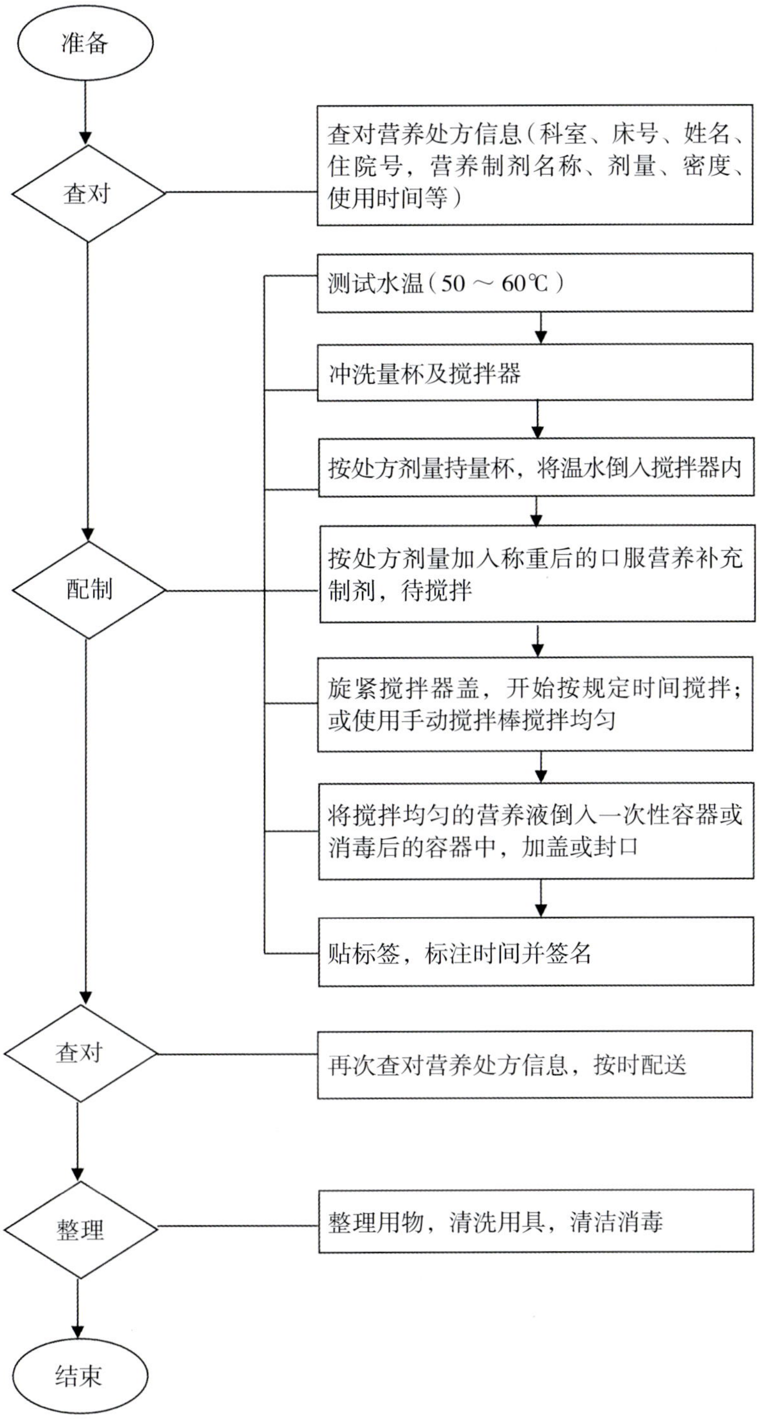

图 8-11　口服营养补充制剂配制流程

（三）口服营养补充临床实践流程、服用模式及注意事项

1. 口服营养补充临床实践流程

口服营养补充临床实践流程是系统化和条理化的营养干预工作方法，能够提高工作效率和质量，

减少风险和提高监控能力。选择营养筛查工具时，住院患者推荐使用 NRS 2002，老年患者推荐使用 MNA，出院或社区患者推荐使用 MUST。（图 8-12）

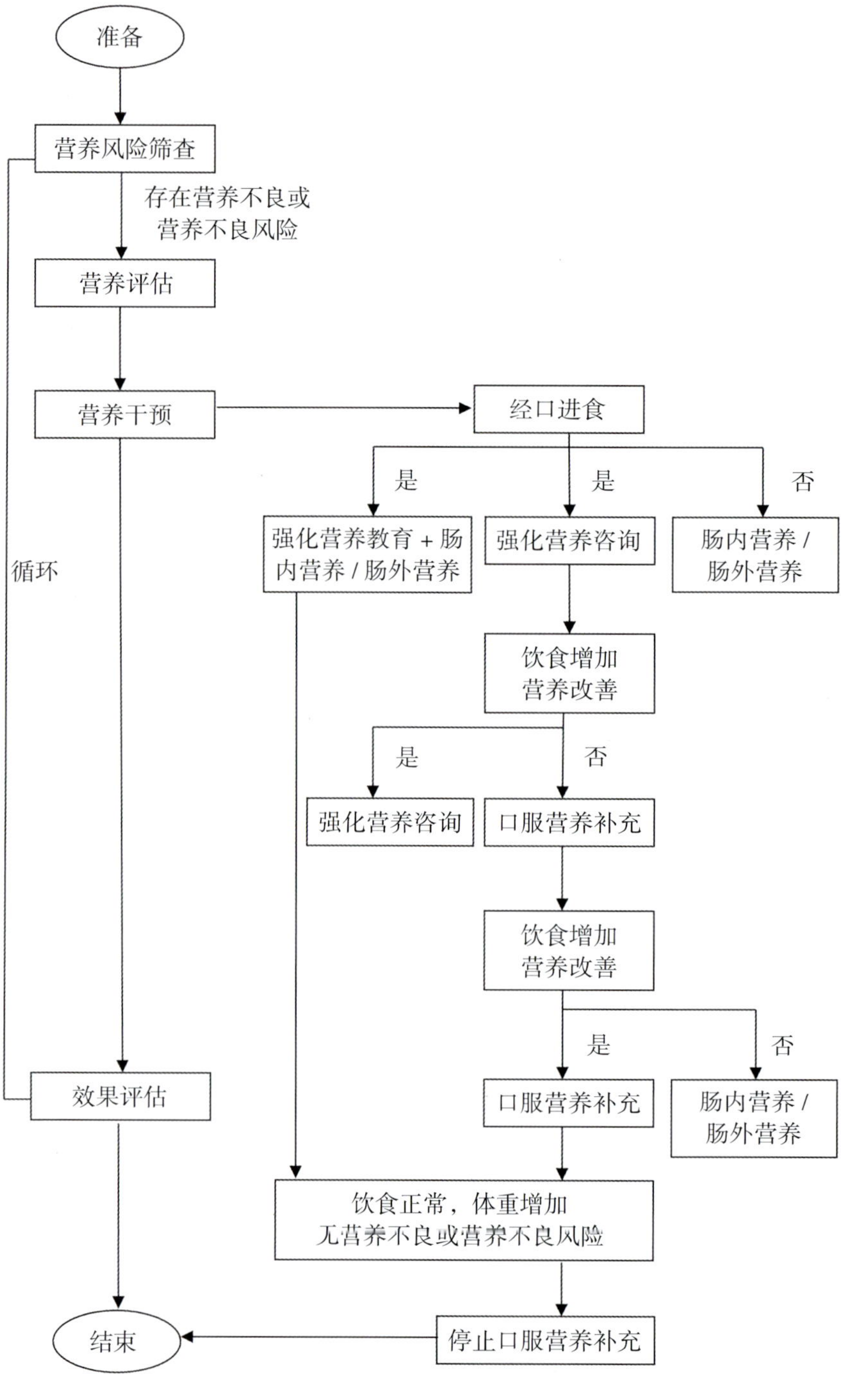

图 8-12　口服营养补充临床实践流程

2. 服用模式

中国抗癌协会肿瘤营养专业委员会制订的 3 顿正餐加 3 次口服营养补充的 3+3 模式同样适用于神经重症患者，即在一日三餐之间和晚餐后加用口服营养补充，研究发现 3+3 模式可以显著提高患者的依从性和营养达标率。研究显示，在能量及蛋白质相同时，夜间进行口服营养补充比白天补充更加有利于纠正营养不良。（图 8-13）

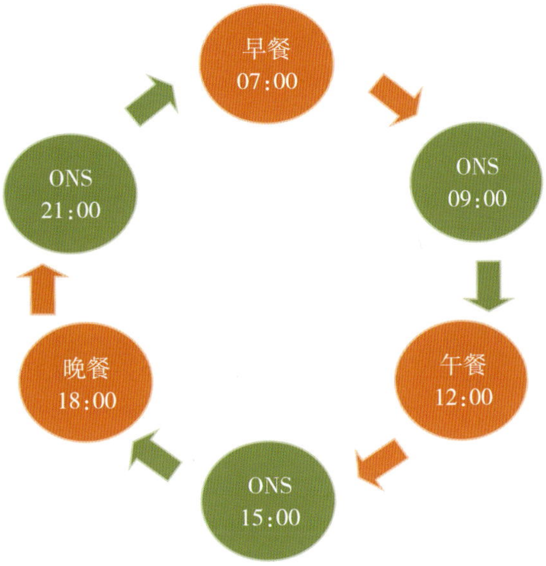

图 8-13　口服营养补充（ONS）3+3 模式

3. 注意事项

应根据神经重症患者个体的耐受情况，遵循从小剂量、低浓度开始的循序渐进原则，服用时可采取啜饮、少量多次口服、将口服营养补充制剂加入日常食物中等方法，逐渐增加口服营养补充制剂的摄入量，直至达到目标摄入量。经评估不存在高误吸风险的吞咽困难者，需进行口服营养补充时，建议在口服营养补充制剂中加入增稠剂，以减少误吸的发生。

四、口服营养补充常见并发症龋齿的预防与护理

口服营养补充常见并发症与肠内营养并发症基本相同，主要有恶心、呕吐、龋齿、腹泻、腹胀、便秘等胃肠道不耐受症状及误吸等呼吸道并发症。下面重点介绍龋齿，其他并发症详见第四章第六节。

1. 主要原因

（1）口服营养补充制剂含糖量高：研究结果提示口服营养补充制剂的含糖量偏高，特别是粉剂与 200ml 全脂牛奶混合后，每份含糖量为 16.4 ～ 35.0g。高糖成分虽然有助于患者保持体重指数，但可能会增加患龋齿的风险。

（2）口腔卫生状况不佳：因口服营养补充制剂后未进行口腔清洁而导致细菌滋生、牙菌斑形成。

（3）抗龋能力不足：高龄、疾病、免疫力低下等原因，均导致患者牙齿的抗龋能力不足，从而易在口服营养补充后形成牙菌斑。

2. 预防及护理措施

（1）健康教育：指导神经重症患者陪护者和恢复期患者规范洁牙，有效清除牙菌斑、软垢，同时按

摩牙齿和牙龈，起到活血健齿的作用。

（2）保持口腔卫生：口服营养补充制剂后，要及时进行漱口或刷牙等口腔清洁护理，减少口服营养补充制剂含糖量高带来的龋齿风险。

（3）提高牙齿抗龋能力：选择含氟牙膏或氟制剂进行牙齿护理，增强牙齿的抗龋能力。

（4）定期检查：定期进行口腔健康检查，发现问题后及时请口腔专科会诊处理。高龄患者应及时拔除残冠残根，安装合适的义齿，逐步恢复咀嚼功能。

（谢　红　蒋孟柳　侯　燕　张依醒）

第五节　饮食与营养教育期的护理

神经重症患者病情进一步稳定，进入康复治疗阶段，意识清楚、生命体征平稳、咀嚼吞咽功能正常，饮食已能满足机体能量需求的 50% 后，逐步减少直至停止口服营养补充，完全过渡为日常饮食，此时，患者进入到饮食与营养教育期。根据所患神经系统疾病的不同病种给予相应的基本膳食和治疗膳食，同时进行针对性营养教育，以帮助患者及家属掌握营养知识，培育健康行为和生活习惯，促进患者完全康复及回归社会。

一、基本膳食的过渡

患者逐渐减少口服营养补充制剂量的同时，应增加基本膳食量，膳食类型由流食、半流食逐步向软食、普通膳食过渡。

（一）流食

流食是一种将全部食物制成流体或在口腔内能融化为液体的膳食，医院常用的流食有普通流食、清流食和冷流食。流食具有易吞咽、易消化、少渣、少油、不胀气的特点，同时应避免过甜、过咸和过酸的食物。固体食物、含膳食纤维多的食物以及过于油腻、刺激性的食物均不宜选用。少量多餐，每日供应 6 ～ 7 餐，每次餐量为 200 ～ 250ml。流食能量密度低、必需营养素不足，是一种不平衡膳食，只可短期使用。

1. 普通流食

适用于高热、大手术后、咀嚼困难、合并急性胃肠道损伤等神经重症患者和极度衰弱者。可选用米汤、藕粉、去壳过箩赤豆汤或绿豆汤、牛乳、蛋花汤、牛乳冲鸡蛋、酸奶、豆浆、豆腐花、各类肉汤、蔬菜汁、水果汁等。若患者需高能量，应选用浓缩食品，如奶粉、鸡蓉汤等或进行特别制备。

2. 清流食

适用于伴有急性腹泻和严重衰弱的神经重症患者恢复肠内营养的最初阶段，也适用于由肠外营养向全流食或半流食的过渡。清流食能量最低，为限制严格的流质膳食，比普通流食更为清淡，浓度约为普通流食的一半，残渣最少。不用牛乳、豆浆、浓糖水及所有易致胀气的食物。可选用米汤、稀米粉、稀藕粉、去油鸡汤、过筛肉汤、过滤蔬菜汤、过滤果汁等。

3. 冷流食

适用于喉部手术后或伴有消化道出血的神经重症患者。冷流食为冷的、无刺激性的流食，可选用冷米汤、冷藕粉、冷牛乳、冷蛋羹、冷豆浆、冷果汁、冰激淋、冰砖等。

（二）半流食

半流食是介于流食与软食之间的一种膳食，呈半流体状态，具有较细软、易咀嚼、易吞咽、易消化的特点，适用于高热，手术后恢复期，伴有口腔疾病、急性胃肠道损伤及消化不良的神经重症患者以及体质比较虚弱、缺乏食欲、愿意短期食用稀软食物且能通过吞咽功能评估的神经重症患者。

1. 膳食原则

（1）能量要求：总能量为 1600kcal/d 左右。

（2）营养素要求：碳水化合物 250g/d、蛋白质 50 ～ 60g/d、脂肪 30 ～ 40g/d。

（3）食物要求：各种食物应细、软、碎且无刺激性，少膳食纤维，易咀嚼吞咽。若合并腹部疾病，应少食或禁食胀气食物，如牛奶、豆类、过甜的食物等。

2. 食物选择

（1）宜食用食物。①主食：大米粥、小米粥、面条、馒头、发糕、面包、馄饨、肉末碎菜粥等。②肉蛋奶类：肉类包括嫩肉丝、肉丁、肉末、肉泥、鱼丸、虾丸等；蛋类包括蒸蛋羹、蛋花汤、煮嫩鸡蛋、咸蛋等；奶类包括鲜奶、奶酪、酸奶等。③豆类：豆腐汤、腐乳等。④蔬果类：南瓜、冬瓜、胡萝卜等质地软、粗纤维少的蔬菜。

（2）不宜食用食物。①不宜食用的主食：如米饭、蒸饺、煎饼、粗粮等坚硬、不易消化的食物。②不宜食用的肉类、坚果制品：如大块肉类、豆类和花生仁、核桃、杏仁等坚果类食物，但制成花生酱、杏仁粉、核桃粉后可适量食用。③不宜食用的蔬菜类：如芹菜、韭菜、豆芽、竹笋、榨菜等含粗纤维多的蔬菜。④忌食用芥末、咖喱、辣椒、胡椒等辛辣刺激的食物，忌食煎炸食品、过于油腻的食品。

3. 制作要求

（1）肉类：可使用肉丝、肉丁、肉末等，制作时需上浆，即用淀粉浆后用油滑炒，可使肉丝等软嫩。

（2）蔬菜水果类：宜制成果汁、菜汁等食用；所有绿叶菜均需切碎，质硬蔬菜应制软；也可将少量的碎嫩菜叶加于汤面或粥中。

（3）烹调方法：避免采用油煎、炸、爆炒等烹调方法，避免使用芥末、咖喱、辣椒粉、胡椒粉等辛辣刺激的调味品。

4. 餐次要求

每日供应 5 ～ 6 餐，其中两餐之间为加餐。能量分配：早餐 25%、午餐 35%、晚餐 30%，2 次加餐分别为 5%。

(三)软食

软食是介于半流食与普通膳食之间的膳食，具有质软、少渣、易咀嚼、易消化的特点，适用于轻度发热、手术后、高龄等神经重症恢复期患者。

1. 膳食原则

(1)能量要求：能量充足、营养均衡，遵循平衡膳食原则，总能量为 1800 ～ 2200kcal/d。

(2)营养素要求：蛋白质为 70 ～ 80g/d，其他营养素按 DRIs 要求供给。因为软食中的蔬菜及肉类需切碎、煮烂，易导致维生素流失，故长期食用软食患者应适当补充维生素。

(3)食物要求：软食应细软、易咀嚼、易消化，限制含膳食纤维和动物肌纤维多的食物，如确需选用，应切碎、煮烂后食用。

2. 食物选择

(1)宜食用食物。①主食：蒸软米饭、馒头或粗粮细作等，也可选用面条、面片、包子、饺子、馄饨、蛋糕等，但应选择含粗纤维少的蔬菜做馅。②肉蛋奶类：肉类包括肉丝、肉丁、肉丸、鱼丸、虾丸等；蛋类包括煮嫩鸡蛋、咸蛋等；奶类包括奶酪等。③豆类：豆腐、嫩豆腐干、腐竹等。④蔬果类：冬瓜、南瓜、胡萝卜、菠菜等质地软、粗纤维少的蔬菜。

(2)忌(少)食用食物。①不宜食用芹菜、韭菜、豆芽、竹笋、榨菜等含粗纤维多的蔬菜。②不宜食用煎炸食品、过于油腻的食品。③不宜直接食用豆类和花生仁、核桃、杏仁等坚果类食物，但制成花生酱、杏仁粉、核桃粉后可适量食用。④忌用芥末、咖喱、辣椒粉、胡椒粉等辛辣刺激的调味品。

3. 制作要求

(1)主食类：科学适当地进行食物加工，制作比普食更细、软，更易咀嚼、易消化的食物。

(2)肉蛋类：肉类宜采用蒸、炖等烹饪方式，避免油炸、煎、爆炒等方法，质硬食材应制软、制细，如肉泥、肉末、肉丸、鱼丸等；蛋类可制成炒嫩鸡蛋、蒸蛋羹、煮嫩鸡蛋等。

(3)豆类：制作成豆浆、豆腐花、豆腐汤等。

(4)蔬果类：应将水果去皮榨汁或制成水果泥；注意选用嫩菜叶，并用刀切成 1cm 长，少油少盐，尽可能清淡。

4. 餐次要求

每日供应 3 ～ 5 餐。

(四)普通膳食

普通膳食简称普食，与健康人平时的膳食基本相似，可充分供给能量和营养素，能达到平衡膳食要求。主要适用于意识清楚、体温正常或接近正常、无咀嚼功能障碍、消化功能正常，治疗上无特殊膳食要求且无须限制任何营养素的神经重症恢复期患者。

1. 膳食原则

（1）能量要求：能量充足、营养均衡，总能量为 1800 ～ 2500kcal/d。

（2）营养素要求：三大营养素比例恰当，确保营养均衡。碳水化合物占总能量的 50% ～ 65%，脂肪占 20% ～ 30%，蛋白质占 10% ～ 15%，其中优质蛋白应占蛋白质总量的 1/3 以上。供给充足的维生素、矿物质、膳食纤维。每天进食蔬菜不少于 300g，其中深色蔬菜占 1/2，每天进食水果，并进食部分全谷类食物。控糖禁酒，每天食盐摄入量不超过 5g、烹调油 25 ～ 30g、糖最好在 25g 以下。

（3）食物要求：食物多样，合理搭配。多样的食物包括谷薯类、果蔬类、畜禽鱼蛋奶类等。食物品种要求平均每天摄入 12 种以上，每周 25 种以上。

（4）规律进餐，足量饮水：将全天的食物适当分配于三餐，建议按早餐 25% ～ 30%、中餐 30% ～ 40%、晚餐 30% ～ 35% 的比例分配为宜。成年男性饮水 1700ml/d，成年女性饮水 1500ml/d。

2. 食物选择

（1）适用食物：与正常人膳食基本相同。适用食物包括：谷薯类、蔬果类、鱼蛋类、肉禽类、豆及豆制品、奶及奶制品、食用油。

（2）忌用食物：各种辛辣刺激性食物、易引起不良反应的食物、难消化食物、过分坚硬的食物、产气过多的食物以及烟熏等不恰当的烹调方法制成的食物。

3. 制作要求

食材新鲜、干净，科学烹调，减少营养素流失，清淡少盐，保持色、香、味、形俱全，以增进食欲。

4. 餐次要求

每日供应 3 餐。

二、临床营养教育的实施

营养教育是指通过改变人们的饮食行为达到改善营养状况的一种有计划的活动，是一种易实施、低成本、高效益的营养干预手段，也是最值得提倡的有效干预措施。营养教育的目的是普及营养知识、倡导健康行为和生活方式、合理利用天然食物资源、提高患者和家属对营养与健康的认识、消除或减少影响健康的膳食营养因素、纠正营养缺乏与不平衡、改善营养健康状况、降低各种营养相关疾病患病的风险。对神经重症患者和（或）家属、照护者进行临床营养教育，在促进康复方面有着积极作用。

（一）临床营养教育的主要内容

（1）营养基础知识，包括《中国居民膳食指南》、中国居民平衡膳食宝塔、健康生活方式等。

（2）我国人群营养及膳食营养相关疾病的状况和变化趋势，尤其是患者所患神经重症的相关信息资料。

（3）神经重症患者的膳食营养要求，包括相应的指南、专家共识等内容。

（4）当前存在的和潜在的营养风险、营养问题的预防与控制。

（5）与患者相关性较大的营养规范及政策等。

（二）临床营养教育的实施

1. 确定患者存在的营养问题

通过膳食调查、人体测量、临床检验、营养相关疾病临床检查等信息的收集，了解患者当前存在的营养风险和营养问题、神经重症疾病发生后对患者生活质量的影响等，确定营养共性问题和个性问题。主要共性问题包括患者及家属营养知识水平偏低，存在不合理的饮食行为习惯和不健康生活方式等；个性问题包括疾病原因（意识障碍、咀嚼和吞咽障碍、急性胃肠损伤、活动受限等）和药物治疗带来的营养问题。

2. 确定临床营养教育对象

营养教育的对象是患者、家属或照护者。

3. 确定临床营养教育的实施者

根据患者疾病、营养评估结果和个体差异，确定存在的营养问题后，制订针对性的营养教育计划，包括营养问题、教育内容、实施者、实施时间、效果评价等五个方面内容。临床营养教育计划的制订者和实施者主要为两类人员，一类为营养医生、营养技师、营养护士，另一类为主管医生、主管护士。两类人员在制订营养教育内容和工作流程上有交叉，在教育的深度和侧重点上有所不同。营养教育实施者定期进行营养教育时，重点把握入科时、手术前后、特殊治疗前后、出院前等几个关键时间点进行。医务人员发现患者出现新的营养问题时，及时实施营养教育。

4. 确定临床营养教育目标和内容

（1）教育目标：明确患者不同疾病状态下的营养需求；了解治疗饮食的意义与要求；纠正不健康饮食行为习惯和不健康生活方式；减弱疾病和药物对饮食造成的不利影响；明确能量供给、蛋白质的目标量，使患者体重、肌肉、活动能力得到恢复和增强，生活质量得到提高。

（2）教育内容：主要包括共性内容和个性内容。共性内容涉及宣教营养基础知识、健康饮食行为习惯、健康生活方式等。个性内容涉及当前营养风险、营养问题以及预防和干预措施等。

共性内容：宣教平衡膳食模式，如强调食物多样、合理搭配；多吃蔬果、奶豆、全谷；适量吃鱼、禽、蛋、瘦肉；少盐控油、控糖限酒、规律进餐、足量饮水等平衡膳食准则。宣教适量运动，吃动平衡，如神经重症恢复期患者在医生指导下进行最大运动负荷检测后，制订个体化运动处方，进行锻炼。宣教体重控制，如强调吃动平衡、健康体重管理，通过科学的饮食习惯、生活方式、适量运动来控制体重，教会患者或家属准确计算 BMI，了解适宜的体重区间。宣教吸烟和过量饮酒对神经系统的危害、主动吸烟与被动吸烟的危害，宣教戒烟方法，如心理辅导、烟碱替代疗法、口服戒烟药物等戒烟综合干预方法。宣教保证充足睡眠的重要性。（图 8-14）

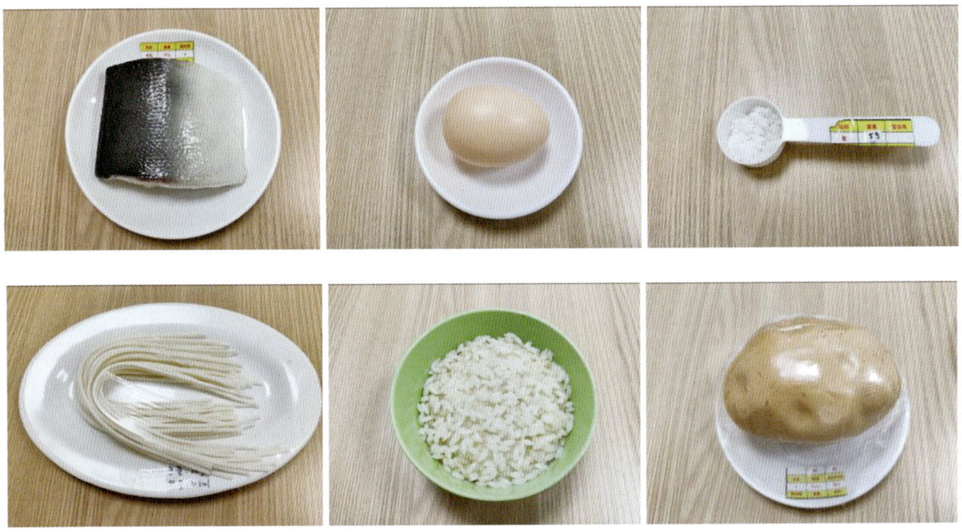

图 8-14　膳食模型组图

个性内容：结合患者所患神经系统疾病、当前健康状况、生活习惯、宗教信仰等拟定个体化营养教育内容，主要涉及所患疾病的简要知识、当前和未来可能面临的与疾病相关的营养风险和营养问题、预防和干预措施等。

5. 准备营养教育材料和选择合适的教育方法

确定临床营养教育目标和内容后，准备相应的教育材料和选择合适的教育方法。教育材料主要包括《中国居民膳食指南》、中国居民平衡膳食宝塔、疾病相关营养知识、治疗饮食、营养需要量、健康饮食行为等。既可使用现成的营养教育材料，如中国营养学会发布的相关内容，也可根据患者实际情况自行制作更具针对性的宣传彩页等材料，内容应当科学清晰、重点突出、说服力强，注意运用简短、通俗易懂的语言，避免过长、过于繁杂的专业内容。然后依据营养材料内容选择合适的教育方法，如营养讲座、视频动画、食物模型、宣传册、微信公众号、短信平台等，达到理论传播和促进患者建立健康行为的目的。实施过程中要及时发现存在的问题和阻碍教育推进的因素，分析原因、寻找对策、适时调整，如方言、风俗习惯、文化水平不高、资料过于专业化等。（图 8-15）

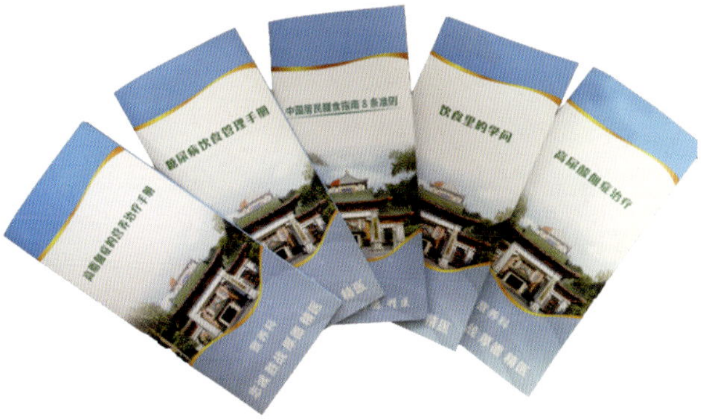

图 8-15　疾病膳食宣传折页

6. 评价营养教育的效果

定期与患者、家属、照护者进行交流，了解是否按时按量完成宣教内容，评估教育的效果，如是否达到预期目的、存在的问题、需要加强和改进之处以及患者、家属、照护者后期的知识需求，观察他们在营养教育实施后知识、态度、行为方面发生的具体变化，做好记录，调整教育计划。

（谢　红　彭苏柳　侯　燕　徐　习）

参考文献

[1] 神经外科分会中国神经外科重症管理协作组．中国神经外科重症患者营养治疗专家共识（2022）[J]. 中华医学杂志，2022，102（29）:2236-2255.

[2] 孙桂菊，李群．护理营养学 [M].2 版．南京：东南大学出版社，2020.

[3] 葛可佑．中国营养师培训教材 [M]. 北京：人民卫生出版社，2020.

[4] 孙长颢．营养与食品卫生学 [M].8 版．北京：人民卫生出版社，2021.

[5] 静脉输液护理学会．输液治疗实践标准（8 版）[J]. 输液治疗护理杂志，2021，44（1S）: 125.

[6] 中国营养学会．中国居民膳食指南（2022）[M]. 北京：人民卫生出版社，2022.

[7] MARTINCICH I，CINI K，LAPKIN S，et al. Central venous access device complications in patients receiving parenteral nutrition in general ward settings:a retrospective analysis[J].J Parenteral Enteral Nutr，2020，44（6）:1104-1111.

[8] 宫雪梅，叶向红，薛阳阳，等．重症患者早期肠内营养耐受性评估及管理方案的构建 [J]. 中华护理杂志，2019，54（4）:490-494.

[9] 宿英英，潘速跃，彭斌，等．神经系统疾病肠内营养支持中国专家共识（第二版）[J]. 中华临床营养杂志，2019，27（4）:193-203.

[10] 中华医学会神经外科分会，中国神经外科重症管理协作组．中国神经外科重症患者营养治疗专家共识（2022）[J]. 中华医学杂志，2022，102（29）:2236-2254.

[11] 陈金连．经鼻肠管和鼻胃管肠内营养对重型颅脑损伤患者预后及并发症的影响 [J]. 吉林医学，2023，44（6）：1547-1550.

[12] DA SILVA J S V，SERES D S，SABINO K，et al. ASPEN consensus recommendations for refeeding syndrome[J].Nutr Clin Pract，2020，35（2）:178-195.

[13] 仲伟莹，潘习，徐岚，等．重症卒中患者再喂养综合征的发生率和危险因素 [J]. 国际脑血管病杂志，2023，31（7）:506-511.

[14] JENSEN G L，CEDERHOLM T，CORREIA M，et al. GLIM criteria for the diagnosis of malnutrition：a consensus report from the global clinical nutrition community[J].J Parenter Enteral Nutr，2019，43（1）：32-40.

[15] LIU N，ZHAO X L，XIONG R Q，et al. The performances of SNAQ，GLIM，mNICE，and ASPEN for identification of neurocritically ill patients at high risk of developing refeeding syndrome[J].

Nutrients，2022，14（19）：4032.

[16] 龙兴霞，姚梅琪，姚金兰，等 .ICU 肠内营养患者再喂养综合征发生现状及影响因素研究 [J]. 中华护理杂志，2021，56（6）:818-823.

[17] 中华医学会肠外肠内营养学分会（CSPEN）. 中国成人患者肠外肠内营养临床应用指南（2023）[J]. 中华医学杂志，2023，103（13）:946-974.

[18] 龙朦朦，王晓梅，宗春艳，等 . 多学科团队协作模式对急性重症脑卒中患者营养指标及预后的影响 [J]. 循证护理，2024，10（1）:172-176.

[19] 刘好，冯英璞，陈云，等 .NUTRIC 评分与 NRS 2002 在 ICU 老年脑卒中患者营养风险评估中的效果比较 [J]. 护理研究，2023，37（8）:1332-1337.

[20] 袁梦湄，黄晓霞，唐佳迎 . 以腹内压监测为导向的腹腔高压患者肠内营养护理方案的构建及应用 [J]. 中华护理杂志，2023，58（12）:1413-1421.

[21] 吴蓓雯，叶向红，李素云，等 . 提高口服营养补充依从性临床管理实践的专家共识 [J]. 肿瘤代谢与营养电子杂志，2021，8（5）：487-493.

[22] 亚洲急危重症协会中国腹腔重症协作组 . 重症患者胃肠功能障碍肠内营养专家共识（2021）[J]. 中华消化外科杂志，2021，20（11）：1123-1136.

[23] 窦祖林 . 吞咽障碍评估与治疗 [M].2 版 . 北京 : 人民卫生出版社，2017.

第二篇　各　论

第九章　重型颅脑损伤的营养治疗

第一节　重型颅脑损伤概述

重型颅脑损伤（severe traumatic brain injury，sTBI）是指外力作用导致严重的脑损伤，通常伴有较高的致残率和死亡率。这种外力可能源于车祸、跌倒、运动伤害甚至暴力袭击等，造成严重的颅内出血、脑水肿及颅内压升高。sTBI 不包括疾病、药物或毒素所致的脑部损害，如脑瘤、脑卒中或感染等。在全球范围内，无论是在军事冲突、交通事故还是日常生活中，sTBI 都是导致残疾和死亡的主要原因之一。

一、流行病学特点

sTBI 的发生率在不同地区和人群中差异较大。中国 sTBI 患者数量较多，人口死亡率约为 13/10 万，成为重大公共卫生问题之一。sTBI 的高发生率与交通事故多发、工伤及暴力事件增加有关。sTBI 对患者的大脑功能造成广泛而深刻的影响，导致长期的认知、运动及行为障碍，严重影响生活质量。即使是轻度颅脑损伤，也可能导致患者的认知与行为功能受损，对其生活质量造成长期影响。了解颅脑损伤是理解该病对患者营养需求影响的起点，也是为患者制订合理的营养治疗方案的基础。

二、损伤机制与分类

（一）损伤机制

sTBI 的损伤机制复杂，包括原发性损伤和继发性损伤。原发性损伤是直接的外力作用于头部导致脑组织的机械性破坏，如脑挫伤、撕裂伤等。继发性损伤是在原发性损伤后发生的一系列病理生理变化，涉及对自主神经系统的影响、下丘脑 - 垂体轴的受累、炎症介质的释放等，可表现为颅内出血、脑水肿、炎症反应、自由基损伤、脂质过氧化以及线粒体功能障碍等，加重了脑组织损害，引发进一步的神经功能障碍。

（二）分类与评估

sTBI 按照伤口性质分为开放性颅脑损伤和闭合性颅脑损伤。开放性颅脑损伤是指头皮、颅骨破裂，脑膜破损，脑组织外溢或者颅腔与脑膜外相通的疾病；闭合性颅脑损伤则没有头皮、颅骨、脑膜的破裂，或者有脑膜破裂但不与脑膜外相通。在 sTBI 的评估中，最主要的三个评估量表是 Glasgow 昏迷量表、Marshall CT 分级和 Glasgow 预后评分扩展版（Glasgow outcome scale-extended，GOSE）。

1.Glasgow 昏迷量表

可快速评估颅脑损伤的严重程度。轻度、中度和重度颅脑损伤分别为 13 ～ 15 分、9 ～ 12 分和≤ 8 分。这种分级帮助我们更准确地评估患者病情的严重程度以及可能出现的后果。（表 9-1、视频 9-1）

视频 9-1

表 9-1　Glasgow 昏迷量表

检查项目	临床表现	评分 / 分
睁眼反应（E）	自动睁眼	4
	言语呼唤后睁眼	3
	疼痛刺激后睁眼	2
	疼痛刺激后不睁眼	1
言语反应（V）	定向力正常	5
	应答错误	4
	言语错乱	3
	只能发音	2
	无语言反应	1
运动反应（M）	能按指令动作	6
	对疼痛能定位	5
	对疼痛能躲避	4
	疼痛刺激肢体屈曲反应	3
	疼痛刺激肢体过伸反应	2
	无动作	1

2.Marshall CT 分级

除了 Glasgow 昏迷量表外，还可通过各种成像方式进行颅脑损伤的评估，以确定大脑结构损伤的严重程度。Marshall CT 分级主要基于 CT 图像对颅内病变严重情况、基底池受压状态及中线移位程度进行分类，等级越高表示病变越严重。（表 9-2）

表 9-2　Marshall CT 分级

分级	标准
弥散性损伤Ⅰ级（正常）	颅脑 CT 未见任何异常
弥散性损伤Ⅱ级	颅脑 CT 见基底池及脑实质密度基本正常，中线移位小于 5mm，和（或）混杂及高密度影体积不超过 $25cm^3$，可能会有骨碎片或异物
弥散性损伤Ⅲ级（肿胀）	颅脑 CT 见基底池受压，中线移位小于 5mm，混杂及高密度影体积不超过 $25cm^3$

续表

分级	标准
弥散性损伤Ⅳ级（中线）	中线移位大于 5mm，混杂及高密度影体积不超过 25cm^3
局灶损伤Ⅴ级	无须外科手术处理的病灶
局灶损伤Ⅵ级	混杂及高密度影体积大于 25cm^3，须手术处理

3.Glasgow 预后评分扩展版

通过评估患者伤后的功能恢复情况进行分类，覆盖从死亡到完全康复的广泛范围，等级越高表示恢复越好。（表 9-3）

表 9–3　Glasgow 预后评分扩展版

评分	等级	描述
1 分	死亡	死亡
2 分	植物状态	长期持续的植物状态，仅有最小反应，如随着睡眠 - 觉醒周期，眼睛能睁开
3 分	重度残疾	意识清醒，残疾，日常生活需要他人帮助
4 分	轻度残疾	意识清醒，可独立生活，能在保护下工作
5 分	恢复良好	恢复正常生活，尽管有轻微缺陷或后遗症

三、临床表现与诊断

sTBI 患者的临床表现复杂多样，早期识别和及时干预对患者的预后具有重要意义。临床医生应根据患者的症状和体征，综合评估病情，并制订个体化的治疗方案，以最大限度改善预后。

（一）sTBI 的一般临床表现

1. 生命体征

患者受伤后出现呼吸、脉搏浅弱，节律紊乱，血压下降，一般经数分钟及十多分钟后逐渐恢复正常。如果生命体征紊乱时间延长，如有血压波动、心率异常等循环系统不稳定的表现，且无恢复迹象，表明脑干损伤严重或颅内压显著升高；sTBI 患者可能出现潮式呼吸或双相呼吸等异常呼吸模式，提示延髓和脑桥受损；如果受伤后生命体征已恢复正常，随后逐渐出现血压升高、呼吸和脉搏变慢，常提示颅内有继发血肿。

2. 瞳孔

瞳孔的大小和光反射是评估颅脑损伤的重要指标。sTBI 患者可能出现单侧或双侧瞳孔散大，对光反射迟钝或消失，通常提示中脑或第三脑神经受到压迫。如果患者伤后一侧瞳孔立即散大，对光反射消失，而意识清醒，一般为动眼神经直接原发损伤；部分患者可能出现一侧瞳孔缩小、眼睑下垂和无汗症，提示交感神经损伤，即霍纳综合征；如果一侧瞳孔先缩小，继而散大，对光反射差，患者意识障碍加重，为典型的小脑幕切迹疝表现；若双侧瞳孔大小不等且多变，表示中脑受损；若双侧瞳孔极度缩小，对光反射消失，一般为脑桥损伤；若双侧瞳孔散大固定，光反应消失，多为濒危状态。

3. 颅内压升高

sTBI 患者常出现剧烈头痛，特别是颅内压升高时。头痛如果不断加剧，应警惕颅内血肿；头痛可能持续存在，并在情绪波动或体位变化时加重。频繁呕吐是颅内压升高的常见症状，多为喷射性呕吐。由于颅内压升高，眼底检查可见视盘水肿，这是颅内高压的重要体征。脑水肿、颅内血肿或其他原因导致的颅内压升高，会对脑组织造成压迫，严重时可能引发脑疝，危及生命。

4. 意识障碍

绝大多数患者伤后即出现意识丧失，时间长短不一。意识障碍由轻到重表现为嗜睡、昏睡、浅昏迷、昏迷和深昏迷。sTBI 患者往往在受伤后立即或短时间内进入昏迷状态。昏迷的深度和持续时间是评估损伤严重程度的重要指标。根据 GCS 评分，重度颅脑损伤的患者通常得分≤ 8 分。昏迷的患者无法被唤醒，对外界刺激（包括疼痛刺激）没有反应，常伴随脑干反射的丧失。部分患者在初步苏醒后可能进入持续植物状态，表现为觉醒但无意识功能，仅有睡眠 - 觉醒周期，没有意识和认知功能。

5. 运动障碍

运动障碍的严重程度取决于损伤的部位和范围。由于脑组织的损伤，sTBI 患者可能出现单侧或双侧肢体瘫痪。sTBI 患者在受到疼痛刺激时，可能出现去皮质强直（上肢屈曲，下肢伸展）或去脑强直（四肢均伸展），这是严重脑干受损的表现。

6. 其他神经功能障碍

sTBI 患者可能在受伤后立即或数小时内出现癫痫发作，表现为全身或局部的抽搐和意识丧失。由于脑部损伤，患者可能出现局部或全身感觉减退、麻木、异常感觉。sTBI 患者可能在苏醒后有语言障碍、记忆力减退、注意力不集中和认知功能下降等表现。

（二）sTBI 的特殊临床表现

sTBI 的特殊临床表现往往因人群和损伤机制的不同而具有显著差异。了解这些特殊表现对于临床医生准确评估病情、制订个体化治疗方案和改善预后具有重要意义。

1. 新生儿和婴幼儿 sTBI

新生儿和婴幼儿颅脑损伤多数为产伤、跌落或虐待等原因所致，由于颅骨尚未完全发育，更容易出现颅骨变形和囟门张力增加。常见表现包括头皮血肿、频繁呕吐、易激惹和哭闹不安。婴幼儿可能出现乒乓球样凹陷骨折，这种骨折在头部受到撞击后形成凹陷，但无颅骨碎片。婴幼儿以骨膜下血肿较多，且容易钙化。

2. 学龄前和学龄儿童 sTBI

婴幼儿及学龄前儿童受伤后反应重，生命体征紊乱明显，容易出现休克，常有延迟性意识障碍表现。小儿颅内血肿症状往往不明显，脑疝出现晚，但病情变化急骤。较大儿童在受伤后表现出明显的嗜睡、昏迷或持续植物状态，心率和呼吸不规则等生命体征紊乱也是常见表现。儿童 sTBI 的特点是神经系统尚未完全发育，损伤后康复潜力较大，但也更易受到严重损害。

3. 老年人 sTBI

老年人由于颅骨变薄、脑萎缩以及血管脆弱，颅脑损伤的风险较高，且损伤后恢复较慢。老年

sTBI 患者往往意识障碍时间长、生命体征改变显著，并发颅内血肿时早期症状不明显，但多见呕吐症状，且症状发展迅速。老年人可能出现偏瘫、失语等神经功能障碍，并伴有高发的并发症如肺部感染和深静脉血栓。

4. 运动性 sTBI

在运动员中，sTBI 多由高能量撞击引起，如进行足球、橄榄球和冰球等高强度运动。此类损伤常表现为立即的意识丧失、剧烈头痛和持续呕吐。运动员在受伤后可能出现短暂的记忆丧失和认知功能障碍。此外，反复的颅脑损伤可导致慢性创伤性脑病，表现为认知功能下降、情绪障碍和行为变化。

5. 火器性 sTBI

军事人员在战场上遭受的 sTBI 多由爆炸、弹片和枪击等高能量创伤引起。此类损伤常伴随多发伤，包括肢体损伤和内脏损伤。患者可能表现为严重的意识障碍、颅内压升高、瞳孔异常和呼吸循环系统不稳定。火器性 sTBI 常需要紧急手术干预，并发症发生率高，康复过程复杂。

6. 交通事故 sTBI

交通事故是导致 sTBI 的主要原因之一，尤其是高速撞击事故。此类患者通常表现为严重的意识障碍、颅内压升高和多发性骨折。交通事故 sTBI 患者常需多学科协作治疗，包括神经外科、骨科和急诊科的综合管理。影像学检查如 CT 和 MRI 在评估颅脑损伤程度和指导治疗方面具有重要作用。

7. 工伤 sTBI

工业事故和高空坠落等职业危害也可导致 sTBI。此类损伤常伴有复杂的颅内外损伤，表现为长时间的昏迷、剧烈头痛和呼吸循环系统不稳定。工伤 sTBI 的康复过程往往较长，患者可能需要长期的神经康复治疗和心理支持。

（三）sTBI 的诊断

sTBI 的诊断需要临床医生通过详细询问病史、体格检查以及神经系统评估，并结合多种影像学检查判断损伤范围和严重程度后确定。

1. 临床评估

（1）病史采集：详细询问受伤经过，包括受伤时间、场景、受伤时意识状态和症状等。了解患者既往病史、药物使用情况和过敏史。

（2）体格检查：全面检查患者的神经系统功能，包括意识水平、瞳孔大小及反应、肢体运动和感觉功能等。使用 Glasgow 昏迷量表对患者的意识状态和颅脑损伤严重程度进行量化评估，GCS 评分≤ 8 分提示 sTBI。同时，与颅脑损伤相关的神经行为障碍的评估工具也常被使用。

（3）生命体征监测：持续监测患者的瞳孔、体温、心率、呼吸、血压等生命体征，评估颅内压升高和脑干功能损害的程度。

2. 影像学检查

（1）CT：头颅 CT 能够快速、准确地显示颅内出血、肿胀、挫裂伤和颅骨骨折等病变，是首选的影像学检查方法，对于评估颅内压升高和决定是否需要手术干预具有重要价值。（图 9-1、图 9-2）

（2）MRI：对于一些 CT 未能明确诊断的病变，如弥散性轴索损伤和脑干损伤，MRI 具有更高的敏感性和特异性。MRI 还可以提供脑组织的详细解剖结构和功能信息，有助于全面评估颅脑损伤的程度。

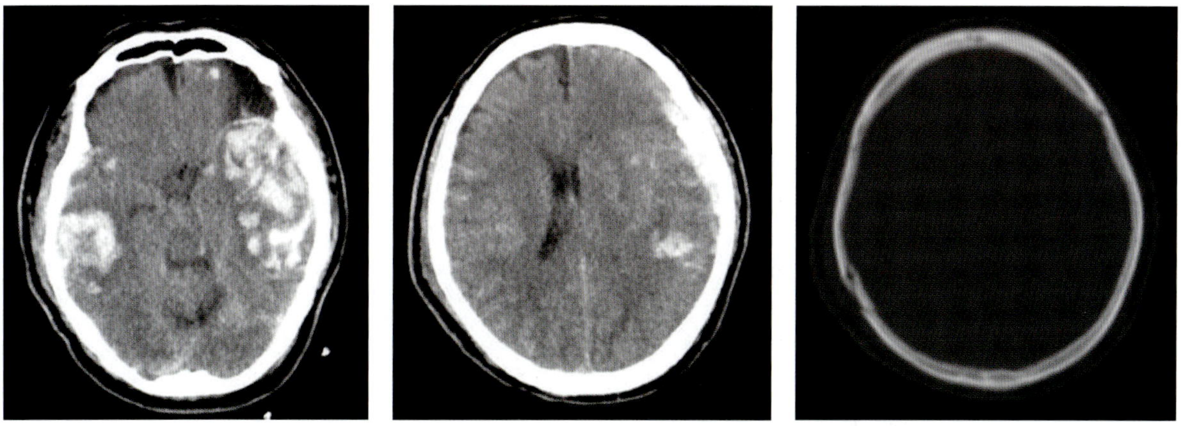

A　　B　　C

图 9–1　酒后摔倒致颅脑损伤

注：CT 示双侧颞顶叶及左侧额叶多发脑挫裂伤（A）；创伤性蛛网膜下腔出血，左侧颞顶部硬膜下血肿（B）；骨窗示右侧颞顶枕骨骨折（C）。

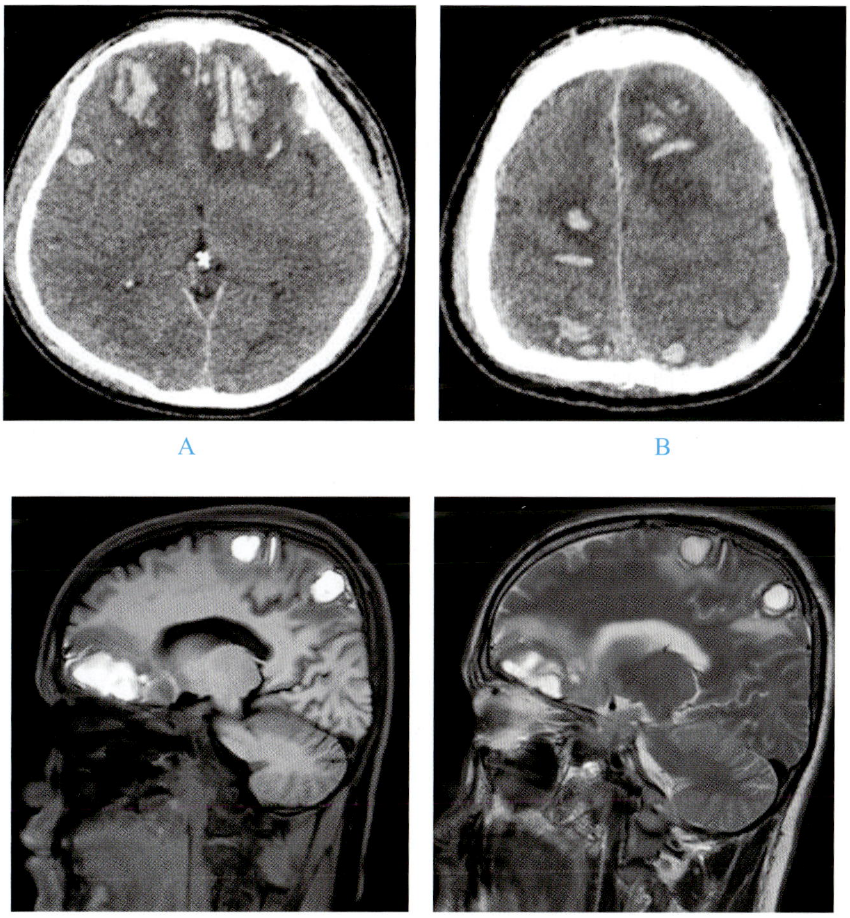

A　　B

C　　D

图 9–2　高处坠落致重型颅脑损伤

注：CT（A、B）及 MRI（C、D）示双侧额顶叶及右侧颞叶脑挫裂伤并血肿形成。

3. 辅助检查

（1）颅内压监测：通过置入颅内压监测装置，实时监测颅内压变化，指导临床治疗。颅内压持续升高提示需要采取进一步的干预措施。

（2）神经电生理检查：脑电图（EEG）、诱发电位（EP）等神经电生理检查可以帮助评估脑功能及脑损伤的部位和程度。

（3）血液和生化检查：评估患者的血气分析、电解质、血糖、凝血功能等，了解全身状态和潜在的代谢紊乱。

sTBI 的诊断需要多学科协作，综合临床评估、影像学检查和辅助检查的结果，全面了解患者的病情，制订个体化的治疗方案。及时、准确的诊断对改善患者预后、降低并发症风险和死亡率具有关键作用。

四、治疗

sTBI 的治疗是一个复杂的过程，主要包括非手术治疗和手术治疗两个方面。治疗的目标是稳定患者生命体征、降低颅内压、防止进一步的脑损伤、促进脑功能恢复、预防和处理并发症。

（一）非手术治疗

非手术治疗是 sTBI 患者管理的重要部分，主要目标是降低颅内压、稳定生命体征、预防并发症。绝大多数轻型、中型颅脑损伤及 sTBI 患者以非手术治疗为主。非手术治疗主要包括颅内压监护和控制、镇静与镇痛、营养治疗、呼吸支持、脑血管痉挛防治和并发症管理等。

（1）颅内压监护和控制：通过置入颅内压监测装置，可实时监测颅内压变化。控制颅内压是 sTBI 治疗的核心，除手术减压外，临床上常采用药物、机械通气等非手术治疗方法。甘露醇或高渗盐水等药物可有效降低颅内压，抬高床头、机械通气等非药物手段也能降低颅内压。

（2）镇静与镇痛：适当的镇静与镇痛有助于减轻患者痛苦，降低代谢率和颅内压。常用药物包括丙泊酚、咪达唑仑和芬太尼。需监控药物的使用，避免过度镇静掩盖神经功能变化。

（3）营养治疗：早期肠内营养或肠外营养治疗至关重要。sTBI 患者表现为高代谢状态和可能的食欲减退，而合理的营养支持能够改善患者的营养状况，增强免疫力，促进康复。

（4）呼吸支持：机械通气可用于呼吸功能不全的患者，可以保证充分的氧合和控制颅内压。机械通气参数需根据具体情况调整，避免过度通气或低通气对脑部的负面影响。

（5）脑血管痉挛防治和并发症管理：使用尼莫地平等钙通道阻滞剂预防和治疗脑血管痉挛，减少缺血性脑损伤风险。同时，防治常见并发症如癫痫、感染和深静脉血栓，确保综合治疗效果。

（二）手术治疗

手术治疗原则为救治患者生命，恢复神经系统重要功能，降低伤残率和死亡率。手术治疗主要针对开放性 sTBI、闭合性 sTBI 伴颅内血肿或颅脑外伤所引起的合并症、后遗症。手术治疗可以消除颅内占位效应，缓解颅内高压症状。

1. 手术指征

手术治疗主要适用于开放性 sTBI、闭合性 sTBI 伴颅内血肿或有明确手术指征的患者。手术指征包括颅内压持续升高、颅内血肿引起的占位效应、凹陷性骨折伴神经功能障碍等。

2. 手术方式

主要手术方式有大骨瓣减压术、开颅血肿清除术、清创术、凹陷性骨折整复术和颅骨缺损修补术。

（1）大骨瓣减压术：通过去除部分颅骨，减轻颅内压，缓解脑组织受压情况。

（2）开颅血肿清除术：清除颅内血肿，减轻占位效应，降低颅内压。

（3）清创术：处理开放性 sTBI 的伤口，清除污染物和坏死组织，预防感染。

（4）凹陷性骨折整复术：修复凹陷性骨折，恢复颅骨完整性，保护脑组织。

（5）颅骨缺损修补术：修补颅骨缺损，恢复头颅外形和功能。

3. 手术后管理

手术后需要密切监测患者的生命体征和神经功能，防止术后并发症如感染、出血、癫痫等的发生。根据患者术后情况，调整治疗方案，促进恢复。

结合患者的具体情况，综合应用非手术治疗和手术治疗，制订个体化的治疗方案，是 sTBI 患者管理的关键。通过系统的治疗和管理，可以有效降低颅内压，改善神经功能，减少并发症，提高患者的生存率和生活质量。

五、常见并发症与预防

（一）sTBI 的常见并发症

sTBI 患者常伴随一系列并发症，这些并发症不仅会加重病情，还可能影响康复和生活质量。首先，sTBI 患者常伴随各种身体伤害，如颅骨骨折、颈部伤害、肺部伤害或并发感染、出血等，这些并发症可以进一步加重患者的病情。由于免疫功能的抑制和气管插管、导尿管等各种侵入性治疗操作，患者易发生肺炎、尿路感染和颅内感染。感染不仅加重患者的病情，增加治疗难度，还可能导致败血症等严重后果。预防感染需要严格遵循无菌操作规范，及时应用抗生素以及进行早期营养支持以增强免疫力。其次，神经系统并发症也频繁发生，癫痫发作和神经行为障碍尤为突出。由于脑组织损伤，特别是皮质损伤，sTBI 患者容易出现癫痫。癫痫发作会加重脑代谢负担，进一步损伤脑组织。早期使用抗癫痫药物进行预防和治疗非常重要。同时，颅脑损伤也可能产生认知障碍、情绪行为障碍等精神心理学症状，给患者及其家庭带来巨大的负担。神经心理干预和康复治疗可以帮助改善这些症状。最后，深静脉血栓和肺栓塞等并发症也较为常见。长期卧床和活动受限使患者易发生深静脉血栓，血栓脱落后可能引发致命的肺栓塞。预防措施包括使用弹力袜、早期活动和抗凝治疗。全面管理 sTBI 患者的并发症需要多学科团队的协作、及时监测和干预，以提高患者的生存率和生活质量。

（二）sTBI 的预防

sTBI 的预防远比 sTBI 的治疗更为重要，预防重点在于减少发生颅脑损伤的风险。交通安全是关键，通过加强交通法规的执行，增强驾驶员和行人安全意识，可以显著减少交通事故引发的颅脑损伤。此外，我们倡导定期的健康教育活动，提高大众对 sTBI 的认知，了解 sTBI 可能导致的后果以及如何做好相关防护措施，如推广使用安全头盔和安全带等防护设备，尤其是在骑摩托车、自行车和进行高风险运动时，能够有效保护头部，减少 sTBI 的发生率。此外，在家庭和工作场所，预防 sTBI 同样重要。家庭中应采取措施防止跌倒，特别是老年人和儿童，如安装防滑垫和护栏。在工作场所则应遵守安全操作规程，佩戴适当的防护装备，尤其是在建筑场所和工业环境中。定期进行安全教育和培训，提高人们的防护意识和应急处理能力，也是预防 sTBI 的重要手段。通过多方面的综合预防措施，可以有效降低 sTBI 的发生率，保护公众的健康和安全。

六、营养与 sTBI

脑 - 肠轴由双向通路组成。sTBI 造成的神经损伤和神经炎症通过脑 - 肠轴影响胃肠功能，sTBI 引起的自主神经功能障碍和全身炎症会导致胃肠动力不足、肠道黏膜通透性增加等继发性胃肠道问题，继而引起肠道菌群的变化和免疫细胞的激活；肠道菌群的代谢产物和免疫细胞介质反向调节脑 - 肠轴，尤其是继发性的肠道炎症诱发全身炎症反应的同时，还加重了 sTBI 引起的神经病理学改变和神经行为问题。

营养在 sTBI 患者的治疗和康复中起着至关重要的作用。sTBI 患者由于高代谢状态和应激反应，蛋白质和能量消耗增加，而意识障碍和吞咽困难等问题又限制了膳食营养的摄入，导致机体能量不足和氮失衡，并在一定程度上抑制免疫功能。此时，营养治疗不仅能为机体提供所需的能量、蛋白质等营养物质，还能调节患者的免疫状态。有研究表明，饮食营养有助于预防和治疗各种病理状况下的神经系统症状。营养物质通过调节线粒体功能障碍、修复表观遗传修饰和改善神经炎症等机制促进机体大脑健康。还有证据表明，对 sTBI 患者给予早期免疫营养，能提高免疫细胞功能，促进免疫功能的恢复，并能防止肠黏膜屏障功能减退所导致的菌群易位和内毒素积累，同时促进疾病的恢复。因此，合理的营养支持是 sTBI 患者管理的重要组成部分。高蛋白饮食对维持和修复受损组织至关重要，蛋白质摄入量应根据患者的体重和伤情调整。脂肪和碳水化合物也是能量的重要来源，需要根据代谢状态和耐受情况合理分配。此外，维生素 C 和维生素 E 等抗氧化剂、ω-3 脂肪酸和微量元素在减轻炎症和氧化应激方面具有潜在益处，有助于脑功能的恢复。富含谷氨酰胺和精氨酸的免疫营养配方，有助于改善肠道屏障功能，增强免疫力，减少感染风险。

总之，营养在 sTBI 患者的治疗中具有重要的辅助作用。通过早期和个体化的营养支持，提供足够的能量和蛋白质，补充特定的营养素和免疫营养，可以有效改善患者的预后，促进康复。营养治疗需要与其他治疗措施紧密结合，多学科团队合作，共同为 sTBI 患者提供全面的治疗和支持。

（罗高权　邓兵梅）

第二节　重型颅脑损伤的营养代谢特点

在重型颅脑损伤发生后，除了直接损伤脑组织之外，下丘脑 - 垂体轴及其他自主神经系统中枢的损伤可能会引发严重的全身代谢紊乱。此类代谢失调的主要特征包括基础代谢率显著提高、蛋白质分解超过合成导致负氮平衡、低蛋白血症以及高血糖。这些代谢紊乱进一步加重了继发性脑损伤，增加了 sTBI 患者的致残率和死亡率。多年来，临床医生和研究人员一直在探索通过优化营养治疗和药物干预等手段调节和改善 sTBI 患者的全身代谢紊乱，以创造更有利于颅脑损伤恢复的生理环境，并尽力降低 sTBI 的致残率和死亡率。

一、sTBI 能量代谢的特点

大量临床研究提示，sTBI 患者的能量消耗显著增加，且与伤情的严重程度密切相关，即伤情越重，能量消耗值越高。特别是处于去脑状态或去皮质状态的昏迷患者，他们的能量消耗值最为显著。既往一项研究显示，68% 急性颅脑外伤患者处于营养不良状态。sTBI 后基础代谢率上升的状态通常持续约 2 周，但少数患者可能持续数周，乃至 1 年以上。早在 20 世纪 80 年代，有研究基于 GCS 评分、心率及伤后时间等因素，提出了一种评估 sTBI 患者基础代谢率的简易方法。例如，在伤后的第 1 周内，若 GCS 评分为 7 分，心率约为 100 次 /min，基础代谢率为正常值的 100% ～ 150%；当 GCS 评分为 6 分时，心率约为 120 次 /min，基础代谢率则上升至正常值的 150% ～ 175%。这为医生提供了一种初步判断基础代谢率和能量消耗值的工具，有助于制订更为精准的营养治疗方案。

目前，sTBI 患者基础代谢率和能量消耗值增加的确切机制尚未完全明了，但普遍认为这可能与颅脑损伤后的神经内分泌功能紊乱有关。实验和临床研究发现，sTBI 后患者血浆中儿茶酚胺和皮质醇水平明显升高，尿中儿茶酚胺类物质的排出量也显著增加，这与基础代谢率的升高以及能量消耗值的增加呈正相关。说明儿茶酚胺类物质水平的变化可能是导致基础代谢率升高和能量消耗值增加的主要原因之一。

二、sTBI 糖代谢的特点

颅脑损伤后患者血糖水平会即刻上升，在 24h 内达到峰值，而后可能持续数小时至数天后逐渐回落至正常范围。研究表明，颅脑损伤后 24h 内血糖升高程度与伤情的严重程度及预后密切相关：伤情越重，血糖升高程度越明显，高血糖持续时间越长，致残率和死亡率越高。在动物模型中，也可观察到颅脑损伤后血糖显著升高的现象，且高血糖加剧了脑组织的病理损伤，扩大了脑缺血梗死灶的范围。此外，高血糖还加重了脑缺血后血脑屏障的损伤，进一步证实了血糖水平在颅脑损伤发病过程中的重要作用以及高血糖状态对脑损害的加剧作用。高血糖加剧脑组织损伤的机制尚不明确，但可能与乳酸堆积、酸中毒和能量代谢障碍相关。此外，颅脑损伤后血糖升高还可能通过抑制腺苷的生成和释放、引起钙离子代谢异常等途径，加剧颅脑损伤。

颅脑损伤后儿茶酚胺类物质、皮质醇和胰高血糖素的释放增加是导致血糖升高的主要原因之一。尽管颅脑损伤后胰岛素含量可能处于正常范围或略有升高，但相对胰高血糖素的作用而言，这种水平仍不足以产生足够的拮抗效应。因此，颅脑损伤后胰高血糖素的大量释放所导致的相对胰岛素不足，是颅脑损伤患者血糖升高的基本原因。

三、sTBI 蛋白质代谢的特点

氮平衡，即每日氮摄入量与氮排出量之间的差异，对评估个体蛋白质代谢具有重要意义。在健康成人中，约 80% 的氮通过尿液排出，肠道每日约排出 20mg/kg 体重的氮，而呼吸道和皮肤每日排出约 5mg/kg 体重的氮。因此，日常氮排出量可简单计算：24h 氮排出量 = 尿中氮排出量 +20mg/kg × 体重 + 5mg/kg × 体重。sTBI 患者的氮排出还需考虑胃管吸引和腹泻等额外的途径。临床研究表明，sTBI 患者的尿氮排出量显著增加，通常在伤后的 2 ～ 3 周内达到峰值，尤其是伤后 10 ～ 14d。尿氮排出量的增加，加之蛋白质摄入不足，使 sTBI 患者处于严重的负氮平衡状态，导致低蛋白血症，加重脑水肿，阻碍脑组织结构和功能的修复。在蛋白质摄入不足和尿氮大量排出的双重影响下，机体会分解肌肉蛋白质以满足基本的蛋白质代谢需求。

四、sTBI 脂代谢的特点

sTBI 对脂肪代谢的影响与机体的应激反应、炎症反应以及身体对损伤的修复需求紧密相关。颅脑损伤后机体出现高代谢状态，伴随着炎症反应和氧化应激的增加，可能会影响脂肪酸的氧化和利用，导致脂肪酸产能的效率降低。此外，在颅脑损伤的情况下，由于可能存在的肝功能异常和全身代谢变化，长链脂肪酸的运输和氧化可能会遇到障碍，而中链脂肪酸更容易被氧化利用，为机体供能。

最后，sTBI 患者微量元素和维生素的需求量增加，这些营养素可有效维持免疫功能、促进伤口愈合和抗氧化。颅脑损伤后常合并水、电解质失衡，特别是血钠水平的异常，将导致脑水肿或其他并发症，因此维持机体水和电解质平衡对预防这些问题至关重要。

（金　迪　张　涛　张新胜）

第三节　重型颅脑损伤的营养治疗

重型颅脑损伤是神经外科常见急危重症，患者常伴有不同程度的意识障碍和吞咽障碍，且通常处于严重的代谢紊乱状态，基础代谢率高、能量需求大，故普遍存在高营养风险或营养不良。营养治疗不仅为患者提供所需能量，维持正氮平衡，同时还为促进组织细胞修复、功能调整提供支持。sTBI 临床治疗关键在于确保机体重要器官的血氧灌注量与消耗量的平衡，以维持正常的新陈代谢。因此，及时有效的营养治疗是 sTBI 临床救治的重要手段之一。标准化临床营养诊疗流程包括营养风险筛查、营养评定、营养诊断、营养治疗和营养监测。本节以营养治疗为重点进行阐述。

一、营养治疗目标量

1. 能量

sTBI 早期机体处于应激高代谢状态，部分患者因颅脑损伤或者术后出现中枢性高热、肌张力增高、强直等症状，交感神经兴奋性增强，基础代谢率升高。在镇痛镇静治疗管理下，代谢率可能明显下降，尤其是严重颅内压升高患者在使用深度镇静或亚低温治疗时，代谢率仅为非低温治疗患者的 60% ～ 70%，这些因素在计算营养目标时都应加以考虑。

虽然间接测热法能更准确地测量营养消耗，但目前在国内绝大多数医疗机构无法实现，机械通气的患者可通过呼吸机推算的二氧化碳生成量测定能量消耗。此外，临床实践中常采用 ASPEN/SCCM 2016 年推荐的公式进行估算（表 9-4）

表 9-4 不同 BMI 神经外科重症患者能量及蛋白质需求预测范围

BMI/kg·m^{-2}	能量需求预测范围 /kcal·（kg·d）$^{-1}$	BMI/kg·m^{-2}	蛋白质需求预测范围 /g·（kg·d）$^{-1}$
＜ 30	25 ～ 30[a]	＜ 30	1.2 ～ 2.0
30 ～ 50	11 ～ 14[b]	30 ～ 39	2.0[a]
＞ 50	22 ～ 25[a]	≥ 40	最高 2.5[a]

注：a 由 IBW 计算得出，IBW 为理想体重 = 身高 –105；b 由 ABW 计算得出，ABW 为调整体重（适用于肥胖患者）=（实际体重－ IBW）× 0.33+IBW；1kcal=4.19kJ ；BMI 为体重指数。

使用预测公式来设立能量目标时，建议在急性期使用低热量营养（＜ 70%），而非等热量营养（70% ～ 100%），7d 后逐渐增加到等热量营养。对严重营养不良的患者，需特别注意预防再喂养综合征，一旦血磷＜ 0.8mmol/L，应引起关注；＜ 0.5mmol/L 时，应立即治疗，并减少能量的供给。

2. 蛋白质

神经损伤后，患者处于高分解代谢状态，这与显著的蛋白水解和肌肉丢失相关，导致机体对蛋白质的需求增加，因此，通常认为神经系统重症患者较其他重症患者有更高的蛋白需求。但目前尚不明确最佳蛋白质目标应当是多少，也不清楚何时达到蛋白质能量目标最为合适。根据既往的推荐意见，可按 1.2 ～ 2.0g/（kg · d）补充蛋白质，其中超过 50% 应来源于优质蛋白质。

3. 碳水化合物和脂肪

神经系统重症患者进行肠内营养时，建议碳水化合物供能比不超过 60%，最佳脂肪摄入量尚不明确，应根据血三酰甘油水平和肝功能情况调整。肠外营养时，建议葡萄糖的用量不应超过 5mg/（kg · min）。由于重症患者脂肪吸收能力受损，脂质超负荷可能引起免疫抑制，并损害肺和肝功能，因此，静脉脂质（包括非营养性脂质来源）不应超过 1.5g/（kg · d），应避免脂质超负荷。

二、营养治疗途径

（一）肠内营养的治疗时机、喂养途径及制剂选择

1. 治疗时机

由于 sTBI 患者大多存在血流动力学不稳定的问题，因此选择何时启动肠内营养仍存在争议。ESPEN 及 ASPEN 营养指南将 24 ～ 48h 内开始的肠内营养定义为早期肠内营养。大量研究表明，早期肠内营养是急危重症患者核心治疗的一部分，可能将病死率降低 8% ～ 12%。还有研究证明，早期肠内营养有助于 sTBI 患者的术后恢复，能降低炎症因子、提高免疫力并减少并发症的发生。因此，对于 sTBI 患者，在血流动力学稳定的情况下，应在进入 ICU 24 ～ 48h 内启动肠内营养治疗。

2. 喂养途径

经鼻胃管喂养能促进胃肠道的正常生理性刺激，技术上简单易行；而经幽门后喂养则需要一定的置管经验，若经验不足可能会延误肠内营养的实施。一项纳入 353 个 ICU 的 1691 例神经外科重症患者的国际多中心观察研究，评估对比经胃喂养和经小肠喂养对营养及临床终点的影响，结果显示，尽管经胃喂养可能会因胃肠道并发症而中断肠内营养，但仍然更容易实现足量喂养。另外，两组患者在机械通气时间、存活出院的比例等其他重要临床终点上的差异无统计学意义。因此，推荐经鼻胃管喂养作为肠内营养的首选途径。

一项针对 sTBI 患者肠内营养途径的 RCT 研究中，患者被随机分为经胃管喂养组和经幽门后喂养组，研究表明，与经胃管喂养相比，经幽门后喂养能显著降低肺炎的发生率。一项荟萃分析比较了 sTBI 患者经幽门后喂养和经胃喂养对肺炎发生率及其他重要预后终点的影响，纳入 5 项 RCT 研究共 325 例患者，结果发现，与经胃喂养相比，经幽门后喂养能显著降低吸入性肺炎和呼吸机相关性肺炎（ventilator-associated pneumonia，VAP）的发生率。因此，对于不耐受经鼻胃管喂养且有高误吸风险的患者，可考虑行幽门后喂养。

3. 制剂选择

颅脑损伤患者病情的个体差异性大，治疗方式和用药方式各不相同，且大部分病程较长，不同时期的代谢状态和能量需求不尽相同，故在营养制剂的选择上应充分考虑患者当前阶段的状态特点，选择最适合的营养制剂。对于胃肠功能损伤的患者，应在不含膳食纤维、等渗、短肽制剂中选择；对于血糖水平较高的患者，建议使用糖尿病配方营养制剂；对于心衰患者，可选用高能量密度制剂等；对于感染风险较高的患者，可选择使用免疫调节型制剂；对于持续腹泻的神经系统重症患者，可考虑使用含膳食纤维的混合制剂。

（二）肠外营养的治疗时机及制剂选择

1. 治疗时机

对于神经重症患者来说，肠内营养常受到诸多因素的影响，有时难以达到预期的营养目标。当仅靠肠内营养无法满足营养需求时，补充肠外营养是必要的。然而，关于启动肠外营养的最佳时机存在

争议。根据 ASPEN/SCCM 的建议，如果仅通过肠内途径无法满足超过 60% 的能量和蛋白质需求，应在 7 ～ 10d 后考虑补充性肠外营养。此建议基于一项评估，即在 ICU 入住 7 ～ 10d 之前，在肠内营养基础上补充肠外营养不会改善临床结果，甚至可能产生有害后果。但目前没有数据支持在 8d 之后开始肠外营养，或者比较 4 ～ 7d 与 8 ～ 10d 开始肠外营养的效果差异。因此《中国神经外科重症患者营养治疗专家共识（2022 版）》建议，对于在最大化肠内营养策略下仍无法达到营养目标（间接测热法为 80% 能量消耗，预测公式法为 60%）的神经外科重症患者，可在 7 ～ 10d 后考虑启动肠外营养，不建议提前启动肠外营养治疗。

2. 制剂选择

肠外营养作为营养治疗的重要环节，肠外营养液的配制一直广受关注。预混肠外营养液和复合肠外营养液是两种主要类型，均可满足患者的基本需要。预混肠外营养液能够最大程度减少配制失误，血液感染率较低，安全性相对更高，故可作为首选。复合肠外营养液则可以根据患者实际情况，实现个体化治疗，例如需要补充更多的电解质或营养需求更高的患者，可选择复合肠外营养液进行个体化治疗。

3. 终止时机

肠外营养治疗的目的是在患者无法正常进食的情况下维持营养状况。如果过早停止肠外营养，患者可能面临营养不良和发生并发症的危险；但若长时间使用肠外营养，将增加导管相关性感染和代谢异常等风险。因此，接受肠外营养治疗的 sTBI 患者应尽早转为肠内营养。为避免过度喂养，在增加肠内营养的同时，应适当减少肠外营养的能量供应，一旦肠内营养的供应超过目标能量需求的 60%，并仍可逐渐增加时，可选择终止肠外营养。

三、特殊营养素的补充

1. 微量元素及抗氧化剂

微量营养素是营养治疗的重要组成部分。肠外营养制剂和肠内营养制剂在微量营养素的含量上有所不同。出于稳定性考虑，肠外营养制剂通常不含微量营养素，因此需要单独添加。抗氧化的微量营养素主要包括铜、硒、锌、维生素 C 和维生素 E。在严重炎症情况下，这些微量营养素的循环水平会下降到正常参考值以下。作为抗氧化剂使用时，这些微量营养素往往需要较高的剂量，注意不应与每日所需的营养剂量混淆。无严重缺乏时，不建议使用超过 DRIs 10 倍的剂量。

2. 维生素 D

在阳光照射和肝肾功能正常的情况下，人体能够合成足量的维生素 D_3。然而，危重患者长期处于无阳光的环境，且常伴有肝肾功能异常，容易出现维生素 D 缺乏。这与不良预后相关，包括病死率升高、住院时间延长、更高的败血症发生率以及更长的机械通气时间等。研究表明，危重患者单靠营养剂量无法纠正维生素 D 的低血浆浓度，需要进行负荷治疗。根据体重及初始水平，在第一周一次性给予高剂量维生素 D_3 是安全的。

3. 谷氨酰胺

谷氨酰胺约占所有氨基酸的 8%，主要在细胞和(或)器官之间起运输氮的作用，且是细胞快速增殖的原料。在生理条件下，人体可通过每日营养的摄入和内源性合成来维持足够的谷氨酰胺水平。危重患者在蛋白质摄入达标的情况下，无须额外补充；在血浆谷氨酰胺水平降低时，可考虑补充；采用标准完全肠外营养的患者，需合理补充谷氨酰胺。值得注意的是，谷氨酰胺是主要的糖异生氨基酸和尿原性氨基酸，如血浆谷氨酰胺浓度升高，会增加肝肾代谢的负担。在血浆谷氨酰胺浓度极高时，患者有发生急性肝衰竭的高风险。因此，对于合并肝肾衰竭的患者，不建议额外补充谷氨酰胺。

4. EPA 及 DHA

国际脂肪酸和脂质研究协会(International Society for the Study of Fatty Acids and Lipids，ISSFAL)建议健康人每天摄入 500mg 的 EPA 及 DHA，此剂量的 3 ～ 7 倍定义为高剂量。α - 亚麻酸是一种必需的 ω-3 不饱和脂肪酸，具有潜在的脑保护、脑动脉血管扩张和神经可塑性方面的多效性作用。目前，暂无神经重症患者肠内营养添加 EPA、DHA 对预后影响的相关临床试验。在急性呼吸窘迫综合征、急性肺损伤患者中，有 8 项研究纳入荟萃分析，结果未显示有益。在免疫调节营养素的大型 RCT 研究中发现，富含谷氨酰胺、鱼油和抗氧化剂的高蛋白配方与等热量的高蛋白相比，早期的(EPA+DHA)/ 长链脂肪酸血浆水平比值的增高反而对危重患者造成危害。因此，sTBI 患者实施肠内营养治疗时，不建议使用常规添加 EPA/DHA 或高剂量 ω-3 脂肪酸的肠内营养制剂。

肠外营养治疗时应避免使用仅富含豆油基质的静脉脂肪乳剂。目前已有分别加入了橄榄油、鱼油或椰子油的多种组合的新脂肪乳剂，研究表明，富含橄榄油或鱼油的脂肪乳剂更具优势。一项多中心前瞻性随机双盲研究结果显示，与单独使用 LCT、MCT 的乳剂相比，使用含有鱼油的 LCT、MCT 的乳剂可显著降低感染率，加入牛磺酸、左旋肉碱等特殊营养素的配方更易于 LCT、MCT 的乳剂消化吸收。有研究将这些新脂肪乳剂相互比较，并与豆油基质的脂肪乳剂进行比较，结果显示使用新脂肪乳剂的患者住院时间缩短，感染率更低。败血症患者使用富含鱼油的脂肪乳剂后，ICU 入住时间和机械通气时间均缩短。因此，sTBI 患者进行肠外营养治疗时，可选用富含 EPA+DHA 的脂肪乳剂，鱼油按 0.1 ～ 0.2g/(kg · d)供给。

(金　迪　张新胜　徐　习)

参考文献

[1] KHELLAF A，KHAN D Z，HELMY A. Recent advances in traumatic brain injury[J]. Journal of Neurology，2019，266(11):2878-2889.

[2] JIANG J Y，GAO G Y，FENG J F，et al.Traumatic brain injury in China[J].The Lancet. Neurology，2019，18(3):286-295.

[3] 中华医学会重症医学分会 . 中国成人 ICU 患者营养评估与监测临床实践指南 [J]. 中华危重病急救医学，2023，11(35)：1121.

[4] MAO X Y，YIN X X，GUAN Q W，et al.Dietary nutrition for neurological disease therapy: current

status and future directions[J].Pharmacology & Therapeutics，2021，226: 107861.

[5] 石汉平，丛明华，陈伟．再论营养不良的三级诊断 [J]. 中国医学前沿杂志（电子版），2020，12（1）:1-7.

[6] CEDERHOLM T，JENSEN G L，CORREIAMI T D，et a1.GLIM criteria for the diagnosis of malnutrition: a consensus report from the global clinical nutrition community[J].Clinical Nutrition，2019，38（1）：1-9.

[7] 王樑，刘竞辉，郭少春，等．鼻胃管减压联合鼻肠管营养支持在神经外科重症患者术后加速康复中的作用 [J]. 中华神经外科杂志，2020，36（8）：796-800.

[8] 田小霖，宋玮，夏耿红，等．肠内营养对神经危重症患者肠道微生态影响的研究进展 [J]. 中华危重病急救医学，2021，33（11）：1393-1396.

[9] 万燕，冯霁，谢丽媛，等．不同剂量早期肠内营养对神经外科重症患者预后及胃肠道功能的影响 [J]. 中国老年学杂志，2021，41（20）：4400-4403.

[10] 王洛丁，王爱平，刘琰．重型颅脑损伤患者肠内营养起始剂量的研究 [J]. 中国医科大学学报，2019，48（7）：666-669.

[11] 中华医学会神经外科分会，中国神经外科重症管理协作组．中国神经外科重症患者营养治疗专家共识（2022）[J]. 中华医学杂志，2022，8（102）：2236.

第十章　脊髓损伤的营养治疗

第一节　脊髓损伤概述

脊髓是运动和感觉信息在大脑和躯体之间传递的主要通道。脊髓损伤（spinal cord injury，SCI）是指各种原因引起脊髓结构及功能损害，导致损伤部位以下感觉、运动和自主神经功能障碍的一种高致残性的神经系统疾病，可造成永久残疾，甚至死亡。大部分患者经治疗后仍遗留严重的神经功能障碍，给个人、家庭及社会均带来沉重的负担。

一、流行病学特点

2019 年全球疾病负担研究（global burden of disease study，GBD）数据显示全球约有 2060 万脊髓损伤患者，当年新发脊髓损伤约 90 万例。全球患病率约为 253/10 万，伤残损失寿命年（years of life lived with disability，YLDs）率约为 76.1/10 万；高收入地区的发病率、患病率和 YLDs 均高于低收入地区；男性的发病率高于女性，且随着年龄增长而增加。由于人口老龄化，近年来脊髓损伤的发病率及患病率不断增加，预期寿命的延长伴随着骨质疏松、椎管狭窄和跌倒损伤发生率的增加。脊髓损伤可由创伤性和非创伤性因素引起，以创伤性脊髓损伤多见，主要病因是跌倒（6.2/10 万）和道路交通伤害（3.0/10 万），也可见于暴力伤害、体育运动意外等。我国创伤性脊髓损伤的发病率为（5 ～ 9.5）/10 万，平均年龄范围为 32 ～ 54 岁，高处坠落、道路交通事故和低处跌倒的病因学占比分别为 30%、31% 和 25%。非创伤性病因较广泛，包括椎间盘突出、椎管狭窄、脊柱肿瘤、炎症、缺血、代谢性因素、先天畸形等，其中以肿瘤压迫及脊柱退行性病变引起的椎管狭窄最常见。

二、发病机制与分类

（一）脊髓损伤的发病机制

大部分脊髓损伤的发生与脊柱损伤有关，脊柱损伤可通过一系列机制引起脊髓损伤，如横断伤、挤压伤、挫伤、血供不足等。脊髓自身损伤的机制可分为原发性损伤和继发性损伤两方面。原发性损伤是指由脊柱骨折或脱位引起的对脊髓及神经根的直接机械损伤，造成脊髓压迫、挫伤和剪切伤，导致血管损伤、轴突断裂、神经元细胞膜破坏，继而出现脊髓微出血、肿胀及继发性缺血。继发性损伤是指在原发性损伤后出现的一系列病理生理改变，如缺血、血 - 脊髓屏障破坏、炎症、氧化应激、兴奋性毒性和细胞凋亡等，导致进一步的神经细胞死亡。

（二）脊髓损伤的分类

脊髓损伤分类方法多样，可根据病因、病理过程、损伤程度、损伤部位等分类。

（1）根据病因分类：分为创伤性脊髓损伤和非创伤性脊髓损伤。

（2）根据病理过程分类：分为原发性损伤和继发性损伤。

（3）根据损伤程度分类：分为完全性脊髓损伤和不完全性脊髓损伤。根据脊髓损伤神经学分类国际标准（international standards for neurological classification of spinal cord injury，ISNCSCI），完全性脊髓损伤是指最低段骶节（S_4 ～ S_5）感觉和运动功能完全丧失，即无“鞍区保留”。不完全性脊髓损伤是指神经损伤平面以下包括 S_4 ～ S_5 有任何的感觉和（或）运动功能保留，即存在“鞍区保留”。

（4）根据损伤部位分类：分为颈段脊髓损伤、胸段脊髓损伤、腰骶段脊髓损伤和马尾神经损伤，颈段脊髓损伤发生率高于颈段以下脊髓损伤，前者发生率为 52.7%，表现为四肢瘫，后者发生率为 47.3%，表现为截瘫。

三、临床表现

创伤性脊髓损伤均为急性起病，受伤后立即出现损伤平面以下运动、感觉和自主神经功能障碍。运动障碍表现为四肢瘫或截瘫、肌肉痉挛，后期出现肌肉萎缩，查体可见肢体肌力下降、肌张力及腱反射异常、病理征阳性等。高位颈髓损伤可出现呼吸困难。感觉障碍表现为肢体麻木、疼痛、感觉过敏等。自主神经功能障碍表现为括约肌功能障碍，大小便潴留或失禁、肛门反射消失，还可出现肠蠕动减少等神经源性胃肠功能障碍。男性患者可能出现阴茎异常勃起、提睾反射消失。脊柱骨折部位有疼痛、肿胀，常伴有脑部或其他多脏器损伤、肢体骨折等。非创伤性脊髓损伤由于病因不同，可表现为急性、亚急性、慢性起病，相比创伤性脊髓损伤，临床症状相似，但表现为不完全性损伤的比例更高。一般采用美国脊髓损伤协会（American Spinal Injury Association，ASIA）残损分级量表对脊髓损伤的严重程度进行分级（表 10-1）。X 线及 CT 检查对骨折、脱位等骨结构异常敏感；CT 可发现椎管狭窄、出血、钙化；MRI 是评估脊髓神经组织损伤的最佳检查手段，可清晰显示损伤部位的水肿、出血、缺血、压迫、变性等特征及脊髓周围结构的异常。（图 10-1、图 10-2）

表 10-1　ASIA 残损分级量表

分级	标准
A 级，完全性损伤	骶节 S_4 ～ S_5 没有保留任何感觉或运动功能
B 级，不完全性感觉损伤	神经平面以下包括骶节 S_4 ～ S_5 有感觉功能保留，且身体任一侧运动平面以下无 3 个节段以上的运动功能保留

续表

分级	标准
C 级，不完全性运动损伤	神经平面以下有运动功能保留，身体任一侧运动平面以下有 3 个节段以上的运动功能保留，且单个神经损伤平面以下少于一半的关键肌肉肌力≥ 3 级
D 级，不完全性运动损伤	神经平面以下有运动功能保留，且单个神经损伤平面以下至少有一半的关键肌肉肌力≥ 3 级
E 级，正常	经 ISNCSCI 检查，所有脊髓节段的感觉及运动功能均正常，且患者既往有神经功能缺损，则分级为 E

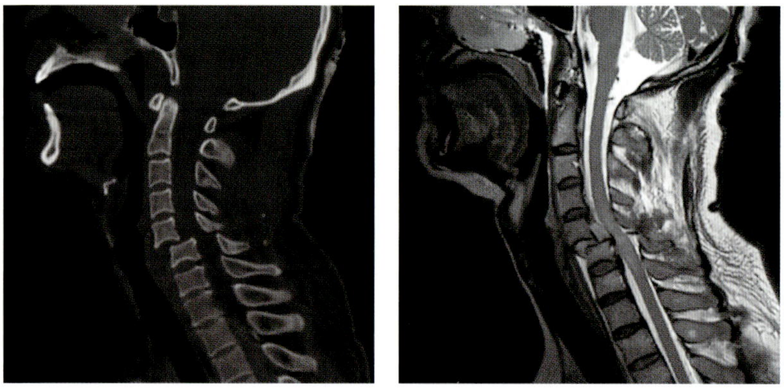

A　　B

图 10-1　高处坠落致脊髓损伤

注：CT 示 C_5 椎体Ⅱ度前滑脱伴椎管狭窄（A）；MRI 示 C_5 椎体Ⅱ度前滑脱伴椎管狭窄，C_5～C_7 水平脊髓内异常信号，颈前后缘软组织挫伤（B）。

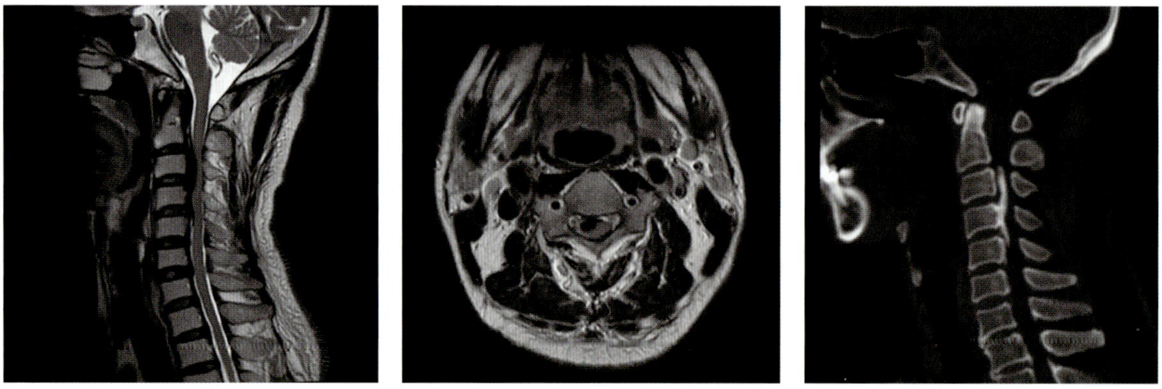

A　　B　　C

图 10-2　后纵韧带钙化压迫致脊髓损伤

注：MRI 示 C_3～C_5 水平后纵韧带增厚伴椎管狭窄、脊髓受压（A、B）；CT 示相应水平后纵韧带钙化（C）。

1. 脊髓休克（spinal shock）

脊髓损伤急性期可能出现损伤平面以下所有脊髓生理功能的丧失，表现为肢体弛缓性瘫痪、感觉缺失、大小便失禁、深浅反射消失，还可出现心动过缓和低血压，称为脊髓休克。脊髓休克期可持续数小时至数周。

2. 完全性脊髓损伤（ASIA A 级）

表现为脊髓横贯性损伤，即损伤平面以下（包括 $S_4 \sim S_5$）感觉丧失、肌肉完全性瘫痪。损伤节段以下一些肌节和皮节可保留部分神经支配，表现为肌力下降、感觉减退，称为部分保留带。

3. 不完全性脊髓损伤（ASIA B ～ D 级）

在不完全性脊髓损伤中，损伤平面以下脊髓所支配的运动、感觉功能有不同程度的保留，脊髓休克期后可表现为不同的脊髓综合征。

（1）脊髓半切综合征（Brown-Séquard 综合征）：为脊髓半侧损伤，表现为损伤节段所有深浅感觉丧失，同侧损伤平面及以下运动功能及本体觉、振动觉丧失，对侧痛温觉丧失。

（2）中央脊髓综合征：为脊髓中央损伤，常见于已存在颈椎病的患者出现过伸性损伤时，表现为上肢运动功能受损较下肢更严重、膀胱功能障碍以及损伤平面以下不同程度的感觉丧失。

（3）前脊髓综合征：常见于脊髓前动脉缺血时，脊髓前 2/3 缺血性损伤，表现为损伤平面及以下运动功能、痛温觉丧失，深感觉正常。

（4）马尾综合征：为马尾部腰骶神经根损伤，表现为下肢弛缓性瘫痪，感觉不完全损伤，大小便功能障碍，提睾反射、肛门反射消失。

（5）脊髓圆锥综合征：为脊髓圆锥损伤，表现与马尾综合征相似，但高位损伤可能出现上运动神经元损伤表现，提睾反射、肛门反射可保留。

4. 脊髓损伤并发症

脊髓损伤后易出现多系统并发症，如肺部感染、肺功能下降、神经源性胃肠功能障碍、心律失常、低血压、泌尿系统感染、压疮、下肢深静脉血栓、骨质疏松等。由于脊髓损伤及手术的应激状态、疼痛、食欲下降、胃肠道动力障碍、吸收功能下降、肌肉萎缩等，患者常出现脂质代谢及糖代谢紊乱、神经源性肥胖或不同程度的营养不良。

四、治疗

脊髓损伤的治疗主要包括手术治疗、药物治疗、干细胞移植、康复治疗及对症治疗，以神经保护、减少脊髓继发性损伤、促进神经再生为目的。治疗药物有类固醇皮质激素、神经节苷酯、利鲁唑、米诺环素、神经生长因子、粒细胞集落刺激因子、硫酸软骨素酶 ABC 等。由于脊髓损伤涉及全身多部位，并发症多，因此营养治疗及对症治疗尤为重要。

五、营养与脊髓损伤

脊髓损伤患者的神经功能预后普遍较差，预后与原发损伤的严重程度、损伤节段、手术时机、患者年龄、营养状况、并发症等多种因素相关。营养不良会增加脊髓损伤卧床患者压疮、感染、骨质疏松、伤口愈合延迟等风险，伤口愈合时间延长影响患者神经功能的恢复，是导致脊髓损伤不良预后的独立危险因素之一。此外，研究显示低血红蛋白、低血尿素氮等临床营养指标也是影响脊髓损伤患者功能预后的独立危险因素。对于脊髓损伤患者，饮食选择的目标应为满足当前状况下的身体需求，优化饮食结构，从而改善生理功能，更好地实现神经康复。优化饮食结构应包含足够的蛋白质，以支持伤口愈合和组织再生；足够的必需脂肪酸和微量元素，以支持正常的神经系统功能；足够的能量，以满足基本生理需求和康复训练的加量需求。

（项　薇　邓兵梅）

第二节　脊髓损伤的营养代谢特点

脊髓损伤（SCI）由脊髓外伤或疾病引起，可能会导致永久性神经功能缺损。脊髓损伤后，部分功能受损，机体内环境发生变化，引起许多病理生理和营养需求的改变。损伤及损伤后的合并症限制了患者活动能力、功能独立性和对营养物质的利用。

一、SCI 消化吸收的特点

（一）SCI 对消化的影响

脊髓损伤导致支配胃肠道的神经回路受损，会产生不同程度的功能障碍。上消化道迷走神经反射的敏感性改变常导致胃轻瘫，如 T_3 水平脊髓损伤可引起胃排空延迟；脊髓损伤后的神经源性胃泌素升高，可引起胃十二指肠出血；脊髓损伤后的常见并发症之一神经源性肠梗阻可表现为结肠的收缩、运输、排便反射障碍和尿失禁，副交感神经反射活动被抑制后，肠蠕动减弱，常导致麻痹性肠梗阻。此外，肠道内微生物的固有比例也会在 SCI 病程进展中不断变化。有研究认为肠道微生物群的变化与 SCI 引发的肠道功能失调有关，而肠道菌群的改变与患者预后相关。

（二）SCI 血流动力学改变对吸收的影响

胃肠道在消化和吸收的过程中需要足够的血流，肠内营养可增加胃肠道黏膜的能量消耗和氧耗。颈段或高位胸段脊髓损伤的急、慢性期均会出现血流动力学障碍，特别是 T_6 以上水平完全损伤可引起血压下降、心率减慢、腹腔脏器灌注不足而发生肠缺血、胃肠道屏障的完整性受损，表现为对营养物质吸收不良。血流动力学障碍期间，内源性或外源性血管收缩物质水平升高、内源性血管舒张物质的同步减少以及微循环缺血 - 再灌注损伤，造成容量复苏也不能使胃肠功能立即恢复正常。

二、SCI 能量代谢的特点

每日总能量的消耗是基础代谢率、食物消化热效应和体力活动的总和。在脊髓损伤的急性期，脊髓休克及机械通气导致肌肉瘫痪和骨骼活动停止，使基础代谢急剧下降，营养需求减少；另一方面，组织的分解代谢明显加快，机体自身组织加速对营养物质的分解和利用，导致能量需求增加。所以对于脊髓损伤患者来说，能量需求取决于当前阶段的损伤程度、治疗情况、身体活动情况、损伤后有无感染或压迫性损伤等因素。

三、SCI 糖代谢的特点

脊髓损伤后患者运动功能受损，急性期和亚急性期肌肉横截面积下降，腿部的瘦组织量仅为非脊髓损伤患者的 2/3。运动功能受损导致骨骼肌减少、脂肪组织相对增加等人体成分变化，骨骼肌减少等因素是胰岛素抵抗、葡萄糖耐受不良的促发因子。糖耐量受神经损伤平面和严重程度的影响，神经损伤越重的患者，糖耐量越差，胰岛素抵抗越高。此外，胰岛素抵抗还受到性别的影响，男性比女性的胰岛素抵抗更高。

四、SCI 蛋白质代谢的特点

脊髓损伤患者在创伤后由于创伤应激反应，组织分解代谢加剧，机体自身组织和营养物质储备消耗增加，加快对蛋白质的分解和利用；同时，蛋白质的合成也受到影响，机体出现负氮平衡，从而发生低蛋白血症。

五、SCI 脂代谢的特点

在脊髓损伤早期，机体便会出现脂代谢异常，且随着时间的进展而加重；脊髓损伤恢复期，患者因活动受限、活动量大幅度减少，同时对食物的摄入量不变甚至增加，易发生肥胖。有研究指出，脊髓损伤患者冠心病的发病机制可能与脂代谢异常有关，神经损伤越重，HDL-C 水平越低。

此外，骨质疏松症是脊髓损伤常见的并发症。脊髓损伤后机体发生骨代谢异常，维生素 D 的缺乏可能在脊髓损伤后的骨质疏松中起着重要作用。由于缺乏阳光照射、营养摄入不足和药物副作用等，脊髓损伤患者维生素 D 缺乏的发生率增加。而较低的 25-（OH）-D 水平可能是造成脊髓损伤患者骨质量下降和骨折风险增加的重要危险因素。

（全静雯　张　涛　张新胜）

第三节　脊髓损伤的营养治疗

脊髓损伤后，神经系统的损伤和生活方式的改变可导致患者的营养状态表现为营养不足和营养过剩。研究显示脊髓损伤患者营养不良的患病率为 45%，营养不良导致患者并发症更多、住院时间更长，故在营养评估的基础上进行早期营养干预，可有效改善脊髓损伤患者的营养状况。目前，临床上常通过体格检查、人体测量指标、实验室检测指标、脊髓营养筛查工具（spinal nutrition screening tool，SNST）等综合判断脊髓损伤患者的营养状况。本节重点阐述脊髓损伤的营养筛查与营养治疗目标量。

一、营养筛查

脊髓损伤患者常用的营养筛查工具有 SNST 和营养不良通用筛查工具 MUST，其中 MUST 是全球领导人营养不良倡议（GLIM）推荐的营养筛查工具之一。

1. 脊髓营养筛查工具（SNST）

2010 年英国国家脊髓损伤中心针对脊髓损伤的特点开发了 SNST。SNST 从 8 个方面进行评估：近期体质量的变化情况、年龄、脊髓损伤节段、是否存在其他疾病情况、皮肤状况、饮食情况、食欲及进食能力，评分≤ 10 分为低度营养风险，11 ～ 15 分为中度营养风险，＞ 15 分为高度营养风险。SNST 的局限性在于没有考虑到能量代谢消耗减少、性别差异、运动能力降低等问题。（表 10-2）

表 10-2　脊髓营养筛查工具（SNST）

评定内容	0 分	1 分	2 分	3 分	4 分	5 分
1. 体重历史	体重无变化	体重略有减轻（BMI 19 ～ 21kg/m^2）	—	体重中等程度减轻（BMI 16 ～ 18kg/m^2）	体重明显减轻（BMI ＜ 16kg/m^2）	—
2. 年龄	—	18 ～ 30 岁	31 ～ 60 岁	＞ 60 岁	＜ 18 岁	—
3.SCI 等级	—	S_1 ～ S_5	L_1 ～ L_5	T_1 ～ T_{12}	—	C_1 ～ C_8
4. 疾病情况	无	慢性病（糖尿病等）	急性创伤骨折 / 头部损伤	感染 / 术后	需要人工通气	需要气管切开的通气支持
5. 皮肤状况	完好无损	局部皮肤出现红斑，部分保持完整	浅表皮肤损伤或有水疱	全层皮肤损伤	—	深部多发压疮或压疮 4/5 级
6. 饮食	正常饮食和流食	肠外营养或肠内营养	改良质地饮食 / 营养补充剂	禁食	—	—
7. 食欲	好，每餐都吃	差，每餐剩余量＞ 1/2	不接受食物和饮料或无法进食	呕吐和腹泻	—	—
8. 进食能力	—	能独立进食	需要一些帮助	需要喂食	—	

注：对每个风险因素进行评分，如果相关因素大于一个，则取最高分；将这些得分相加，得到初始总得分并记录风险水平。结果判定：≤ 10 分为低度营养风险；11 ～ 15 分为中度营养风险；＞ 15 分为高度营养风险。

2. 营养不良通用筛查工具（MUST）

MUST 由英国肠外和肠内营养协会（British Association for Parenteral and Enteral Nutrition，BAPEN）开发，从 BMI、体重减轻百分数、急性疾病影响情况 3 个方面进行评估，0 分为低营养风险，1 分为中营养风险，≥ 2 分为高营养风险。MUST 的内容效度、表面效度和内部一致性均较好，SNST 与之相比具有很好的一致性，SNST 具有更高的灵敏性和阴性预测值。研究显示，MUST 和 SNST 均将完全性运动脊髓损伤患者评估为有营养风险，SNST 还将四肢瘫痪患者评估为有营养风险。（表 10-3）

表 10-3　营养不良通用筛查工具（MUST）

评定内容	0 分	1 分	2 分
BMI 测定	BMI ＞ 20.0kg/m^2	18.5kg/m^2 ＜ BMI ≤ 20.0kg/m^2	BMI ＜ 18.5kg/m^2
最近体重丢失情况	最近 3 ～ 6 个月体重丢失在 5% 以内	最近 3 ～ 6 个月体重丢失介于 5% ～ 10%	最近 3 ～ 6 个月体重丢失在 10% 或以上
疾病导致禁食或摄入不足超过 5d	否	—	是

注：总分 0 分为低营养风险状态，需定期进行重复筛查；总分 1 分为中营养风险状态，需记录 3d 膳食摄入状况并重复筛查；总分≥ 2 分为高营养风险状态，需接受营养干预。

二、营养治疗目标量

1. 能量

脊髓损伤患者的能量需求应当根据其体能活动量而定，不同时期的蛋白质、微量营养素等的需求量也不一样。美国瘫痪退伍军人协会（Paralyzed Veterans of America，PVA）指南建议利用间接测热法进行能量评估，以确定能量消耗和评估能量需求。与其他创伤不同，脊髓损伤患者在损伤后并不表现出高代谢状态，虽然也会出现负氮平衡，但这种负氮平衡是消耗性的，若热量估算过高则易导致过度喂养。有研究通过间接测热法测得胸段脊髓损伤患者损伤 1 周内基础代谢率为 1500 ～ 1700kcal/d，并建议四肢瘫痪患者和截瘫患者能量摄入分别为 22kcal/（kg · d）和 27kcal/（kg · d）。

2. 蛋白质

高位脊髓损伤、低血清白蛋白水平以及长期机械通气会增加脊髓损伤患者的病死率。脊髓损伤患者每日能量的 15% ～ 19% 来自蛋白质，一般而言，赖氨酸、亮氨酸、缬氨酸和异亮氨酸是脊髓损伤患者蛋白质摄入量的主要成分，而精氨酸、丙氨酸和天冬氨酸的摄入量则不足，这些必需氨基酸在蛋白质的合成和组织修复等重要功能中是必需的。缺乏这些氨基酸可能导致营养不良。目前建议脊髓损伤患者维持蛋白质摄入量约 0.8g/（kg · d），但考虑到损伤后瘦体质量的迅速下降和需要减少压疮的发生，对于营养高风险、住院时间较长的患者，可以增加蛋白质的摄入量以降低病死率，改善预后，建议蛋白质摄入量不少于 2g/（kg · d）。

3. 碳水化合物和脂肪

脊髓损伤患者能量的消耗一半来源于碳水化合物。碳水化合物是糖、淀粉和纤维形成的有机化合物。对于脊髓损伤的患者，碳水化合物的摄入应主要来自低血糖指数的复合碳水化合物，如全谷物，这类碳水化合物可以控制血糖，增加微量营养素、膳食纤维和饱腹感。摄入过多的简单碳水化合物及添加糖，易引起血糖的快速升高、肥胖而导致胰岛素抵抗，增加糖尿病的发生风险。PVA 关于识别和管理脊髓损伤后心脏代谢风险的临床实践指南中，推荐脊髓损伤患者饱和脂肪摄入量限制在总热量的 5% ～ 6%，并建议用不饱和脂肪酸代替饱和脂肪酸，以起到保护心脏的作用。另外，ω-3 脂肪酸，如 EPA 和 DHA 在脑生理学中具有广泛的作用，不仅被认为是膜成分，而且是重要的信号分子，能改变神经化学和基因表达，从而影响神经发育以及认知和感觉功能。证据表明，长期从饮食中摄入 ω-3 脂肪酸可能通过改变脊髓的神经脂质谱引起内源性大麻素代谢组的积极变化，从而发挥理想的镇痛作用。

对于有创伤性脊髓损伤风险的患者，可使用 ω-3 脂肪酸，尤其是 DHA，作为预防剂促进创伤性脊髓损伤的恢复。

4. 微量营养素补充

微量营养素的补充与年龄、营养风险以及血清白蛋白的浓度相关。脊髓损伤患者骨质疏松和骨质减少的发生率较高，因此尤其要注意补充钙和维生素 D。此外，贫血、伤口愈合受损与维生素 B 和维生素 C 的缺乏有关。研究显示，矿物质中的镁在继发性损伤阶段起到了关键作用，损伤前 7d 的血清低镁水平可能与神经系统的缓解相关。对于与脊髓损伤相关的生理功能障碍，可以添加维生素 E。任何一种营养素摄入过多都会产生毒性风险，只有在发现某种营养素缺乏或可能缺乏的情况下，才需要对脊髓损伤患者补充特定维生素和矿物质制剂。

（全静雯　张新胜　徐　习）

参考文献

[1] 中国残疾人康复协会脊髓损伤康复专业委员会 . 创伤性脊柱脊髓损伤诊断与治疗专家共识（2022）[J]. 中国老年保健医学，2022，20（4）：6-9.

[2] GBD SPINAL CORD INJURIES COLLABORATORS. Global，regional，and national burden of spinal cord injury，1990—2019:a systematic analysis for the Global Burden of Disease Study 2019[J].Lancet Neurol，2023，22（11）:1026-1047.

[3] DING W，HU S，WANG P，et al.Spinal cord injury:the global incidence，prevalence，and disability from the global burden of disease study 2019[J].Spine，2022，47（21）:1532-1540.

[4] 张浩，刘宇，肖世宁，等 . 中国创伤性脊髓损伤患者流行病学特征的 Meta 分析 [J]. 中国脊柱脊髓杂志，2023，33（5）:397-407.

[5] ELI I，LERNER D P，GHOGAWALA Z.Acute traumatic spinal cord injury[J].Neurol Clin，2021，39（2）: 471-488.

[6] RUPP R，BIERING-SØRENSEN F，BURNS SP，et al.International standards for neurological classification of spinal cord injury: revised 2019[J]. Top Spinal Cord Inj Rehabil，2021，27（2）: 1 22.

[7] 成贵卿，孙晓龙，孙妙巧，等 . 影响脊髓损伤患者预后的营养相关独立危险因素分析 [J]. 中国康复，2023，38（5）:286-290.

第十一章　神经系统火器伤的营养治疗

第一节　神经系统火器伤概述

神经系统战创伤是现代战争中常见的特征性损伤，按受伤部位可分为颅脑战创伤、脊髓战创伤、周围神经战创伤，其中颅脑战创伤是现代战争中最常见的死亡原因之一。神经系统战创伤按致伤原因可分为火器伤、核爆炸复合伤、电磁伤、激光伤及新概念武器伤等。火器伤是指火药燃烧、炸药爆炸等产生的动力高速发射弹头、弹片、弹珠等物体击中机体所造成的损伤。因其独特的伤害方式，火器伤不同于常见的机械性创伤，它集撞击、穿透、热效应等多种破坏机制于一体，因而引起的病理生理变化及治疗原则都具有独特性，火器伤发生在神经系统时，后果尤为严重。

一、流行病学特点

火器伤是常规战争中最常见的损伤类型，占 60% ～ 90%，而现代战争武器的多样化也导致火器伤的发生率大幅度上升，且伤情更加复杂和严重。神经系统火器伤包括颅脑火器伤、脊髓火器伤和周围神经火器伤，在火器伤中具有发生率高、后遗症重的特点。火器性颅脑损伤发生率为 10% ～ 17%，伤残率约为 40%，死亡率为 30% ～ 40%。

二、火器伤的作用机制

火器伤主要通过以下 3 种方式对组织造成伤害：直接力、空气波及空气射流。直接力首先对局部组织构成冲击，破碎组织，并形成一定深度的伤口；空气波是指高速子弹进入肌体，在弹道通道周围形成高压空气波，对周围组织造成不同程度破坏；空气射流是高压气体或空气爆炸产生的高速流体，具有极大能量，对周围组织造成撕裂性和破坏性伤害。火器伤由于独特的破坏机制，不仅对局部组织产生直接破坏，而且由于瞬间的高温、高压，甚至可能导致烧灼伤、高速冲击伤、骨折和关节脱位、内部出血等多种类型的并发症。

三、火器伤的临床表现与诊断

火器伤的临床表现各有不同，与火器伤及的部位密切相关。根据病史、临床症状、体征和辅助检查结果，应先就火器对神经系统的损伤进行定性和定量评估。首先，了解受伤情况和伤痕特征、如何受伤、子弹的类型和射击距离等，分析子弹位置和留弹情况，有助于了解受伤的严重程度和范围；其次，观察和记录神经系统的临床症状和体征，是否有言语障碍、视觉障碍、运动障碍等，按照相关评分系统量化神经系统损伤程度和状态，为后续治疗和预后评估提供参考；再次，进行 CT、MRI、血管造影等相关影像学检查，明确伤口的位置、大小、深度，是否有内出血、骨折等；最后，对患者可能面临的营养风险进行评估，以便及时干预。伤口的位置、严重程度以及初次接受治疗的时间是神经系统火器伤，尤其是火器性颅脑损伤预后的重要影响因素。一般来说，颅骨外的伤口或非关键区域的颅脑伤害，预后相对较好；若子弹击中颅脑等关键部位，后果最为严重，火器性颅脑损伤可导致全身功能受损甚至死亡。

四、火器性颅脑损伤的治疗

火器性颅脑损伤由于涉及颅内神经系统，不仅对颅骨与脑组织造成直接损伤，还可能产生颅内血肿、颅内出血、脑水肿、颅内感染等严重的颅内并发症，这些都极大地增加了治疗难度与预后恶化的风险，因此，火器伤患者的抢救治疗独特且关键。治疗主要有以下 2 个方面。

1. 急救

对于伴有失血性休克、气管阻塞、颅内压升高、颅内血肿、颅内出血等情况，需要争分夺秒对患者展开现场急救，严密观察意识状态和生命体征，正确进行伤情评估和尽早进行急诊颅脑手术，清除颅内血肿和金属等异物，去除骨折碎片。火器性颅脑损伤早期救治的最佳实践是“一级防护，二级救治，三级康复”。一级防护是预防伤害，通过公众教育、法律法规、加强火器管理等手段，提高公众对火器伤害的认知，尽可能从根源上防止火器伤的发生；二级救治即紧急救治，强调急诊科、影像科、神经外科等多学科协作，依据伤情进行及时、精确的治疗，以降低死亡率和残疾率；三级康复是大力发展康复医学，坚持以人为本，注重患者的全面康复，包括营养、生理、功能、社会、心理康复。

2. 手术治疗

通过外科手术干预，移除颅内的子弹碎片和血肿，以减轻颅内压，保护脑组织免受进一步损伤。由于子弹、弹片等高速飞行物在体内的穿越路径以及受损组织的类型多种多样，每例火器性颅脑损伤的病理变化与临床表现都可能独具个性，需要医务人员根据具体情况制订个体化的治疗计划。火器性颅脑损伤的治疗总体遵循“综合救治，分级施护”的原则。对于伴有失血性休克、气管阻塞、颅内压升高等情况实施紧急救治，抢救生命，同时行开颅去骨瓣减压术，移除颅内异物和血肿，减轻脑实质压迫，稳定颅内环境。在去除颅内异物和血肿的同时，需尽量保护正常的脑组织，以免造成二次损害。在术后，要定期进行神经功能评估和颅脑影像学复查，调整治疗方案。同时，颅内感染的预防和治疗也是火器性颅脑损伤的焦点之一，必须足够重视。

五、营养与火器性颅脑损伤

火器性颅脑损伤的成功救治除了需要及时精准的外科救治、重症监护外，营养治疗、康复治疗和心理治疗等多学科联合诊治非常重要。

虽然营养治疗对火器性颅脑损伤治疗效果的循证依据少见，但科学精准营养治疗的有益效果已被重型颅脑损伤患者证明，这些营养治疗手段可能同样适用于火器性颅脑损伤。Hartle 等的研究发现，即使控制了其他已知影响预后的因素，颅脑损伤后第 1 周内没有喂养的患者死亡率显著增加。其他研究也表明，48h 内的肠内营养与改善重型颅脑损伤患者的存活率和神经预后有关。早期强化肠内营养，不但在预防重型颅脑损伤感染等并发症上显示出比传统肠内营养更优越的效果，甚至在伤后 3 个月内仍能显示出更积极的作用。

（罗高权　邓兵梅）

第二节　神经系统火器伤的营养代谢特点

在正常生理状态下，人体通过摄取外界营养物质，并将其分解为代谢产物，释放能量以支持生命活动，或者转化成新的细胞、组织以供再生使用。碳水化合物、蛋白质和脂肪构成了生命活动的物质基础，而神经系统、激素和体液的精密调控共同维护了体内环境的稳定性，实现了机体内的动态平衡。当机体神经系统遭受火器伤等严重创伤或其他应激情况时，这种平衡将受到破坏，尽管机体具备一定的适应和应答能力，但超出调节能力时将导致各种病理状态的出现，从而对机体造成损伤。除病理损伤外，还包括全身代谢反应的紊乱。严重的火器伤引起的全身代谢反应主要分为两个阶段：早期阶段以组织分解和代谢亢进为特征，满足生命维持所需的应激反应，主要是分解代谢；后期阶段则进入创伤修复期，以组织和器官功能的修复为主导的合成代谢。在严重创伤情况下，碳水化合物、蛋白质、脂肪、水、电解质均会发生一系列适应性变化。

一、神经系统火器伤能量代谢的特点

创伤后代谢紊乱与神经内分泌系统密切相关，创伤激发的各种刺激通过神经系统传至中枢，随后通过下丘脑 - 垂体 - 肾上腺皮质轴（HPA 轴）及甲状腺素、胰岛素、胰高血糖素和生长激素等的分泌进行代谢反应的调节和控制。在分解代谢阶段，肾上腺皮质促性腺激素（ACTH）、糖皮质激素、儿茶酚胺、胰高血糖素和生长激素发挥主要作用；而在合成代谢阶段，胰岛素和各类生长因子扮演关键角色。颅脑损伤激活 HPA 轴和系统性应激反应，从而引起糖皮质激素和儿茶酚胺的释放，长期的反应将发展为全身免疫反应综合征，最终导致多器官功能障碍综合征。

火器直接损害神经系统后，还会导致其他远隔脏器功能变化，引起继发性损伤。急性中枢神经火器伤时，大脑通过脑 - 肠轴的双向传导系统与胃肠道相互影响，涉及神经元、激素和免疫通路；颅脑损伤后，还可导致交感神经风暴，打破交感神经系统和副交感神经系统的平衡状态，肠神经系统被称作“肠道中的大脑”，它独立地将来自肠腔的内在传入信号与来自交感神经、副交感神经的外在信号整合起来，“不平衡”的信号集合将导致胃肠道损伤。急性中枢神经系统损伤后可导致肠道微生物群组成的改变、易位、多样性的紊乱，会破坏脑 - 肠轴的平衡，从而加重胃肠功能损伤，而胃肠功能的受损直接影响着患者的能量和营养素的吸收与代谢。

二、神经系统火器伤糖代谢的特点

神经系统遭受火器伤后，糖代谢的变化是全身代谢反应的基础。葡萄糖及其代谢产物是脑细胞、红细胞、单核细胞以及吞噬细胞等关键细胞群的唯一的能量来源。此外，糖代谢对脂肪和蛋白质的代谢也有直接影响。遭受创伤后机体的糖代谢紊乱表现为血糖水平升高、糖耐量下降、糖异生加剧以及无氧酵解途径导致的血乳酸水平上升。应激状态下，血糖水平可上升至正常值的 3 ～ 4 倍，这种血糖升高与肾上腺素和去甲肾上腺素的增加密切相关。

下丘脑是血糖及其代谢底物运输的调控中心，涉及交感神经和副交感神经的激活。儿茶酚胺通过促进糖原分解作用，从肝脏动员葡萄糖；而肾上腺素则促进脂肪分解。当机体处于应激状态时，血液中葡萄糖和脂肪含量在交感神经激活时增加，确保脑组织获得充足的代谢底物。高血糖对脂肪和蛋白质代谢的影响包括加速脂肪分解、增加血中游离脂肪酸的浓度、引起创伤后高脂血症、促进蛋白质分解从而导致创伤早期的负氮平衡以及减少机体合成抗体、球蛋白的原料，降低机体的防御能力。同时，高血糖还促使大量钾离子从细胞内转移至细胞外，使创伤早期血清钾水平升高，而后随着胰岛素分泌和糖转运，钾离子重新进入细胞内，引发低钾血症。此外，高血糖还具有渗透性利尿作用，进一步加剧了低血钾的情况，可能导致心脏节律紊乱，甚至猝死。

三、神经系统火器伤蛋白质代谢的特点

遭受严重创伤后，机体蛋白质分解代谢明显增强，而合成代谢受到抑制，即使机体补充大量蛋白质也难以避免出现负氮平衡。这种状态下，骨骼肌丢失严重，尿中氮排出量增加。然而，受伤后不同组织的蛋白质代谢反应各异，创伤可以促进肝细胞合成新的线粒体和信使 RNA（mRNA），增强胞质内的多核糖体聚合，从而有利于急性期反应蛋白的合成。骨骼肌的蛋白质合成速度因皮质醇水平的升高和胰岛素作用的抑制而受到限制，这影响了肌细胞对氨基酸的吸收和利用。在这一过程中，血浆白蛋白的合成速度可能会因为生长激素、皮质醇的分泌增加以及大量氨基酸进入肝脏而显著提高。然而，血浆白蛋白的总量往往因为在炎症渗出液中的丢失等因素而实际下降。此外，严重创伤还可引起血浆中反应蛋白含量增加，这有助于机体对损伤做出积极的防御和反应。这种代谢调整特点反映了机体在严重创伤后为保证生存而启动的一系列复杂生理应答机制，旨在优化损伤修复和增强防御机制。尽管这些调整在生物学上有必要性，但可能恶化营养状态和延缓恢复过程，特别是在没有适当营养治疗的情况下。因此，对于神经系统火器伤患者，提供充分且恰当的营养补充，特别是蛋白质和其他关键营养素，对促进恢复和减少并发症的发生至关重要。

四、神经系统火器伤脂代谢的特点

神经系统遭受火器伤后，脂肪成为机体最主要的能量来源。创伤后儿茶酚胺、胰高血糖素、促肾上腺皮质激素（ACTH）和生长激素等激素的分泌量增加。在皮质醇的作用下，这些激素通过与脂肪细胞膜上的特异性受体结合，引起细胞内环磷酸腺苷（cAMP）水平上升，进而激活脂肪酶的活性，促进脂肪分解，即所谓的“脂肪动员”，以满足机体在创伤后增加的能量需求。创伤后机体做出的代谢适应反应旨在通过加速脂肪酸的释放入血，为细胞提供及时、高效的能量来源。脂肪酸的氧化为细胞，特别是心脏细胞和肌肉细胞提供了必要的能量，支持其在应激状态下维持功能和修复。同时，这一机制还减少了对葡萄糖的依赖，为对葡萄糖有绝对需求的脑和红细胞等保留了葡萄糖供应。这种代谢调整特点揭示出机体在应对重大创伤时的生理响应和能量管理策略。

（全　迪　张　涛　张新胜）

第三节　神经系统火器伤的营养治疗

根据受伤部位的不同，火器伤可分为火器性颅脑损伤、火器性眼伤、火器性胲胸、火器性骨折、火器性关节损伤和火器性皮肤伤。其中，火器性颅脑损伤是火器伤中的严重类型，这种伤害影响到头颅及颅内组织，具体的病理变化与伤害程度取决于撞击位置与力度，可能导致颅内出血、脑血肿、脑水肿等复杂且危急的临床状况，直接威胁生命，因此，必须在尽可能短的时间内做出准确诊断和处理。本节以火器性颅脑损伤的营养治疗为重点进行阐述。

火器性颅脑损伤后，机体处于高度应激状态，出现代谢异常，包括能量消耗增加、体液丢失、营养摄入减少以及消化吸收障碍等，极易导致营养不良。营养不良不仅影响了患者的康复进程，还可能加剧病情变化。目前认为，早期的营养干预是改善预后的关键措施之一。医护团队对患者的营养状况应给予充分的重视，及时评估营养需求，并根据具体情况制订个体化的营养治疗计划，通过肠外营养或肠内营养途径推进治疗计划的实施。

一、肠外营养治疗

火器性颅脑损伤患者常因下丘脑功能障碍和颅内压升高而胃肠排空和蠕动功能受到抑制，早期常见胃排空延迟、反流等胃肠功能紊乱问题，甚至出现更严重的并发症。这种情况下，胃肠功能障碍成为启动肠内营养的限制因素，而肠外营养成为在胃肠功能未恢复前的主要营养治疗方式，火器性颅脑损伤早期全肠外营养是一种有效的策略。全肠外营养能及时满足患者在创伤早期的营养需求，促进蛋白质合成，纠正负氮平衡，有利于伤口愈合和改善预后。

二、肠内营养治疗

尽管肠外营养能有效提供必需的能量和营养，但仍有不足，如氨基酸溶液的生物利用度低、脂肪乳剂可能具有免疫抑制作用、重症患者对糖类的利用能力受限、过量糖类容易导致脂肪肝等问题。而肠内营养更符合人体的生理状态，能维持肠道结构和功能的完整性，且操作简便，胃肠道耐受性好等。

针对火器性颅脑损伤的营养状态和需求，提供特定配方的肠内营养制剂。火器性颅脑损伤患者常用的肠内营养制剂如下。①要素制剂：这类制剂包含预先分解的营养素，如氨基酸、简单糖和中链脂肪酸，易于消化吸收，适用于胃肠功能严重受损的患者。②非要素制剂：包含多肽、复杂碳水化合物和长链脂肪酸，需要正常的消化过程才能吸收，适用于胃肠功能较好的患者。③组件制剂：提供单一或几种营养素，如纯蛋白质、碳水化合物或脂肪，用于特定营养需求，可以与其他营养制剂配合使用。④疾病专用型制剂：若伤者合并其他疾病，则选择为特定疾病状态设计的配方，如糖尿病患者专用型营养制剂。

肠内营养的途径如下。①鼻 - 胃管：适用于短期营养治疗。②鼻 - 空肠管：当存在胃排空延迟等问题时选择。③经皮内镜下胃造瘘术或空肠造瘘术：适用于需要长期营养治疗的患者。④外科手术途径置管：在特定情况下采用。

正确的喂养时机、方法和适宜的营养制剂对最大化肠内营养的效果、降低并发症风险至关重要。火器性颅脑损伤患者只要胃肠功能存在，且能安全使用，则首选肠内营养治疗；若肠内营养不耐受或肠内营养不能达到预期目标量的 60%，可考虑启动肠外营养。

三、特殊营养素的补充

1. 精氨酸

精氨酸作为条件必需氨基酸，在机体应激、创伤或快速生长等状态下，需求量大大增加，仅靠自身合成不能满足生理需求。一般创伤患者在胃肠功能健全时，肠内营养补充精氨酸 20g/d 可显著增强机体免疫力，降低患者的感染率和病死率，改善预后；严重创伤患者术后补充精氨酸 20 ～ 30g/d，体液免疫、细胞免疫等指标均显著升高，感染发生率显著降低，且以补充精氨酸 30g/d 患者的体液免疫指标升高更为显著。火器性颅脑损伤患者机体经受严重创伤后多伴有严重免疫功能紊乱，故精氨酸的使用剂量参考后者。但需要注意的是，针对精氨酸的营养治疗与机体免疫功能关系的研究中个别报道显示会增加危重症患者的死亡率。因此，临床应用时需根据情况综合判断。

2. 谷氨酰胺

谷氨酰胺是另一种条件必需氨基酸，具有促进蛋白质合成、防止肌肉分解、维护肠道功能等作用，对调节肠道和细胞免疫功能有重要作用。由于全身炎症反应等原因，重症患者谷氨酰胺通常被大量消耗，血浆水平偏低，因此血浆谷氨酰胺浓度被认为是预后的独立预测因子。有研究者通过对 17 项 RCT 研究进行荟萃分析，发现经肠内营养途径补充谷氨酰胺后，重型颅脑损伤患者的白蛋白及 IgG 水平均升高，降低了腹泻发生率，促进了神经功能恢复。目前一般通过肠内营养和肠外营养两种方式补充谷氨酰胺，均安全有效，也可联合应用。多个系统评价结果显示，对于重症特别是外科大手术后患者，谷氨酰胺剂量0.3～0.5g/（kg · d）可减少感染并发症，减少住院时间和机械通气天数，降低住院死亡率。外科术后患者给予剂量达到0.5g/（kg · d）被证实能够带来临床获益。建议火器性颅脑损伤患者的使用量参考重型颅脑损伤或外科大手术后的补充量。

同样需要注意的是，谷氨酰胺作为条件必需氨基酸，大剂量快速补充后机体胃肠道的耐受性较差。也有研究发现，ICU患者早期24h内口服谷氨酰胺非但不能改善患者的临床结局，甚至28d病死率和6个月病死率要高于对照组。还有研究发现，给予ICU患者大剂量0.70～0.78g/（kg · d）的谷氨酰胺有增加死亡率的趋势。因此，应严格把控外源性谷氨酰胺的补充量，对于危重患者尤其需要谨慎。

3. 益生元和益生菌

益生元和膳食纤维一样，是一类不被机体消化吸收，却能够有选择性地促进体内有益菌代谢和增殖的物质，如低聚果糖和半乳糖。益生菌被WHO定义为适当补充有利于宿主健康的活的微生物，具有抗氧化、免疫调节、抗菌等多种功效，益生元和益生菌主要在刺激肠道免疫系统、增强机体免疫力方面发挥重要作用。但是研究发现很多免疫调节机制是某类益生菌菌株或其代谢产物特有的，而且对免疫不全或危重症患者，使用益生菌会有肠道细菌移位的风险，需综合考虑。

（金　迪　张新胜　徐　习）

参考文献

[1] 颅脑战创伤脑功能障碍评估专家共识（2022）编写委员会 . 颅脑战创伤脑功能障碍评估专家共识 [J]. 中国临床神经外科杂志，2022，27（4）：324-336.

[2] WU A Y，NGUYEN A X L. Challenges assessing disparities in patients discharged after firearm-associated ocular injury[J].JAMA Ophthalmology，2023，141（6）:572-573.

[3] REYES G，GADOT R，OUELLETTE L，et al. Firearm-related traumatic brain injuries in adults: a scoping review[J].Neurosurgery，2024，94（2）:229-239.

[4] 费舟，冯华，江基尧，等 . 中华战创伤学（第 2 卷）[M]. 郑州：郑州大学出版社，2016.

[5] MCDONALD S J，SHARKEY J M，SUN M，et al. Beyond the brain: peripheral interactions after traumatic brain injury[J].J Neurotrauma，2020，37（5）:770-781.

[6] 陈肖，阮一，何瑶，等 . 精氨酸强化的肠内营养对创伤患者预后及免疫功能影响的 Meta 分析 [J]. 中国药房，2019，30（10）:1418-1423.

[7] 中国健康管理协会临床营养与健康分会，国家老年疾病临床医学研究中心，中国老年医学系学会 . 免疫营养素临床应用专家共识 [J]. 中华老年多器官疾病杂志，2023，11（22）：801-803.

[8] 刘玉猛，张碰，刘英华 . 增强免疫营养素研究进展 [J]. 中华老年多器官疾病杂志，2021，2（20）:157-160.

第十二章　脑卒中的营养治疗

第一节　脑卒中概述

脑卒中（stroke）是脑血管病变引起中枢神经系统急性损伤进而导致神经功能缺损的一组疾病，是神经系统最常见的急症，也是导致神经系统危重症的主要疾病之一。世界卫生组织（WHO）将卒中定义为快速出现的局灶性或全脑功能障碍的临床征象，症状持续时间超过 24h 或导致死亡，除了血管源性因素外，没有其他明显的原因。

一、流行病学特点

根据 WHO 统计，脑卒中是全球第二大死亡原因和第三大残疾原因，也是疾病负担最重的病种之一。脑卒中具有发病率高、复发率高、致残率高、死亡率高的特点，位于中国成人致死、致残病因的首位。2019 年全球疾病负担研究（global burden of disease study，GBD）显示，中国总体卒中终身发病风险约 39.9%，居全球首位；年患病率、发病率和死亡率估计分别为 1115/10 万、247/10 万、115/10 万，且随着社会老龄化的加剧、不健康生活方式的流行等，卒中发病率仍在持续上升，给社会及家庭带来沉重的负担。

二、危险因素

脑卒中的危险因素包括年龄、种族、遗传因素、吸烟、酗酒、肥胖、高血压、糖代谢异常、血脂异常、高同型半胱氨酸血症等。饮食与营养在脑卒中发病风险中有重要的作用，健康的生活方式可降低 80% 的脑卒中风险。饮食中的一些营养素与脑卒中风险相关，如食盐、红肉、胆固醇、饱和脂肪食物摄入过多，维生素 D、蔬菜、水果、全谷物摄入不足，脑卒中发病风险显著增加；而高橄榄油、全谷物、水果、蔬菜、豆类、低胆固醇和饱和脂肪酸的地中海饮食及强调低钠的得舒饮食（Dietary Approaches to Stop Hypertension，DASH）等健康膳食模式，可降低 20% ～ 40% 脑卒中风险。较高的维生素 E 摄入量与低卒中风险呈负相关。维生素 B_{12}、维生素 B_6、叶酸缺乏可使同型半胱氨酸升高，而高同型半胱氨酸血症者是脑卒中的独立危险因素，增加维生素 B_{12}、维生素 B_6、叶酸的摄入可降低脑卒中风险。

三、发病机制与分类

根据病变性质、病因和发病机制不同，脑卒中可分为缺血性卒中、出血性卒中两大类。

1. 缺血性卒中

缺血性卒中即脑梗死，是最常见的卒中类型，占所有脑卒中的 62.4% ～ 87%，是指脑部血液循环障碍所致的局灶性脑组织缺血性坏死，包括脑血栓形成和脑栓塞。缺血性卒中的发病机制主要包括动脉粥样硬化病变致血栓形成、心源性或主动脉源性栓塞、动脉到动脉的栓塞、血流动力学改变致脑组织低灌注、载体动脉病变阻塞穿支动脉、高血压引起的脑小动脉玻璃样变以及血液成分改变、各种原因导致的血液高凝状态等。脑缺血后启动缺血级联反应，引发一系列病理生理改变，如氧化应激、炎症反应、兴奋性毒性、线粒体功能障碍、血脑屏障破坏、细胞凋亡等，使细胞发生不可逆损伤。根据病因分型，缺血性卒中可分为 5 型：大动脉粥样硬化型、心源性栓塞型、小动脉闭塞型、其他明确病因型及病因不明型（TOAST 分型）。根据临床表现及受累血管不同，可分为完全前循环梗死、部分前循环梗死、后循环梗死及腔隙性梗死（OCSP 分型）。

2. 出血性卒中

出血性卒中是指非创伤性脑实质或脑室系统出血所致的急性神经功能障碍，包括脑出血和蛛网膜下腔出血，分别占脑卒中的 10% ～ 27.9% 及 3% ～ 9.7%。出血性卒中最常见的病因是高血压合并动脉硬化，其他病因还包括脑血管畸形、动脉瘤、脑淀粉样血管病、凝血功能异常等。由于脑内动脉壁薄弱，长期高血压使脑小动脉出现玻璃样变、血管壁弹性降低，当血压骤升时易破裂出血。出血后血液直接进入脑组织，沿脑白质通路扩展形成血肿，血肿可对脑实质造成压迫，产生占位效应，使局部神经元缺血，出现病灶周围水肿，还可出现复杂的全身炎症级联反应、氧化应激、血脑屏障破坏等，造成继发性脑损伤。

四、临床表现

脑卒中起病突然，症状复杂多样，临床表现取决于脑部病变的部位和大小。典型症状包括：突发头痛、呕吐、意识障碍、一侧肢体麻木或无力、口角歪斜、吞咽困难、言语不清或失语、单眼或双眼视物模糊、复视、眩晕、共济失调等。缺血性卒中多于安静状态下发病，症状常在数小时至数天达到高峰，头颅 CT 早期正常，24 ～ 48h 后可见低密度影，头颅 MRI 早期即可发现梗死灶，弥散加权成像可在发病数分钟内发现缺血性改变。（图 12-1）。

出血性卒中较缺血性卒中发病更急骤，多于活动状态下发病，症状常在数分钟至数小时达到高峰，头颅 CT 可见高密度出血灶（图 12-2、图 12-3）。有脑卒中危险因素的中老年人，突然（数分钟）或迅速（数小时）地出现受累脑区相应的症状和体征时，需考虑脑卒中。

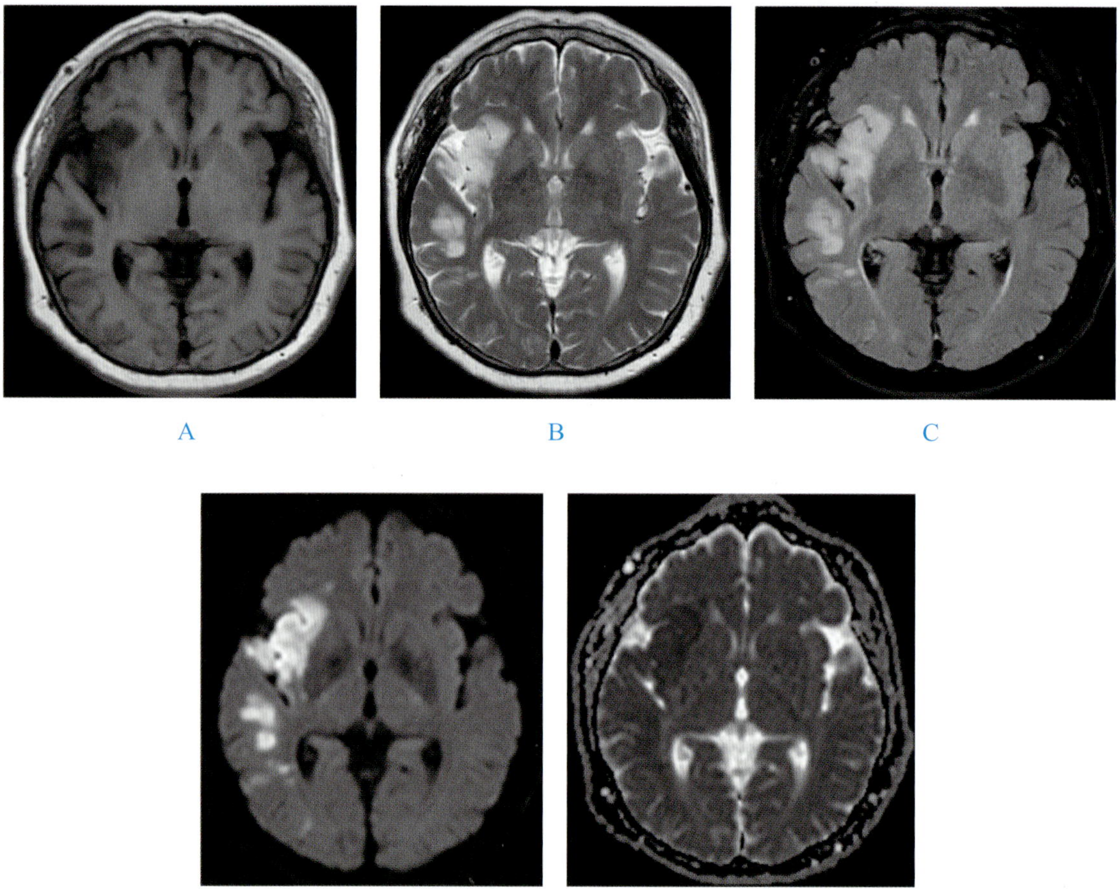

A　B　C　D　E

图 12-1 右侧大脑半球多发急性脑梗死 MRI 表现

注：MRI 示右侧额颞枕顶岛叶、右侧放射冠及半卵圆中心见散在斑点状、大片状长 T1（A）长 T2（B）异常信号，FLAIR 呈高信号（C），DWI 呈高信号（D），相应 ADC 呈低信号（E）。

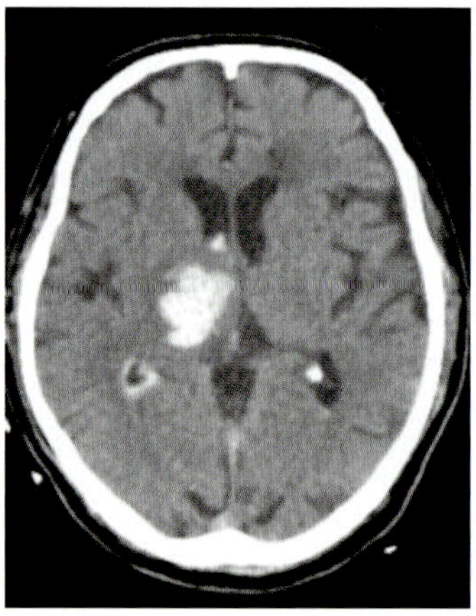

图 12-2　右侧基底节脑出血破入脑室 CT 表现

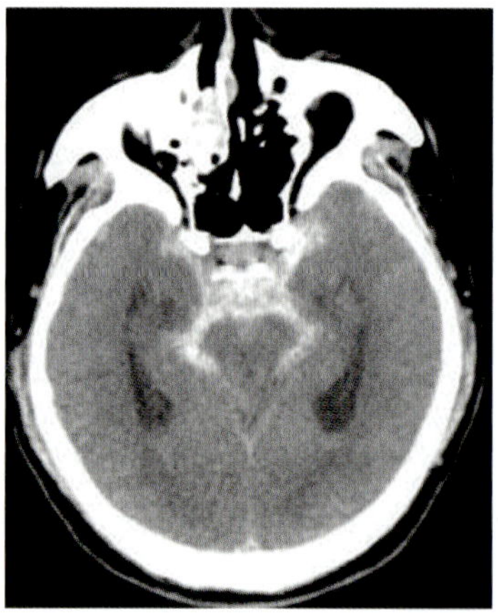

图 12-3　蛛网膜下腔出血 CT 表现

脑卒中患者常合并营养障碍或营养风险增加，尤其在老年卒中患者中发生率更高。据报道，脑卒中后营养不良发生率为 6.1% ～ 62%，入院时脑卒中患者营养不良的患病率为 9.3% ～ 19.2%，约 14% 患者存在营养风险。中国急性缺血性卒中患者中重度营养不良风险患病率为 1.95% ～ 5.89%。脑卒中导致营养不良的原因包括：①脑卒中患者可出现意识障碍、吞咽障碍、肢体瘫痪、认知障碍、抑郁等症状，导致自主进食困难或食欲下降、进食量减少、营养摄入不足；②脑卒中发生后机体处于应激状态，分解代谢增强，导致营养消耗增加；③应激反应引起胃肠道黏膜功能障碍，影响营养物质的消化、吸收。

五、营养与脑卒中

营养不良是导致脑卒中不良预后的独立危险因素，会导致脑卒中患者神经功能恢复不佳、感染等并发症增加、住院时间延长、死亡率增高等不良结局。在急性缺血性卒中患者中，高营养风险与严重残疾和死亡的风险增加相关。无论入院时患者的营养状况或卒中的严重程度如何，入院后 1 周的充足营养摄入与卒中良好结局独立相关。

研究显示，吞咽障碍、营养不良、重度神经功能缺损是卒中后抑郁的危险因素，且营养不良可在一定程度上促进卒中后抑郁的发生。此外，营养不良与更高的卒中后认知障碍发生率有关。作为脑卒中管理中重要的一环，营养管理近年来日益受到临床医务人员的重视。

（项　薇　邓兵梅）

第二节　脑卒中的营养代谢特点

神经内分泌功能的稳定是机体保持正常营养代谢的首要条件。脑卒中使机体处于应激状态，免疫反应涉及多种蛋白的产生和激活以及炎症反应，炎症反应导致神经细胞损伤、血脑屏障破坏等继发性脑损伤，继而使机体的营养代谢紊乱。代谢紊乱造成神经细胞凋亡、脑水肿或血管痉挛等，进一步加重了神经系统损伤。部分脑卒中患者下丘脑功能受损，饱食中枢和摄食中枢受损可导致摄食异常，下丘脑腹内侧核受损，患者会出现食欲缺乏、厌食、消瘦等症状；伴吞咽功能障碍时，患者进食困难、易呛咳，进食量减少，且以半流质饮食为主，也导致营养不良的高风险状态；脑卒中后双向信号通路脑 - 肠轴失衡，导致肠道运动障碍、菌群失调，影响消化和吸收功能，提高营养不良的发生率；合并颅内压升高时，易恶心、呕吐，胃肠功能受到影响，营养物质吸收障碍。

一、脑卒中糖代谢的特点

脑卒中继发脑水肿、颅内高压时，中线移位，刺激第三脑室底部的神经核，引起垂体内分泌功能紊乱，下丘脑促肾上腺皮质激素释放激素（ACTH）分泌增多；儿茶酚胺、5- 羟色胺、血管紧张素 Ⅱ 等活性物质均可刺激 ACTH 分泌，从而导致肾上腺皮质激素血浓度升高，引发高血糖、高血压、上消化道出血等并发症。

脑卒中发生后，局部脑组织的缺血、缺氧导致脑细胞内 ATP 水平下降，激活了糖酵解通路，葡萄糖产生乳酸、乙酸等产物，以维持脑细胞的能量供应，而脑卒中所致的血脑屏障功能紊乱，也进一步影响了脑组织糖代谢的平衡。下丘脑受损会影响代谢，如视上区与水代谢有关、视旁核与糖代谢有关。

二、脑卒中蛋白质代谢的特点

急性脑卒中后，机体代谢发生了很大变化。氧化应激反应抑制了蛋白质的合成；蛋白质的分解代谢较正常状态增加；机体分解代谢的增加作为一种应激源，在基因、分子和细胞水平启动体内一系列复杂的级联反应，促使下丘脑 - 垂体 - 肾上腺轴以及交感神经系统激活，糖皮质激素和儿茶酚胺分泌增多，激发脂肪、蛋白质的大量分解；谷氨酰胺作为能量会优先被内脏器官利用，肌肉蛋白和结构蛋白分解也会加速；促炎的肿瘤坏死因子 - α（TNF- α）可诱导横纹肌溶解，引起肌肉量的损失；炎症细胞因子可诱导组织变性，加速体重减轻。一系列的改变引起相应的负氮平衡，使机体有营养不良风险。

三、脑卒中脂代谢的特点

脑卒中后机体的脂肪动员增加，游离脂肪酸氧化周转增加。若下丘脑背内侧核受损，也将影响脂肪代谢。脑卒中后应激与感染伴随着各种“应激”激素的大量释放，调节肌肉和肝脏中脂肪、碳水化合物、蛋白质的动员与合成，以适应机体的能量需求变化。如胰高血糖素分泌的增加一方面促进糖原分解和糖异生，导致血糖升高，另一方面又可激活脂肪酶，加强脂肪酸氧化，促进脂肪分解和酮体生成。研究表明，内源性酮体生成的增加可以上调能量代谢基因的表达，改善线粒体功能。

总之，高血糖、高脂血症是脑卒中的重要危险因素，脑卒中发生后又将影响机体的糖代谢、蛋白质代谢和脂类代谢。脑卒中患者应激状态下的免疫反应需要消耗大量的能量与蛋白质，从而促进糖异生、蛋白质和脂肪的消耗；而肠道功能受损、胰岛素抵抗与细胞因子使糖原、蛋白质、脂类吸收与合成过程受损，引发分解与合成代谢失衡。根据脑卒中的营养代谢特点，针对性提供营养治疗，对恢复肌肉质量，促进脑卒中后的功能恢复有积极作用。

（全静雯　张　涛　张新胜）

第三节　脑卒中的营养治疗

合理的营养治疗对维持患者营养代谢水平、调节免疫功能、减轻全身炎症反应、加速康复等具有重要作用。脑卒中患者常存在意识障碍、吞咽困难和运动障碍等症状，无法直接摄入营养物质。同时机体又处于高代谢状态，营养摄入不足和营养消耗增加的双重危险因素使卒中后营养不良、免疫功能下降、并发症发生的风险大大增加。脑卒中后早期营养治疗对改善患者营养状况和预后至关重要。

一、营养治疗目标量

1. 能量

估算能量需求的常用方法是间接测热法、基于体重的计算公式。间接测热法最为准确，但需要特殊设备和专人管理，临床普及受限。目前，临床上基于体重的计算公式最为常用。轻症（GCS 评分＞12 分或 APACHE Ⅱ ≤ 16 分）非卧床患者的能量按 25 ～ 35kcal/（kg · d）供给，其中糖脂比 = 6 : 4 ～ 7 : 3，热氮比 =100 : 1 ～ 150 : 1；轻症卧床患者的能量按 20 ～ 25kcal/（kg · d）供给，其中糖脂比 =6 : 4 ～ 7 : 3，热氮比 =100 : 1 ～ 150 : 1；重症脑卒中急性期患者能量按 20 ～ 25kcal/（kg · d）供给，其中糖脂比 =5 : 5，热氮比 =100 : 1；体重超重者应适当减少能量供给。

2. 蛋白质

脑卒中患者蛋白质的分解代谢增加，卧床期间骨骼肌分解明显增加，卒中后代谢异常所引起的组织蛋白的异常高分解被称为肌肉高分解代谢。蛋白质是重要的大分子营养物质，在脑卒中的早期、恢复期，补充蛋白质和氨基酸进行营养干预可促进肌肉合成和改善机体功能。制订营养治疗方案时，蛋白质的需求量应当独立于热量来单独估算。一般情况下，1.2 ～ 1.5g/（kg · d）的蛋白含量可以满足机体的代谢需求，但最近的研究表明，在提高蛋白质摄入量至 1.5 ～ 2.0g/（kg · d）的情况下，脑卒中患者更容易达到正氮平衡。此外，每日蛋白质需求量也可通过 24h 尿液尿素氮（urine urea nitrogen，UUN）的测定进行评估，即每日蛋白的需求量（g）=[（UUN+4）× 6.25]。

3. 脂肪

高血脂、肥胖是脑卒中的高危险因素。对于血脂异常的脑卒中患者，总脂肪摄入量占总能量的比例应低于 25%；对于血脂正常的脑卒中患者，总脂肪摄入量占比也不宜超过 30%，胆固醇应低于 300mg/d；对于体重超重的脑卒中患者，总脂肪摄入量占总能量的比例应低于 20%，胆固醇控制在 200mg/d 以内。

二、营养治疗途径

1. 饮食及口服营养补充

口服营养补充是一种有效的营养治疗方式，可以增加膳食中的碳水化合物、蛋白质、脂肪、矿物质和营养素含量，提供均衡的营养素以满足机体对营养物质的需求。没有吞咽障碍且意识清醒的脑卒中患者应尽早开始经口饮食，当膳食摄入不能满足营养需求时，可选择恰当的食物性状调整的肠内营养制剂进行口服营养补充。必须重视的是，吞咽困难是脑卒中的主要并发症之一，在卒中急性期，30% ～ 50% 的患者有吞咽困难；在卒中后 6 个月时，吞咽困难发生率约为 10%。因此，脑卒中患者在经口进食前，必须进行吞咽功能评估。2018 年 ESPEN 神经病学临床营养指南指出，所有未通过吞咽困难筛查或出现吞咽困难症状或存在危险因素的卒中患者都应尽早对吞咽功能进行更全面的评估。

2. 肠内营养

（1）启动时机：肠内营养支持是脑卒中患者重要的营养供给途径和方法。早期开展肠内营养对改善脑卒中患者预后起着不可忽视的作用。脑卒中患者在入院 24 ～ 48h 内开始行肠内营养支持治疗可明显降低感染和死亡的风险；不能安全有效进食者，应在卒中发病 7d 内开始肠内营养；病程＞ 4 周，可以考虑放置胃造瘘管。

（2）制剂选择：临床上主要根据脑卒中患者胃肠功能、合并症、并发症等因素综合考虑，选择不同特点的肠内营养制剂。对于胃肠功能正常患者，首选整蛋白标准配方制剂，有条件时选用含有膳食纤维的整蛋白标准配方；合并腹泻或便秘时，可选择富含膳食纤维配方；合并糖尿病时，可选用低糖配方；合并高脂血症或血脂增高时，可选用高蛋白低脂配方；需要限制液体入量的脑卒中患者，可选用高能量密度的配方。另外，重症脑卒中患者较其他危重症患者更容易出现消化吸收障碍等胃肠功能问题，建议选择预消化的短肽型或氨基酸型肠内营养制剂。

3. 肠外营养

合适的营养治疗可以促进细胞内稳态和神经系统的恢复，如果达不到营养的需求则会加剧继发性脑损伤，并导致短期和长期并发症。因此，对于存在肠内营养禁忌证、不可实施肠内营养、不能满足 60% 的能量和蛋白质需求的脑卒中患者，可考虑通过肠外营养补充。

三、营养治疗的监测

应每天监测患者的腹部形态、肠鸣音情况，观察患者有无误吸、腹胀，观察胃残余液量、颜色、性状等，有无恶心、呕吐、呕血、黑便、腹泻等消化道症状，并检查管道留置深度。临床医生或营养医生应动态监测患者能量和营养素目标达标情况，关注并记录患者累积能量缺乏情况。对于 BMI ＜ $20kg/m^2$、长时间禁食的脑卒中患者，在营养治疗开始后，应监测血脂、血糖、体液容量及有无钾、磷、镁等电解质异常，避免出现再喂养综合征。营养医生应定期为患者进行营养状态评估并测量三头肌皮褶厚度、上臂肌围等人体指标，监测生化指标的变化，必要时进行人体成分分析、能量代谢测定，根据实际调整能量摄入量及营养素供给量。

（全静雯　张新胜　徐　习）

附：急性脑出血营养治疗病例

一、简要病程记录

1. 患者信息

黎某，女，48 岁，2024 年 3 月 17 日在工作中出现头痛，自行回家休息，当日 19 时被家属发现呼之不应，床边有大量呕吐物，无大小便失禁、四肢抽搐等症状。患者被送至医院急诊科，急诊科以“脑出血”收入神经外科，于入院当晚行“脑内血肿清除术 + 开颅减压术 + 脑脊液漏修补术 + 颅内压监测探头植入术”。术后予以呼吸机辅助呼吸、雾化祛痰、纤维支气管镜吸痰，脱水降颅压、腰穿释放血性脑脊液、冰毯亚低温、抗癫痫、镇痛镇静治疗，抗凝、抗感染、预防血管痉挛、维持内环境稳定，营养治疗、益生菌调节肠道菌群等处理。

2. 体格检查

（1）人体测量指标：身高 162cm，体重 55kg，BMI 20.95kg/m²，小腿围 31cm。

（2）生命体征：体温 36.5℃，脉搏 90 次 /min，呼吸 20 次 /min，血压 180/100mmHg。

（3）意识状态：昏迷状态，GCS 评分为 8 分（E1V2M5）。

（4）心肺检查：听诊显示心尖冲动位置正常，心音有力、规律，未闻及病理性杂音、奔马律及心包摩擦音。双侧呼吸音清晰，未闻及干湿啰音、哮鸣音及胸膜摩擦音。双侧肺部听诊对称，无异常音。心电图显示窦性心律，心率 94 次 /min，左心室高电压，ST-T 异常改变，Q-T 间期延长。

（5）腹部检查：腹部平坦柔软，无压痛及反跳痛，肝脾未触及肿大，肠鸣音正常，每分钟听到 4 ～ 5 次，无亢进或减弱，未闻及血管杂音。

（6）神经系统检查：双侧瞳孔等大等圆，直径约为 3mm，对光反射存在。

3. 实验室检查

（1）血常规：WBC 10.5×10^9/L ↑，HB 100g/L ↓，PLT 150×10^9/L。

（2）生化检查指标：ALB 38.5g/L，PA 179.0mg/L ↓，Cr 425μmol/L ↑，BUN 12.48mmol/L ↑，UA 444μmol/L ↑，BNP 604.7pg/ml ↑，随机血糖 15.0mmol/L ↑，HbA1c 4.5%，电解质正常，大便隐血阴性。

（3）凝血功能指标：PT 12s，APTT 30s，INR 1.1。

（4）内分泌指标：PRL 31.54ng/ml ↑，TSH 0.542μIU/ml，TPOAb 120.00IU/ml ↑，TGAb　24.80IU/ml，Tg 0.50ng/ml。

4. 影像检查

（1）头颅 CT。① 2024 年 3 月 17 日急诊头颅 CT：显示左侧基底节区大片状血肿形成，范围约 5.9cm × 3.1cm，CT 值约 67Hu，周围少许水肿带，邻近左侧脑室受压、变窄，中线结构右偏约 1.1 cm；双侧额顶叶、半卵圆中心、侧脑室旁脑白质密度稍降低；大脑镰密度稍增高。② 2024 年 3 月 19 日复查头颅 CT：显示颅脑术后，左侧额顶部骨部分骨质不连续并可见骨瓣影，邻近皮下软组织稍肿胀、积气；左侧基底节区片状高密度影，考虑脑出血灶，较 2024 年 3 月 17 日术前片血肿范围缩小，左侧侧脑室及第三脑室内少量积血；左侧额颞叶部分脑实质肿胀，并可见片状低密度影及条片状稍高密度影，考虑术后改变；左侧额颞部颅板下薄层硬膜下血肿及少量积液；大脑镰密度稍增高，较前相似；双侧额顶叶、半卵圆中心、侧脑室旁脑白质密度降低，较前变化不大。

（2）胸部 CT：双肺纹理稍增多，双肺下叶条片及片絮影，部分实变，考虑渗出病灶可能，相较 2024 年 3 月 17 日胸部 CT，本次为新增；双侧少量胸腔积液，较前，本次为新增；气管插管；扫及胆囊内密度增高。

（3）彩超检查：双侧股静脉及腘静脉可显示段管腔内未见血栓形成。

5. 既往史

10年前孕期发现血压升高，考虑“妊娠期高血压”，产后诊断“高血压”，予以药物治疗，平素未规律用药。入院前1年门诊随访发现肌酐逐渐升高。否认其他手术史、外伤史、输血史、中毒史、食物及药物过敏史。

二、营养风险筛查及评估

1. 营养风险筛查

NRS 2002 评分5分。

2. 营养评估

GLIM 及 SGA 评估显示重度营养不良。

三、主要诊断

1. 营养诊断

高营养风险、重度营养不良。

2. 临床诊断

脑出血、脑内血肿清除术后。

四、住院期间营养治疗方案

1. 第一阶段——入院第1～9天

患者肠道功能尚可，在进入ICU血流动力学稳定后24h内开始肠内营养，少量给予整蛋白型肠内营养制剂，根据耐受情况调整用量和配方。考虑到需控制患者颅内压、液体总量以及血糖应激性升高等情况，24h内鼻饲给予含有膳食纤维的糖尿病型整蛋白全营养制剂（滋养性喂养，500ml/d，1kcal/ml，40ml/h）。

2. 第二阶段——入院第10～12天

患者入院后，间隔3d进行一次营养风险筛查及营养评定。营养风险筛查（NRS 2002）评分为5分，存在明显营养不良风险，营养评定为重度营养不良。前期采取肠内滋养性喂养以防止再喂养综合征，患者胃肠道耐受良好。鉴于发病后10余天内能量和蛋白质摄入量不足目标量的60%，加上患者基础营养状况一般，因高血压脑出血入院但目前能量和蛋白质摄入不足，如果单纯采用全肠内营养，短期内难以达到能量和蛋白质的目标摄入量，这将加重营养不良，影响器官结构和功能，从而影响疾病预后。因此，在患者进入ICU的第10～12天开始实施补充性肠外营养。在初期滋养性喂养过程中，密切监测患者血糖及钾、钠、磷、钙、镁等电解质水平，均在正常范围内。综合考虑患者高血压脑出血、慢性肾病（肾功能衰竭期）、肺部感染、低蛋白血症及贫血等情况，机体消耗极大。在患者情况较稳定且无相关并发症后，逐渐增加能量和蛋白质摄入。调整为经鼻饲给予含有膳食纤维的整蛋白全营养制剂1000ml（1kcal/ml，40ml/h）。同时，静脉给予11.4%复方氨基酸注射液-18AA（250ml/d）、结构脂肪乳（250ml/d）以及ω-3鱼油脂肪乳（100ml/d）。由于液体量控制，脂肪乳隔日输注。

3. 第三阶段——入院第13～24天

患者长期存在肾功能异常，肌酐水平近期持续升高，为减少患者肾脏代谢负担，将含有膳食纤维的整蛋白全营养制剂更换为肾病疾病特定全营养制剂，肠内营养热量逐步增加至1300kcal/d，肠外营养的氨基酸调整为9AA（250ml/d）。

4. 第四阶段——入院第25～37天

患者意识逐渐清醒，但患者肾功能衰竭问题依旧存在，因此持续使用肾病疾病特定全营养制剂，增加肠内营养至1500ml/d（1kcal/ml）。肠外营养方案持续按先前的计划施行。

5. 第五阶段——入院第38～90天

患者意识完全清醒，训练吞咽功能，拔除胃管，由口服营养补充过渡到经口进流食、半流食、软食、普食。初期指导患者以易消化吸收的流食/半流食为主，如稀粥、米糊、藕粉、芝麻糊、浓汤、嫩蛋羹、蛋花汤、牛奶、豆浆、乳清蛋白粉、蔬果汁等，逐步过渡到软食/普食，如软烂的面条、馄饨、去皮馒头、包子、小蛋糕、肉泥等。忌油炸食物和强烈刺激性调味品，不宜食用凉拌蔬菜以及含膳食纤维较多的蔬菜如芹菜、豆芽、竹笋等，不宜食用坚果类等。患者后期自主饮食逐渐增多，基本恢复到发病前饮食摄入量，口服营养补充减少为600ml/d，提供能量600kcal，蛋白质10g。指导患者合理膳食，保证总能量摄入约1500kcal/d、蛋白质50g/d，给予双歧杆菌乳杆菌三联活菌片以平衡胃肠道微环境。入院后90d，各项生化指标趋于平稳，办理出院，出院时营养评估提示营养状况良好。

五、出院后居家营养强化方案

1. 能量与蛋白质目标

（1）能量：1800kcal/d。

（2）蛋白质：70～80g/d。

2. 推荐食谱（表12-1）

表12-1 居家营养强化食谱

餐次	食物	重量/g或ml	能量/kcal	蛋白质/g
早餐（8：00～9：00）	全麦面包	100	246	9
	煮鸡蛋	50	78	6
	豆浆	250	81	7
	小计		405	22

续表

餐次	食物	重量 /g 或 ml	能量 /kcal	蛋白质 /g
加餐（10：00～10：30）	杏仁	30	174	6
	苹果	200	104	0.5
	酸奶	150	90	5
	香蕉	120	105	1.3
	小计		473	12.8
午餐（12：30～13：00）	生菜	100	15	1
	番茄	50	9	0.5
	红米饭	100	112	2.6
	蒸鱼	150	232	32
	黄瓜	50	8	0.5
	小计		376	36.6
晚餐（17：30～18：00）	胡萝卜	50	20	0.5
	藜麦饭	100	120	4
	西蓝花	100	34	3
	鸡胸肉	150	165	31
	小计		339	38.5

3. 随访

每周电话随访，了解患者的饮食和营养状况。每个月门诊复查，评估体重、血压、肾功能等指标，并根据情况调整营养方案。

4. 出院后注意事项

定期监测血压、心肾功能。避免高盐、高脂食物，保持饮食清淡。适度运动，保持心情舒畅。如有不适及时就医。

（陈　志　林　宁）

参考文献

[1] THAYABARANATHAN T，KIM J，CADILHAC D A，et al. Global stroke statistics 2022[J]. Int J Stroke，2022，17(9):946-956.

[2] GBD 2019 STROKE COLLABORATORS. Global，regional，and national burden of stroke and its risk factors，1990—2019:a systematic analysis for the Global Burden of Disease Study 2019[J].Lancet Neurol，2021，20(10):795-820.

[3] WANG Y J，LI Z X，GU H Q，et al. China Stroke Statistics:an update on the 2019 report[J].Stroke Vasc Neurol，2022，7(5):415-450.

[4] 陈玟瑾，陈飘盈，杨晓华，等 . 膳食模式与脑血管疾病相关的流行病学研究新进展 [J]. 中国全科医学，2024，27（8）：900-907.

[5] 刘建花，朱灵芝，梁欣，等 . 缺血性脑卒中病人营养状况与卒中后抑郁发生的关系 [J]. 中西医结合心脑血管杂志，2023，21（16）：3066-3070.

[6] HUANG L F，ZHU M L，YE Y R. Association of nutritional indices and prognosis of stroke patients: a systematic review and meta-analysis[J].Eur Rev Med Pharmacol Sci，2023，27（12）:5803-5811.

[7] 李增宁，翟一静 . 营养支持治疗在脑卒中防治的研究进展 [J]. 中华预防医学杂志，2022，2:146-150.

[8] MEHTA A，DE PAOLA L，PANA T A，et al. The relationship between nutritional status at the time of stroke on adverse outcomes:a systematic review and meta-analysis of prospective cohort studies[J].Nutr Rev，2022，80（12）:2275-2287.

[9] LU H Y，HO U C，KUO L T. Impact of nutritional status on outcomes of stroke survivors: a post hoc analysis of the NHANES[J].Nutrients，2023，15（2）:294.

[10] ZHANG G，PAN Y，ZHANG R，et al. Prevalence and prognostic significance of malnutrition risk in patients with acute ischemic stroke:results from the third China national stroke registry[J].Stroke，2022，53（1）:111-119.

[11] SPENCE J D. Nutrition and risk of stroke[J].Nutrients，2019，11（3）:647.

[12] 中国卒中营养标准化管理专家委员会 . 中国卒中营养标准化管理专家共识 [J]. 中国卒中杂志，2020，15（6）：681-689.

[13] 中国营养学会 . 中国居民膳食指南（2022）[M]. 北京：人民卫生出版社，2022.

[14] 湖北省中西医结合学会康复医学专业委员会 . 脑卒中中西医结合康复诊疗方案湖北专家共识 [J]. 湖北中医杂志，2023，45（4）:60-65.

第十三章　帕金森病的营养治疗

第一节　帕金森病概述

帕金森病（Parkinson′ s disease，PD）是一种常见的中老年神经系统退行性疾病，主要以黑质多巴胺能神经元进行性退变和路易小体形成的病理变化，纹状体区多巴胺递质减少、多巴胺与乙酰胆碱递质失衡的生化改变，以震颤、肌强直、动作迟缓、姿势平衡障碍的运动症状和睡眠障碍、嗅觉障碍、自主神经功能障碍、认知和精神障碍等非运动症状的临床表现为主。PD 的病因目前仍不明确，国际上尚未有公认、统一的病因学说，衰老、生活环境、化学物质暴露以及遗传等都有可能是 PD 潜在的致病因素。

一、流行病学特点

PD 隐匿起病，缓慢发展，50 岁前罕见，发病年龄平均约为 55 岁，60 岁后 PD 发病率和患病率均逐渐增加，65 岁以上人群的患病率为 1% ～ 2%、85 岁以上为 3% ～ 5%，男性 PD 的相对患病风险约为女性的 1.46 倍。国外流行病学调查显示，全世界现有 400 万～ 600 万名 PD 患者，亚洲地区 PD 患病率较低，亚洲全人群发病率为（1.5 ～ 17.0）/10 万。国内流行病学调查显示，我国全年龄段 PD 发病率为（8 ～ 18）/10 万，PD 患者超过 200 万名，65 岁及以上人群 PD 总患病率为 2.1%，其中，65 岁以上年龄段为 50/10 万，75 岁以上年龄段为 150/10 万，85 岁以上年龄段为 400/10 万。根据年龄累积发生率可知，我国正处于 PD 患病人数急剧上升阶段，排除 PD 患病率本身变化的因素，人口老龄化是最重要的原因。

二、病因和发病机制

1. 遗传因素

1997 年研究发现编码 α - 突触核蛋白（ α -synuclein）的 SNCA 基因的 A53T 突变是 PD 致病因素，随后证实 α - 突触核蛋白是 PD 神经病理学标志路易小体的主要成分，迄今已发现 20 多个单基因或基因座与 PD 连锁。遗传因素不仅在家族性 PD 中起作用，也在散发性 PD 的发病中扮演重要角色。

2. 神经系统老化

PD 多发生于中老年人，提示发病与神经系统老化相关。资料显示 30 岁后，黑质多巴胺能神经元开始呈退行性变，多巴胺能神经元渐进性减少，但这种减少的程度并不足以导致 PD 发病，老年人群中的患病者仍占少数，因此神经系统老化只是 PD 的促发因素之一。

3. 生活习惯

研究结果显示，吸烟和 PD 发病之间存在显著相关性。与从不吸烟的人群相比，目前吸烟或曾经吸烟的人群患 PD 的 OR 为 0.32 ～ 0.77，提示吸烟是 PD 发病的保护因素，且吸烟与 PD 发病风险呈剂量依赖性负相关。有研究表明，与不吸烟者相比，目前吸烟者患 PD 的 RR 为 0.39（032 ～ 0.47），而过去吸烟者患 PD 的 RR 为 0.8（98%CI：0.69 ～ 0.83）。吸烟与 PD 发病风险呈负相关的原因，推测为尼古丁对神经具有保护作用。尼古丁可通过烟碱型乙酰胆碱受体途径与非受体途径起到神经保护作用。PD 发病率存在地区差异，推测可能与饮食差异有关，研究发现，摄入多种维生素、鱼肝油、烟酸的人群 PD 患病率相对较低，而摄入大量坚果、豆类和动物脂肪的人群 PD 患病率较高。国外研究还发现饮用牛奶与 PD 发病风险增高存在关联性，饮用咖啡或咖啡因总摄入量增加与 PD 发病风险存在负相关。

4. 环境因素

（1）农药（杀虫剂、除草剂）：研究发现，1- 甲基 -4- 苯基 -1，2，3，6- 四氢吡啶（MPTP）中毒的患者会产生静止性震颤运动迟缓、姿势反射障碍、全身强直的临床症状。有研究报道称，在服用与哌替啶类似的 1- 甲基 -4- 苯基 - 丙氧哌啶（MPPP）后，也可出现 PD 症状。因此，MPTP 被认为是一种可引起 PD 的毒物。MPTP 在脑内经单胺氧化酶 B（MAO-B）催化转变为强毒性的 1- 甲基 -4- 苯基 - 吡啶离子（MPP+），后者被多巴胺转运体（DAT）选择性地摄入黑质多巴胺能神经元内，抑制了线粒体呼吸链复合物 I 活性，使 ATP 生成减少，并促进自由基产生和氧化应激反应，导致多巴胺能神经元变性、丢失（图 13-1）。MPTP 在化学结构上与某些杀虫剂和除草剂相似，因此，推测环境中与该神经毒结构类似的化学物质可能是 PD 的致病因素，并通过类似机制引起多巴胺能神经元的变性死亡。

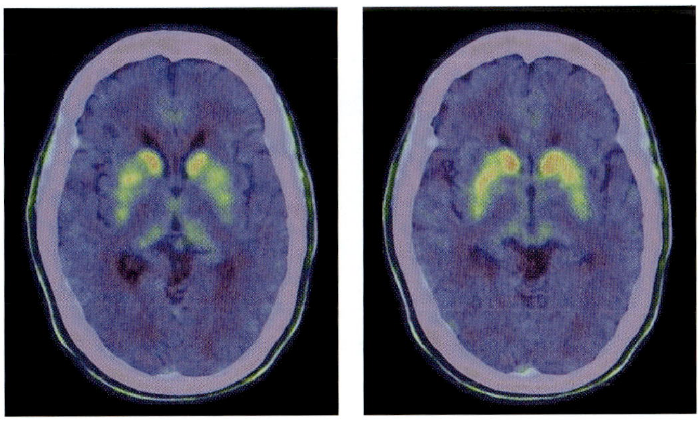

A　　　　B

图 13-1　帕金森病患者脑多巴胺转运体 PET/CT 显像

注：DAT-PET 示双侧纹状体（整体以左侧及壳核为主）多巴胺代谢低于正常对照。

（2）重金属：近年研究发现神经变性疾病的发病与锰、铅、铜、铁等重金属的暴露有密切关系，接触重金属20年以上的人会出现一定的PD症状，长期接触重金属的人群患PD的风险明显高于一般人，且病例组患者血液中锰、铅、铜、铁的含量明显高于对照组。

5. 肠道菌群

肠道菌群在PD发病过程中可能发挥了重要作用。PD患者出现运动系统症状前10年或更长时间先出现便秘等胃肠道症状，并在胃肠道内检测到α-突触核蛋白的异常沉积。该病理性改变通过迷走神经传入中枢神经系统，导致PD发生。同时，研究还发现PD患者的肠道中存在肠道菌群的异常改变，推测这些异常的肠道菌群参与了α-突触核蛋白的异常沉积，进而导致PD。生理条件下，α-突触核蛋白在中枢神经系统中表达并参与神经递质调节，病理性α-突触核蛋白沉积与PD发病直接相关。研究发现，PD患者粪便的雷沃菌科丰度、拟杆菌科丰度均较健康人明显降低，肠道菌群的主要代谢产物短链脂肪酸浓度也显著下降。肠道菌群失调与PD的临床表现也具有相关性，与以震颤为主型的PD相比，姿势不稳和步态障碍型PD患者的肠杆菌科的丰度显著增高，且与运动障碍的严重程度呈正相关，提示肠杆菌科与PD的发病密切相关。由于特殊饮食习惯及肠道环境，PD患者的肠道菌群丰度及代谢产物的异常改变促进了PD的发生，并引起了不同的临床表型。最新研究也证明在PD病程中肠道细菌数量会减少。

三、临床表现

（一）运动症状

（1）静止性震颤：在患者安静状态或全身肌肉放松时出现，在情绪激动、焦虑或疲劳时加重，在睡眠或麻醉时消失，是PD的常见首发症状。

（2）肌强直：是PD患者的主要临床表现之一。患者肢体可出现类似弯曲软铅管的状态，称为“铅管样强直”；可出现断续停顿样的震颤，如同转动齿轮，称为“齿轮样强直”。英国帕金森病协会脑库（the UK Parkinson disease society brain bank，UKPDSBB）是第一个针对PD提出正式诊断标准的机构，依据其诊断标准，PD需要至少满足肌强直、静止性震颤、步态姿势中的一项。

（3）运动迟缓：包括运动失能和运动减少，是PD最重要的临床特征，也是PD诊断的必备条件。运动迟缓主要表现为随意运动减少、各种动作启动困难、运动速度减慢和幅度减小、运动过程停止缓慢。如做快速重复性动作时表现为运动速度缓慢和幅度减小；书写字体越写越小，呈现“小字征”；面容呆板、双眼凝视、瞬目减少，酷似“面具脸”。

（4）姿势平衡障碍：与静止性震颤、肌强直和运动迟缓共同构成PD的四大临床表现。姿势平衡障碍是病程进展到Hoehn-Yahr（H-Y）3级的指征，也是导致患者功能障碍和生活质量下降的重要原因，也是跌倒的独立危险因素。它常与肌强直有关，最早从手臂开始，逐渐向全身发展，表现为前臂内收，肘关节、髋关节和膝关节屈曲，头前倾，胸腰椎脊柱过度弯曲导致躯干俯屈似“驼背”，脊柱侧弯，称为“屈曲体姿”。

（5）步态障碍：临床表现为拖步、转向困难，严重时可出现冻结步态、慌张步态、跌倒等。步态障碍会导致病情加重甚至致残，影响生活质量，加重照护者负担。步态障碍的发作形式多样，它可以是偶发的、间歇性的，也可能持续存在。

（二）非运动症状

（1）轻度认知障碍：轻度认知障碍的患者存在明显的异质性，PD 诊断之初或 PD 晚期均可发生。累及的认知领域包括执行功能、记忆力、注意力、视空间能力、语言能力等。

（2）痴呆：临床表现主要包括认知功能障碍和精神行为异常。认知功能障碍主要表现在注意力、语言、记忆、视空间、执行能力等方面。

（3）精神病性症状与谵妄：常发生于 PD 晚期，多出现在诊断 PD10 年以上的患者。近半数 PD 患者出现抑郁，常伴焦虑、淡漠、幻觉、睡眠障碍等。幻视是 PD 精神病性障碍中最常见的类型，其次为幻听。妄想在 PD 患者中的患病率为 1% ～ 10%，常发生在幻觉的基础上。

（4）自主神经功能障碍：临床常见，如便秘、多汗、脂溢性皮炎（油脂面）等。吞咽活动减少可导致流涎。疾病后期也可出现性功能减退、排尿障碍或体位性低血压。

（5）感觉障碍：疾病早期即可出现嗅觉减退或睡眠障碍，中、晚期 PD 患者常有肢体麻木、疼痛，部分患者伴有不安腿综合征。

（6）冲动控制障碍与多巴胺功能失调综合征：是一组以精神、行为障碍为特征的综合征，包括病理性赌博、性欲亢进、暴饮暴食、强迫性购物、刻板行为等。患者往往难以自控，甚至对他人和自身造成伤害。

四、治疗

针对 PD 的运动症状和非运动症状，PD 的治疗原则是药物治疗为首选，手术治疗为有效补充，综合康复、心理治疗为辅助治疗手段。用药以有效改善症状、提高生活质量为目标。“以最小剂量达到满意效果”和“剂量滴定”为确定用药剂量的原则，以此避免或减少药物的副作用和并发症。目前，临床上常采用药物和深部脑刺激（deep brain stimulation，DBS）手术治疗 PD，但药物治疗效果会随着病情进展和用药时间的延长而减弱，需不断加大药物剂量来维持治疗效果，从而导致运动并发症及药物副作用的发生。DBS 可根据症状来调控，以缓解病情，在 PD 晚期，仍能减少患者的用药剂量。随着 DBS 技术的不断成熟和发展，目前它已成为 PD 重要的外科治疗手段。

五、营养与帕金森病

营养学与 PD 的相关研究在 2009 年前较少，对于该领域的研究尚处于早期阶段。2009—2014 年，学者们尝试研究左旋多巴等 PD 治疗药物与饮食结构调整对 PD 的联合作用。2014 年后较多研究集中关注高脂肪饮食、肥胖等因素与 PD 的关系。2020 年后肠道微生物群、地中海饮食、生酮饮食对 PD 患者病程的影响与干预效果成为国内外该领域的研究热点。例如有研究发现肠道菌群代谢产物短链脂肪酸水平降低，可能改善肠道神经系统的状态，从而减轻 PD 患者胃肠运动障碍。PD 患者肠道微生物普雷沃菌科丰度减少时，非震颤显性型 PD 患者疾病进展更快，预后更差。特定肠道微生物群的改变是 PD 患者的运动缺陷、α-突触核蛋白病理改变的标志之一。

研究表明，氧化应激是 PD 重要的发病机制之一。维生素 E、维生素 C、类胡萝卜素、黄酮类化合物等膳食抗氧化剂可以防止氧化损伤。尽管动物实验提示膳食抗氧化剂可能通过拮抗氧化应激、消除自由基等延缓 PD 的发生及发展过程，但目前相关的流行病学研究结果并不一致。有研究结果显示，膳食维生素 E 和类胡萝卜素的摄入量与 PD 风险无关，但维生素 C 摄入与 PD 风险降低显著相关。黄酮类化合物可通过抗氧化、诱导自噬、促进神经营养因子分泌和雌激素样作用等来减少黑质致密部多巴胺能神经元缺失，预防和改善 PD 的运动障碍。此外，叶酸、膳食纤维、摄入能量不足以及高同型半胱氨酸血症等均是 PD 的危险因素。近年的研究显示营养与 PD 有着较为密切的关系。未来，各种营养物质或衍生物、不同饮食模式在 PD 等神经退行性疾病中的氧化应激影响及神经生理学改变，亟待进一步的研究。

（时皎皎　林　宁）

第二节　帕金森病的营养代谢特点

帕金森病（PD）患者普遍存在营养不良，除了 PD 的震颤等临床症状会增加机体能量消耗，增加营养不良的风险外，PD 的治疗也可能对患者的营养状态产生不利影响。在发病早期，疾病自身原因及 PD 常伴有的自主性神经功能紊乱会影响患者的食欲和消化功能；而在中后期，这些问题与药物副作用相互叠加，共同作用，进一步加剧营养不良。

一、PD 能量代谢的特点

（一）能量消耗

研究揭示，PD 患者呈现能量消耗升高的现象，在患者经历僵硬症状加剧以及多巴胺能药物作用减弱时更为显著。这种能量消耗的增加，可能与多巴胺能药物效能的逐渐衰减紧密相关，这一过程通常被称为药物磨损。药物磨损现象不仅受到药物作用波动性的影响，还可能受到药物在体内代谢速率和分布变化的制约。这些因素都可能对能量消耗和症状产生影响。震颤主要发生于静息状态，被认为是导致能量消耗增加的潜在原因。除了在 PD 患者接受 DBS 治疗后观察到的体重增加的现象外，在针对特发性震颤而非 PD 的 DBS 研究中，并未观察到体重的显著变化，这一发现对震颤与能量消耗增加之间的关联提出了质疑。实际上，过量的能量消耗更可能与运动障碍相关的非自主性过度运动有关，这种现象是由多巴胺的异常过剩引起的，在左旋多巴治疗中很常见，且随着病程进展而加剧，通常与体重减轻相关。DBS 改善运动障碍的性质，特别是减少所需左旋多巴的剂量，减轻了运动障碍对体重的负面影响。此外，考虑到 DBS 的一个常用靶点（丘脑底核）与下丘脑的解剖位置非常接近，可以推测

DBS 可能对中枢代谢产生效应。

（二）能量摄入

在 PD 患者中也发现了能量摄入的改变。饮食摄入的变化可能与食物选择有关的特定认知变化驱动或冲动控制障碍有关，冲动控制障碍可能与多巴胺能药物的使用密切相关。强迫性进食在 PD 中也有记录，一项病例对照研究显示，25% 的 PD 患者摄入了过多的能量，而健康对照组的比例为 12%，这可能与暴饮暴食和焦虑的存在有关，而非单纯归因于药物类型或剂量的影响。

（三）体重变化

体重变化是发生在 PD 全周期的一种营养功能障碍的表现形式。流行病学研究报告了相互矛盾的结果，这可能是由多种因素引起的，包括人群差异、疾病阶段的差异、合并症和治疗措施的差异等因素。如肥胖和糖尿病等合并症可能会对体重产生影响，而不同的药物和饮食方案也可能影响体重。

PD 患者的体重减轻是一个渐进的过程，通常在数年内缓慢发展，但也有少数患者在数月或数周内出现显著的体重下降，体重过快下降不但会增加营养不良的风险，还会导致抵抗力下降，增加感染的风险，进一步影响患者的健康和生活质量。在帕金森病出现典型症状之前，体重的变化可能作为前驱特征出现。有研究显示 PD 患者在诊断前出现了显著的体重减轻，这些患者的平均体重在诊断前一段时间曾保持稳定，然后开始下降。一项针对 800 多名 PD 患者的荟萃分析表明，与健康对照组相比，有症状的 PD 患者 BMI 较低，且 BMI 随着药物治疗时间的延长逐渐下降。PD 患者的低 BMI 会增加认知能力下降的风险，并且是死亡的危险因素，第一年内发生的体重减轻与超额死亡率有关。此外，在 PD 患者中发现了代谢稳态失调的迹象，尤其是影响下丘脑的病理变化。研究指出，体重减轻的 PD 患者血浆中生长素释放肽降低，这表明存在一定程度的神经内分泌失调。尽管近年来关于瘦素水平的研究结论存在分歧，但最近的一项荟萃分析表明，与正常组相比，PD 患者外周血浆中的瘦素水平无显著差异。有证据支持线粒体功能障碍在 PD 病因学中的重要作用，受影响的个体可能存在能量代谢的内在功能障碍。

超重的问题同样值得关注，在针对意大利 PD 患者的研究中发现 65% 的患者超重，而超重和肥胖在墨西哥 PD 患者中更为常见。因此，在治疗中须关注 PD 患者的体重变化，并根据体重来确定临床治疗方案，调整用药剂量。

二、PD 糖脂代谢的特点

PD 相关脑代谢模式（PD-related pattern，PDRP）对 PD 早期诊断有重要价值。PDRP 的特点为丘脑、苍白球、脑桥以及小脑的葡萄糖代谢增高，伴后顶叶区葡萄糖代谢降低。有研究显示，除上述部位外，PD 患者双侧枕叶的葡萄糖代谢也降低。葡萄糖异常代谢模式与 PD 的病情和临床表现有关，这一发现可能对 PD 的诊断以及神经退行性疾病，如阿尔茨海默病（Alzheimer disease，AD）的鉴别诊断有重要的临床意义。

此外，20% ～ 40% 的早期 PD 患者存在认知功能障碍，研究发现葡萄糖异常代谢还与 PD 患者的认知功能障碍有关，PD患者合并认知功能障碍时发生胰岛素抵抗的风险是无认知功能障碍者的2倍。胰岛素抵抗与机体脑储备功能、脂代谢密切相关，PD伴认知功能障碍患者可同时存在脑储备功能下降、脂代谢异常。

三、PD对蛋白质代谢的影响

在PD发病及病程进展过程中，疾病自身原因与抗PD药物的副作用会共同导致一些营养问题。PD患者常使用左旋多巴治疗，而膳食的氨基酸与左旋多巴在胃肠道存在吸收位点的竞争关系，因此需错时用药，如患者可在饭前1h、饭后1.5h服药或应用“蛋白质再分配饮食法”，即在晚餐时间进食大部分的肉类、奶制品和蛋类等日常蛋白质，白天饮食以蔬果、谷物等低蛋白为主。错时用药和“蛋白质再分配饮食法”可以帮助提高左旋多巴的生物利用度，避免膳食中氨基酸对左旋多巴吸收的干扰。

使用雷沙吉兰等单胺氧化酶-B抑制剂的患者，应注意限制奶酪、豆制品、红酒等酪氨酸高的食物摄入。研究表明，该种饮食方式可改善80%患者的症状波动问题，特别是在PD早期阶段采取这种方式受益最大。而新一代多巴胺受体拮抗剂与氨基酸非竞争摄入的特点，则使患者用药时间不再受限。

（时皎皎　粟叶萍　林　宁）

第三节　帕金森病的营养治疗

帕金森病的营养诊疗同样需遵循标准化临床营养诊疗流程，本节以营养干预环节为重点，针对PD患者存在的能量消耗增加且摄入不足、药物与营养素之间的相互影响、吞咽障碍等问题，重点阐述膳食模式的选择、常见并发症的营养治疗等内容。

一、营养治疗目标量

1. 碳水化合物

为提供能量的主要物质。建议PD患者碳水化合物供能占总能量的55%～60%。

2. 蛋白质

供给需维持正氮平衡，以补充优质蛋白为主，每日供给量应控制在0.8～1.0g/kg。高蛋白质饮食不利于PD治疗药物的吸收。

3. 脂肪

高脂肪的摄入会减缓胃排空的速度，从而延迟左旋多巴药物的吸收，影响疗效，建议脂肪供能不应超过总能量的 30%。脂肪应以不饱和脂肪酸为主，每日胆固醇摄入量应低于 300mg。植物油中含有丰富的不饱和脂肪酸，但摄入过多植物油的同时如未摄入足够的抗氧化剂，可诱发脂质过氧化作用，造成组织细胞损害，可能会加快 PD 的进展。为了平衡不饱和脂肪酸的摄入与抗氧化防护的关系，推荐选择富含抗氧化成分的植物油，如茶籽油、花生油、豆油、橄榄油和葵花籽油等。膳食脂肪酸摄入与 PD 关系已成为研究关注的焦点，富含 ω-3 PUFA 和 ω-6 PUFA 的配方膳食辅助疗法能延缓 PD 疾病进展。

4. 膳食纤维

PD 延缓了结肠运动，会导致便秘，而富含纤维的食物可以促进肠道蠕动，防止便秘。因此建议 PD 患者摄入充足的水果、蔬菜、全谷物及豆类等，每日膳食纤维的推荐摄入量为 30 ～ 35g。

5. 微量营养素

PD 患者使用左旋多巴治疗时，需限制维生素 B_6 应用，因其会增强左旋多巴在外周的代谢，导致增加副作用及降低药物疗效，使用外周脱羧酶（aromaticl-aminoaci ddecarboxylase，AADC）抑制剂可减轻此作用；同时需注意过量补充维生素 B_6 可引起周围神经病，故补充时应注意。一般认为 PD 患者每天摄入少于 2mg 的维生素 B_6 是安全的，在服药 2h 后摄取更为适宜。研究发现，PD 患者维生素 D 缺乏的发生率高于健康同年龄人群以及 AD 患者群体。有研究表明维生素 D 可通过调节神经系统钙平衡以及影响神经营养因子的表达来参与神经系统的代谢，发挥对 PD 的神经保护作用。流行病学研究表明，在无痴呆的 PD 患者中，较高的血浆维生素 D 水平与更好的认知功能和情绪状态有关。此外，PD 患者患骨质疏松的风险也在增加，因此，晒太阳，并注意钙、镁、维生素 D 和维生素 K 的摄入将有助于保持骨量。可考虑服用钙补充剂，推荐每日钙摄入量在 1000 ～ 1500mg 并应同时适量摄入维生素 D，以减少骨质疏松症的发生率。当由于某些原因不能从食物中摄取充足的维生素和微量元素时，可考虑适当补充多种维生素和微量元素复合制剂以减少骨质疏松的发生，从而降低骨折的风险。

6. 绿茶和咖啡

研究发现以茶多酚为代表的绿茶活性成分具有抗氧化应激、清除自由基、抑制胆碱酯酶活性、促进多巴胺转运体再摄取、抗细胞凋亡等作用。咖啡因具有拮抗 PD 相关神经毒素、增加多巴胺能神经传递、刺激多巴胺释放等作用。日本的一项病例对照研究发现，饮红茶和饮绿茶人群罹患 PD 的风险分别是不饮茶人群的 0.58 倍（95%CI：0.35 ～ 0.97）和 0.59 倍（95%CI：0.35 ～ 0.995）。Zhao Y 等在 Neurology 发表了研究成果，分析了超 18 万人的 13 年随访数据，发现与不饮咖啡的人相比，饮咖啡最多的人患 PD 的风险降低了 37%；同时诊断前血浆中咖啡因及其代谢产物副黄嘌呤和茶碱的水平与 PD 的发病风险呈负相关。

7. 水

左旋多巴会增加脱水的风险，脱水会导致呼吸衰竭、肾衰竭，甚至死亡。PD 患者必须保障充足的液体摄入，每日至少需要摄入水 1500ml。在饮水时，应采取小口慢饮的方式，避免一次性大量摄入；喝水时勿仰头，以减少呛咳的风险；使用吸管时，应注意控制吸吮速度，避免急促吸入。

二、膳食模式的选择

（1）地中海膳食模式（Mediterranean Diet，MeDi）：大量研究采用先验法报道，以多食用橄榄油、豆类、非精制谷物、水果、蔬菜和鱼类，适当食用奶制品，适度饮用葡萄酒，少食用肉类和肉制品为主要特征的 MeDi 与 PD 患病风险降低有关。有研究者对平均年龄为 39.7 岁的瑞典女性随访了 11 年后，发现 MeDi 依从性与 PD 患病风险呈负相关，依从性分数每增加一个单位，年龄≥ 65 岁人群患 PD 风险降低 29%。单中心随机临床试验发现，MeDi 对 PD 患者的病情严重程度和血清总抗氧化能力有积极影响。另外，通过对护士健康研究（NHS）和卫生专业人员随访研究（HPFS）队列随访了 30 年，发现长期坚持替代地中海膳食（Alternate Mediterranean Diet，AMED）和替代健康饮食指数（Alternate Healthy Eating Index，AHEI）模式的 PD 患者非运动症状的出现概率较低，特别是便秘、日间过度嗜睡和抑郁症状。

（2）其他膳食模式：在荷兰一项针对 55 岁及以上居民的前瞻性队列研究中，研究人员采用主成分分析法构建膳食模式，发现摄入大量蔬菜、豆类、禽肉、鱼和坚果的“谨慎”模式可能与 PD 患病风险降低相关。研究者采用因子分析法提取日本人群的膳食模式，发现摄入较多蔬菜、海藻、豆类、蘑菇、水果和鱼类的“日本健康膳食模式”与 PD 患病风险呈负相关。最近的证据表明，饮食可以炎症介质为靶点，并能与 PD 多巴胺能治疗相结合，减轻 PD 所涉及的慢性神经炎症，对 PD 的症状甚至病情进展发挥有益作用。

虽然目前有关膳食营养的大量研究显示食物、营养素摄入和膳食模式与 PD 患病风险具有相关性，但不同种族人群中尚存在不一致的结论，这可能与评估膳食摄入量的差异性、饮食文化和习惯的不同以及 PD 复杂的发病机制有关。

三、晚期 PD 常见并发症的营养治疗

1. 吞咽困难

超过 50% 的 PD 患者由于消化道肌肉的僵硬和运动迟缓而出现吞咽困难，病程晚期尤为明显，继发于吞咽困难的呛咳导致的窒息或吸入性肺炎则是 PD 患者最常见的死亡原因之一。因此，应及时处理吞咽困难，避免吞咽困难导致的体重下降及营养不良。方法如下。

（1）控制症状：控制 PD 原发症状，缓解肌肉僵硬及运动迟缓，改善吞咽困难。

（2）进行吞咽训练：首先，使用评估工具评估 PD 患者的吞咽功能，如洼田饮水试验；然后根据分级进行处理，减轻患者的吞咽困难，必要时请相关专科人员会诊处理。对于严重吞咽困难的 PD 患者，可视情况留置鼻胃管或鼻肠管等，在医务人员的指导下实施肠内营养支持，确保 PD 患者的营养治疗和药物治疗。

（3）调整饮食和就餐习惯：PD 患者进餐时须集中精神，细嚼慢咽。照护者须改进食物，调整食物质地；采用半流质或全流质增稠饮食，如米糊、蛋羹、鱼泥、土豆泥、苹果泥、豆腐泥、稠酸奶等，或用破壁机将食物打成匀浆状；尽量避免摄入水分多的食物，必要时可加用食物增稠剂，避免患者呛咳。

（4）药物副作用的处理：厌食、恶心和呕吐是抗 PD 药物常见的胃肠道副作用，且频繁恶心、呕吐可直接导致患者厌食，继而出现营养不良，故须及时处理。几乎所有抗 PD 药物都可引起厌食、恶心和呕吐，因此单纯替换和停药并不能有效地解决问题，应在尽量不影响药物有效成分吸收的前提下，调整和选择合理的服药时机、方式，以减少药物的胃肠道副作用。

2. 便秘

指在排便通畅的情况下，每周的排便次数少于 3 次。大约 70% 的 PD 患者会出现不同程度的便秘。提倡增加膳食纤维摄入和增加饮水（至少 1500ml/d）。多喝流质（如水、清汤、果汁），多吃粗粮（如全麦面包、燕麦片）和薯类（如马铃薯、甘薯）。此外，建立规律的生活作息，消除紧张情绪，定期进行体育锻炼和经常性的腹部运动，均有利于改善便秘症状。必要时加用益生菌、益生元。当上述方法无效时，可采用药物治疗。

四、营养监测

PD 患者出现对左旋多巴不敏感时，应首先评估蛋白质的摄入量，需要调整饮食模式以改善药物的作用。由于铁可减少左旋多巴的吸收，避免左旋多巴与铁剂共同服用；PD 患者摄食速度较慢，为保持食物的温度可选用具有保温功能的餐具；为防止注意力分散从而影响进食，进食或吃药时不要打扰 PD 患者。定期监测体重是评估 PD 患者营养状态的关键环节，监测体重时要注意以下几点。

（1）体重秤的选择：应使用经计量认证的体重秤，分度值≤ 0.1kg；注意使用前调零；测量时请使用同一台体重秤，请勿随意更换体重秤。

（2）测量时机：在早晨、空腹、排空大小便的状态下进行。

（3）测量方法：平静站在体重秤踏板中央，两腿均匀负重，脱帽、光脚、穿贴身内衣裤。

（4）读数与记录：准确记录体重秤读数，精确到 0.1kg。

（时皎皎　林　宁）

参考文献

[1] PAKNAHAD Z，SHEKLABADI E，MORAVEJOLAHKAMI A R，et al.The effects of Mediterranean diet on severity of disease and serum total antioxidant capacity（TAC）in patients with Parkinson' s disease: a single center，randomized controlled trial[J].Nutr Neurosci，2022，25（2）:313-320.

[2] MOLSBERRY S，BJORNEVIK K，HUGHES K C，et al.Diet pattern and prodromal features of Parkinson disease[J].Neurology，2020，95（15）:e2095-e2108.

[3] 张思婷，贾小芳，张继国，等 . 膳食营养、生活方式与帕金森病关联的研究进展 [J]. 环境与职业医学，2023，40（2）：149-155.

[4] 王邑恒，孟德涛，方伯言 . 基于 CiteSpace 的帕金森病与营养饮食研究热点的可视化分析研究 [J].

现代医药卫生，2022，38(23)：3972-3979.

[5] 毛蓉嫣，何莉颖，王欣．帕金森病患者认知功能障碍与糖代谢的相关性分析 [J]. 现代实用医学，2021，33(6)：733-734.

[6] YIN W，PEDERSEN N L.Mediterrane an dietary pattern at middleage and risk of Parkinson′ s disease: a Swedish cohort study[J]. Mov Disord，2021，36(1):255-260.

[7] ZHAO Y,LAI Y,KONIJNENBERG H,et al.Association of coffee consumption and prediagnostic caffeine metabolites with incident Parkinson disease in a population-based cohort[J]. Neurology，2024，102(8)：e209201.

第十四章　肌萎缩侧索硬化的营养治疗

第一节　肌萎缩侧索硬化概述

运动神经元病（motor neuron disease，MND）是一组病因尚不明确，上、下运动神经元（upper/lower motor neuron，U/LMN）受损的慢性进行性神经退行性疾病，主要累及脊髓前角细胞、脑干运动神经核和锥体束。MND 的主要疾病类型包括肌萎缩侧索硬化（amyotrophic lateral sclerosis，ALS）、进行性肌萎缩（progressive muscular atrophy，PMA）、进行性延髓麻痹（progressive bulbar palsy，PBP）、原发性侧索硬化（primary lateral sclerosis，PLS）。ALS 俗称“渐冻症”，是最常见的 MND，称经典型 MND；PMA、PBP、PLS 称变异型 MND，往往最终也会进展成为 ALS。目前在世界范围内尚无特效治疗方法。

一、流行病学特点

ALS 发病年龄多为 30 ～ 60 岁，多数发病年龄在 45 岁以上。男性多于女性，男女患病比例为（1.2 ～ 2.5）：1。ALS 年发病率为 1.5/10 万～ 2.7/10 万，患病率为 2.7/10 万～ 7.4/10 万。5% ～ 10%ALS 患者与家族遗传有关，称为家族性肌萎缩侧索硬化（family amyotrophic lateral sclerosis，fALS）；其余 90% ～ 95%ALS 患者没有明确的致病相关危险因素，也无家族史，发病原因尚不明确，称散发性肌萎缩侧索硬化症（scattered amyotrophic lateral sclerosis，sALS）。生存期通常为 3 ～ 5 年，有 5% ～ 10% 的患者生存期超过 10 年。呼吸衰竭和营养不良伴脱水是患者最终死亡的主要原因。

二、发病机制

关于 ALS 的病因和发病机制存在多种假说。目前普遍认为 ALS 的发病与遗传机制、神经炎性反应、自由基诱导的氧化应激、兴奋性氨基酸毒性、神经营养因子缺乏、异常蛋白聚集、细胞凋亡、钙超载、线粒体功能障碍、轴突运输受损、中毒、病毒、环境、创伤等相关。虽然确切致病机制至今尚未明确，但目前较为公认的原因是在遗传背景基础上的自由基氧化损害和兴奋性氨基酸等有毒物质累积，损伤运动神经元，导致线粒体和细胞骨架的结构和功能异常。目前研究发现，ALS 的发病高危因素主要包括：①中老年男性；②头颈部外伤史；③过度体力劳动；④病毒感染，如朊病毒、人类免疫缺陷病毒等；⑤遗传因素，主要为常染色体显性遗传；⑥环境因素，有农药、有机溶剂、汞和铅等重金属以及蓝藻源性神经毒素——β-N-甲氨基-L-丙氨酸（β-N-methylamino-L-alanine，BMAA）等有毒物质接触史。

三、临床表现

ALS 主要累及皮质-脑干-脊髓等运动神经元，是以 UMN 和 LMN 变性损害并存为特征的进行性、非对称性、慢性退行性神经系统疾病。该组疾病起病隐匿，以进行性加重的肌无力、肌萎缩、肌束颤动、延髓麻痹和锥体束征为主要临床表现，电生理学检测为运动神经元退化。该组疾病的临床进程和预后取决于具体的疾病类型，个体异质性较大。

该组疾病的临床表现个体异质性大，在疾病早期有较长的无症状期，当出现临床症状时多无缓解过程。常见首发症状为单侧或双侧手指活动笨拙、无力，随后出现手部小肌肉萎缩，以大鱼际肌、小鱼际肌、骨间肌、蚓状肌最明显，双手可呈鹰爪形，逐渐延及前臂、上臂和肩胛带肌群。舌肌常先受累，表现为舌肌萎缩、束颤和伸舌无力。随着病程的延长，肌无力和萎缩扩展至躯干和颈部，最后累及面肌和咽喉肌。患者一般无客观的感觉障碍，但常有麻木、刺痛感和温度觉减退等主观的感觉症状。患者意识始终保持清醒，括约肌功能常保持良好。延髓麻痹一般发生在本病的晚期，在少数病例可为首发症状。预后不良，多在 3～5 年内死于呼吸肌麻痹或肺部感染。

四、治疗

ALS 的治疗以对症处理为主，多学科联合的模式可缓解患者症状，改善生活质量，延长生存期。干细胞治疗、基因干预和多种研发新药仍处于研究阶段。利鲁唑和依达拉奉是获得美国食品药品监督管理局（Food and Drug Administration，FDA）批准的用于治疗 ALS 的药物。

（一）药物治疗

（1）利鲁唑：作用机制是干扰谷氨酸的突触前释放、摄取和突触后作用，通过降低兴奋性氨基酸——谷氨酸的水平，稳定电压门控钠通道的非激活状态等来减少对运动神经元的损害。推荐用法为利鲁唑 50mg，口服，每日 2 次。临床试验表明它可延长患者 2～3 个月的存活时间，但不建议已使用有创呼吸机辅助呼吸的晚期患者继续服用。

（2）依达拉奉：是一种自由基清除抗氧化剂，可保护运动神经元免受由自由基和氧化应激引起的损伤，一定条件下可以延缓疾病进程。推荐用法为依达拉奉 60mg，用 100ml 生理盐水稀释，在 60min 内静脉滴注，每日 1 次；给药期与停药期组合 28d 为 1 个周期，共 6 个周期，其中第 1 周期连续给药 14d，停药 14d；第 2 周期起 14d 内给药 10d（5d/周），之后停药 14d；在第 2～6 周期内如此重复，可减缓 ALS 患者身体功能的丧失速度。适用于病情较轻、用力肺活量（forced vital capacity，FVC）＞预计值、病程＜2年的患者。但在使用期间仍应定期监测肝肾功能指标，必要时及时干预。

（二）对症治疗

针对呼吸、吞咽、构音、痉挛、疼痛、营养障碍等并发症和伴随症状的对症治疗，如吞咽困难者应鼻饲饮食，呼吸衰竭者可行气管切开并机械通气等。国内研究者还会采用中医疗法来改善症状和延缓病情发展。在对症治疗的同时，应注意药物可能引起的不良反应。辅酶Q10、维生素E、复合B族维生素、甲钴胺、神经生长因子等抗氧化和营养神经药物是常见的临床辅助用药，但均未见明显的疾病预后改善效果。对于运动神经元功能受到严重损害的晚期患者，肠内营养和肠外营养是维持生命体征的重要支持治疗手段。

五、营养与肌萎缩侧索硬化

糖代谢异常对ALS发病的影响研究存在相互矛盾的结论。在欧美人群中，糖尿病可降低ALS发病风险，而在亚洲人群中糖尿病将增加ALS的发病风险。在糖代谢异常对ALS预后的影响研究中发现，欧美研究提示糖尿病与ALS的预后无明显关联，而我国的研究普遍认为糖化血红蛋白升高预示着ALS的预后不良。总之，糖代谢异常与ALS发病的相关性研究提示，在欧美人群中糖尿病趋向为ALS发病的保护性因素，而中国的研究结论则相反，以我国为代表的亚洲地区倾向于糖尿病为ALS的危险因素，且此差异在ALS发病阶段最为明显。

事实上，ALS不但与糖代谢具有相关性，而且与总能量代谢、蛋白代谢和脂代谢均有一定的关联。其中，BMI、空腹血糖、白蛋白、高密度脂蛋白为ALS的独立相关因素，在ALS患者的病程中，常伴有较低水平的BMI、空腹血糖、白蛋白、高密度脂蛋白。

（陈 志 张 涛 林 宁）

第二节 肌萎缩侧索硬化的营养代谢特点

肌萎缩侧索硬化（ALS）患者营养不良发生率高，能量代谢障碍伴随疾病全过程。具体表现为机体成分变化，如体脂和瘦体组织减少、BMI下降、血脂异常、氮失衡、肌力下降和高代谢状态等。目前尚无研究明确ALS患者在不同阶段的能量消耗、氮平衡等营养代谢特点，然而，由于ALS本身的疾病发展特点以及相关治疗手段影响，ALS患者容易发生营养不良。

一、营养不良的危险因素

营养不良在中国ALS患者中普遍存在，多种因素可能参与其中。造成ALS营养不良的危险因素包括分解代谢增加、神经功能缺损、肠道功能紊乱、年龄、精神心理因素、照护者的营养知识缺乏或看护不当等。

二、ALS 营养代谢的变化

ALS 早期，肌肉去神经化、肌肉分解和萎缩与神经再生、蛋白重新合成呈周期性变化，机体尚处于正氮平衡，静息能耗正常，基本维持能量平衡，患者表现为轻度体力受限、轻度呼吸困难。但研究发现，较大的起病年龄、下运动神经元受累倾向和较高的病前体重，是 ALS 早期体重下降的独立危险因素。

ALS 晚期，高代谢状态导致静息能耗的增加，机体处于负氮平衡，患者的营养状态进一步下降，以体脂减少、肌肉量和骨质量下降为主，患者出现明显的肌无力、体力严重受限、呼吸困难。研究显示，ALS 患者的营养障碍与不良预后具有相关性，ALS 患者病程中常伴有较低的空腹血糖、高密度脂蛋白、白蛋白及 BMI，而较高的脂肪量可能对 ALS 的进展有保护作用。此外，ALS 患者存在着异常的血清代谢因子水平，提示代谢紊乱可能参与了 ALS 的病理生理过程，较低的脂联素水平和较高的内脏脂肪素水平与 ALS 较快的进展独立相关，脂联素和内脏脂肪素可能是预测 ALS 疾病进展的潜在生物标志物。

（陈　志　林　宁）

第三节　肌萎缩侧索硬化的营养治疗

尽管肌萎缩侧索硬化（ALS）目前尚无特效治疗方法，但营养治疗、对症处理、康复治疗等干预方式对缓解 ALS 患者的临床症状、改善生活质量、延长生存期有着非常重要的作用和意义。中晚期 ALS 患者存在营养代谢紊乱、体内分解代谢快等营养问题，因此，及时为患者提供充足的能量和营养素、正确处理并发症并做好营养监测十分重要。

一、营养治疗目标量

1. 能量

ALS 患者的基础能量需求增加，可给予高能量密度食物或营养补充剂，缩短喂养时间，避免液体超载。推荐能量摄入为 25 ～ 30kcal/（kg · d），具体可根据患者的身高、体重、性别、年龄、身体活动强度、应激状况等进行调整。

2. 碳水化合物

在合理控制总能量的基础上，ALS 患者膳食中碳水化合物供能比为 50% ～ 65%。增加脂质，控制碳水化合物的量，以减少 CO_2 的产生。

3. 蛋白质

推荐蛋白质摄入量为 0.8 ～ 1.2g/（kg · d），分解代谢旺盛时，综合考虑年龄、肾功能、应激程度等情况，可将蛋白摄入量增至 1.2 ～ 1.5g/（kg · d）。

4. 脂肪

总脂肪能量供能比不超过 30%，对于血脂异常者，不超过 25%。饱和脂肪酸能量占比不超过 7%，反式脂肪酸不超过 1%。ω-3PUFA 供能比为 0.5% ～ 2%，ω-6PUFA 供能比为 2.5% ～ 9%。限制胆固醇摄入，每天不超过 300mg，血脂异常者不超过 200mg。

5. 维生素和矿物质

对于有营养素缺乏的 ALS 患者，可使用营养补充剂，尤其是 B 族维生素（如维生素 B_2、叶酸）、维生素 C 等维生素，预防微量元素的缺乏所导致的症状或疾病。

6. 水

在温和气候条件下，临床上若无限制液体要求，建议每日最少饮水 1200ml，少量多次补充，保持水、电解质平衡；同时增加水溶性纤维的摄入以预防便秘。

二、营养治疗途径

1. 经口摄入

ALS 患者能够正常进食时，应采用均衡饮食，吞咽困难时宜采用高蛋白、高热量饮食以保证营养摄入。对于食欲减退、消化功能不良患者，可适当予以促进胃肠蠕动的药物，同时注意调节肠道菌群；对于咀嚼和吞咽困难的患者，应改变食谱，进食软食、半流食，少食多餐；对于肢体或颈部无力者，可调整进食姿势和用具。此外，由于 ALS 患者存在咀嚼、吞咽功能障碍，经口摄入时应注意以下事项。

（1）食物性状：针对肠道消化和吸收功能受损的 ALS 患者，如可经口进食，可给予细软、易消化的食物，注意忌质硬、涩口或需反复咀嚼的食物，以免增加能量消耗，影响进食效率；忌辛辣、刺激性食物，以免刺激唾液分泌，引发呛咳；忌固液混合物、脆或易碎食物，避免呛咳、误吸；忌长丝状、皮状或黏性食物，避免卡喉。若有明显吞咽困难、体重下降、脱水或呛咳误吸风险，可在营养液内加入增稠剂以增加黏度，减少误吸，或经管道进食以保证营养摄取，从而稳定体重，延长患者的生存期。建议对存在短期（＜ 7d）营养摄入不足的 ALS 患者给予鼻胃管饮食。如持续较长时间（＞ 4 周），建议置经皮胃造口导管。

（2）烹调方法：多用蒸、煮、炖、拌、烩等少盐少油的烹调方式，确保食物易吞咽及消化吸收。

（3）餐次要求：ALS 患者活动受限、吞咽功能障碍，易出现营养不良风险，故建议增加每日的餐次。当经口摄食无法满足能量需求时，应给予管饲营养。

（4）营养教育：当照护者营养知识缺乏或出现照护不当时，应给予必要的营养教育和培训。

2. 肠内营养

（1）鼻饲：优点是操作简单，患者可接受度较高，在临床上较常使用。缺点是会增加口腔分泌物，同时留置胃管可导致咽反射减弱。根据文献报道，国外营养治疗多采用PEG，部分原因与尊严感、个体接受程度有关。对于拒绝或无法行PEG的ALS患者，可采用鼻胃管、鼻肠管进食。

（2）经皮内镜下胃造瘘术（PEG）：当ALS患者体重减少发病前的10%或进食时间超过30min，就需要考虑胃肠内营养支持，尽早行PEG。当ALS患者吞咽明显困难、体重下降、脱水或存在呛咳误吸风险时，也应尽早进行PEG。建议PEG应在用力肺活量（forced vital capacity，FVC）降至预计值50%以前尽早进行，否则需要评估麻醉风险并在呼吸机支持下进行。PEG简单、安全且耐受性，可延长ALS伴吞咽困难患者的生存期，适用于呼吸功能受损的患者，可降低吸入性肺炎风险，缩短进食时间，且更适合需要长期营养治疗的患者。对于无法完成PEG的患者，还可选择PEJ、外科胃造瘘术等其他肠内营养方式作为替代治疗。对于病情较重且呼吸功能差的晚期患者，可考虑肠外营养支持。

（3）放射嵌入式胃造瘘术（radiologically inserted gastrostomy，RIG）：RIG是一种可行的替代PEG的方法。RIG的优点在于即使患者存在严重呼吸障碍也能安全放置，缺点在于管径小、易错位、有阻塞风险。对于呼吸功能良好（FVC > 50%）且临床状况总体良好的患者，PEG仍然是首选方式；而对于较为虚弱且呼吸功能有中度或重度损害的ALS患者，RIG则是首选方式。

3. 肠外营养

应遵循五阶梯营养治疗原则，对无法经口进食者应先开始肠内营养。对于可经口进食的ALS患者，最先选择营养教育、饮食指导。通过普通膳食无法经口摄入足够营养时，给予口服营养补充；口服营养补充不足或不能时，用管饲补充或替代，建议采用持续滴注的方式喂养；管饲仍然不能满足营养需求时，应联合肠外营养，以补充肠内营养的不足；完全不能肠内营养时，应用完全肠外营养。

三、常见并发症的营养治疗

（1）吞咽障碍：控制ALS原发症状，缓解肌肉僵硬及运动迟缓，间接改善吞咽困难。吞咽训练可以减轻患者的吞咽困难，尽量采用半流质或全流质增稠饮食。对上述方法无效及严重吞咽困难的患者，可留置鼻胃管或鼻肠管等，保证患者的营养供应和药物治疗。

（2）厌食、恶心和呕吐：由药物引起的恶心、呕吐等胃肠道副作用，导致患者厌食，必须及时处理。应在尽量不影响药物有效成分吸收的前提下，选择和调整合理的服药时机、方式，以减少药物的胃肠道副作用。通常，药物宜在饭后或与食物同时服用。若是由焦虑抑郁情绪引起的厌食，必要时可对患者进行心理疏导。

（3）糖、脂代谢紊乱：建议给予含ω-3脂肪酸丰富的食物；在专科医师的指导下控制血糖，但不提倡严格的血糖控制。

（4）便秘：增加水溶性膳食纤维的摄入量，每天的饮水量至少1500～2000ml，适度活动。当上述方法无效时，可采用药物治疗。

四、营养监测

1. 误吸监测

鉴于 ALS 患者常存在吞咽功能障碍，为了防止吸入性肺炎，在制订个体化营养治疗方案的同时，应对 ALS 患者吞咽功能进行评估，至少每 3 个月评估 1 次，同时根据疾病进展增加评估频率。目前针对 ALS 患者吞咽困难的筛查和临床评价尚无专用方法，一般情况下，用于神经系统疾病筛查和评价的方法都是适用的。常用的吞咽功能评估手段包括 ALSFRS-R、EAT-10、功能性经口摄食量表（Functional Oral Intake Scale，FOIS）、费诺斯吞咽分级法（Penetration-Aspiration Scale，PAS）等便捷的评估量表以及洼田饮水试验、吞咽造影、电子显微喉镜等可视化的方法。对于存在吞咽困难又拒绝管饲和肠外营养的 ALS 患者，建议通过实施口腔护理方案降低肺炎的风险。

2. 营养监测

肠内营养的 ALS 患者需定期监测胃肠道耐受性和营养状况，综合评估患者营养状况、吞咽功能、管道护理状况等，制订个体化营养治疗方案，随访再评估，合理调整膳食及肠内营养计划，必要时考虑肠外营养支持。实施肠外营养支持后，必须定期进行肝肾功能和营养等监测。（表 14-1、表 14-2）

表 14–1　ALS 患者肠内营养的监测

监测指标	监测频率
体重	1 次 / 周
出入量	1 次 /d
水肿症状	1 次 /d
脱水症状	1 次 /d
胃残余量	进食后，1 次 /4 ～ 6h
腹部症状（是否腹软、变硬或腹胀）	1 次 /d
血清电解质、尿素氮、肌酐	指标稳定前 1 次 /d，稳定后 2 ～ 3 次 / 周
钙、镁、磷	指标稳定前 1 次 /d，稳定后 1 次 / 周
葡萄糖	合并有糖尿病的 ALS 患者，1 次 /6h；非糖尿病患者，稳定前，1 次 /d，稳定后，1 次 / 周
氮平衡	条件允许，1 次 / 周

表 14–2　ALS 患者肠外营养的监测

参数	病情稳定患者	危重患者
实验室检查（肝功能等）	每周	2 ～ 3 次 / 周
电解质、血尿素氮、肌酐	1 ～ 2 次 / 周	每日
血清三酰甘油	每周	每周
全血细胞计数及鉴别	每周	每周
凝血酶原时间（PT）、部分凝血活酶时间（PTT）	每周	每周
血糖	3 次 /d（直到血糖＜ 200mg/dl）	3 次 /d（直到血糖＜ 200mg/dl）
体重	2 ～ 3 次 / 周	每日

续表

参数	病情稳定患者	危重患者
出入量	每日	每日
氮平衡	根据需要	根据需要
间接测热法	根据需要	根据需要
前白蛋白或转铁蛋白	每周	每周

（陈 志 林 宁）

参考文献

[1] XU X，SHEN ND，GAO Y，et al.A perspective on therapies for amyotrophic lateral sclerosis:can disease progression be curbed?[J].Transl Neurodegener，2021，10（1）: 29.
[2] ILIEVA H，VULLAGANTI M，KWAN J.Advances in molecular pathology，diagnosis，and treatment of amyotrophic lateral sclerosis[J].BMJ，2023，383:e075037.
[3] FELDMAN E L，GOUTMAN S A，PETRI S，et al. Amyotrophic lateral sclerosis[J].Lancet，2022，400（10360）:1363-1380.
[4] 黄旭升，崔芳 . 肌萎缩侧索硬化的治疗 [J]. 中华神经科杂志，2019，52（11）:952-956.
[5] 张林净，樊东升 . 肌萎缩侧索硬化能量代谢异常的研究进展 [J]. 中华神经科杂志，2019，52（6）:207-209.
[6] 李矜玥，崔丽英 . 肌萎缩侧索硬化患者的营养代谢和饮食管理 [J]. 中华神经科杂志，2020，53（11）:943-947.
[7] 中华医学会神经病学分会肌萎缩侧索硬化协作组 . 肌萎缩侧索硬化诊断和治疗中国专家共识 2022[J]. 中华神经科杂志，2022，55（6）:581-586.
[8] 朱晓飚，岳茂兴，郝冬琳，等 . 肌萎缩侧索硬化症临床诊疗新进展 [J]. 中华卫生应急电子杂志，2019，5（1）:38-56.
[9] 蔡正一，崔丽英 . 肌萎缩侧索硬化症状前期研究的现状与启示 [J]. 中华医学杂志，2021，7:520-523
[10] 中华医学会肠外肠内营养学分会神经疾病营养支持学组，中华医学会神经病学分会神经重症协作组，中国医师协会神经内科医师分会神经重症专业委员会，等 . 神经系统疾病肠内营养支持中国专家共识（第二版）[J]. 中华临床营养杂志，2019,（4）:193-203.

第十五章　重症肌无力的营养治疗

第一节　重症肌无力概述

重症肌无力(myasthenia gravis，MG)是一种以肌肉无力和疲劳为特征的自身免疫性疾病，由自身抗体介导的神经-肌肉接头传递功能障碍所致，最常见的致病抗体为乙酰胆碱受体(acetylcholine receptor，AChR)抗体，约占90%，其余的致病抗体还包括肌肉特异性受体酪氨酸激酶(muscle-specific receptor tyrosine kinase，MuSK)和低密度脂蛋白受体相关蛋白4(low density lipoprotein receptor-related protein 4，LRP4)抗体等。根据患者的血清抗体和临床特征可分为不同亚组，包括眼肌型MG(Ocular myasthenia gravis，OMG)、早发型AChR抗体阳性全身型MG、晚发型AChR抗体阳性全身型MG、MuSK抗体阳性型MG、LRP4抗体阳性型MG、抗体阴性型MG、胸腺瘤相关MG。不同MG亚组的治疗方式及预后有所不同，目前治疗方式以乙酰胆碱酯酶抑制剂、免疫抑制剂、糖皮质激素、胸腺切除术等为主。

一、流行病学特点

过去10年，MG的发病率和患病率逐年上升，据估计，过去10年MG的全球患病率为(100～350)/100万，年发病率为(10～29)/100万，0～19岁儿童和青少年的年发病率为(1.0～5.0)/100万。我国MG性别年龄调整发病率约为0.68/10万，住院死亡率为14.69%，主要死因为呼吸衰竭、肺部感染等。MG在各个年龄段均可发病，但在不同年龄段的发病率存在差异，MG的发病年龄呈双峰分布，第一个高峰为20～30岁，以女性患者居多，第二个高峰为60～80岁，男性较多。MG亚型以AChR抗体阳性MG居多，约有85%的MG患者AChR抗体检测阳性，约有6%的MG患者存在MuSK抗体，而约2%的MG患者LRP4抗体检测阳性。AChR抗体阴性的MG患者中约有19%LRP4抗体阳性，约有1/3 MuSK抗体阳性。MuSK抗体阳性型MG的年发病率约为0.3/100万，患病率约为2.9/100万。

二、发病机制

MG是一种由体液免疫介导、细胞免疫依赖和补体参与的神经-肌肉接头传递障碍引起的自身免疫性疾病。

参与 MG 体液免疫的抗体主要为 AchR 抗体，约有 85% 的 MG 患者 AChR 抗体阳性。在神经肌肉传导过程中，乙酰胆碱（acetylcholine，ACh）作为一种化学信号，与接收信号的突触后膜上的 AChR 结合，导致 AChR 及其相关膜蛋白的构象发生变化，从而传递神经冲动。当机体因胸腺异常等原因产生 AChR 抗体时，一方面 AChR 抗体可直接竞争性抑制 ACh 与 AChR 的结合或直接封闭 AChR 的功能以干扰 ACh 与 AChR 结合；另一方面，AChR 抗体与 AChR 结合可激活神经 - 肌肉接头处的补体并导致 AChR 降解和结构改变。此外，AChR 是神经 - 肌肉接头突触后膜处的主要抗原，AChR 抗体为二价抗体，可以同时结合 2 个抗原，使突触后膜 AChR 数量减少。

细胞免疫在 MG 的发病过程中也发挥重要作用，AChR 抗体的产生是细胞依赖性的，在 MG 免疫应答过程中，Th 细胞发生活化增殖，活化的 Th 可以释放多种细胞因子，进一步使 T 细胞、B 细胞活化增殖，B 细胞可活化、增殖成为浆细胞，产生大量的抗 AChR 抗体而致病。通过以上多方面机制的共同参与，神经肌肉接头（neuromuscular junction，NMJ）处的神经信号传递功能发生障碍，一系列连续的神经冲动发出时，无法有效激发肌纤维收缩的动作电位，因此表现为骨骼肌无力和疲劳。

胸腺是免疫系统中的重要淋巴器官，可以介导免疫耐受以免发生自身免疫反应，在 MG 的发病过程中起到重要作用。研究发现，约有 90% 的 MG 患者伴有胸腺异常，其中 70% 为胸腺增生，20% 为胸腺瘤。胸腺异常是 MG 另一个重要发病机制，胸腺切除术是治疗 MG 的有效手段，胸腺切除术联合药物治疗的远期疗效比单纯药物治疗更好。

三、临床表现

1. 临床分布及病程特点

MG 发病隐匿，可发病于任何年龄，小至数月，大至 70 ～ 80 岁，发病年龄呈双峰分布，第一个高峰为 20 ～ 30 岁，以女性患者居多，第二个高峰为 60 ～ 80 岁，男性较多，少数患者有家族史。MG 整个病程有波动，缓解与复发交替，疾病早期患者休息后症状缓解，多数病例迁延数年至数十年，需要靠药物维持病情稳定。

2. 受累骨骼肌病态

受累骨骼肌表现为波动性无力和易疲劳，疲劳肌肉连续收缩后出现无力，症状常在下午、傍晚以及劳累后加重，晨起或休息后减轻，即“晨轻暮重”的表现。部分患者短期内病情可出现迅速进展，发生肌无力危象。

3. 受累肌的分布和表现

全身骨骼肌均可受累，尤以脑神经支配的肌肉最先受累。肌无力通常始于某一肌群，逐渐扩大范围，直至全身肌无力。眼外肌是最易受累的部位，约有 80%MG 患者出现对称或非对称性上睑下垂和（或）双眼复视，这是 MG 最常见的首发症状，新斯的明试验对诊断有较高的灵敏度（图 15-1）。面部肌肉和口咽肌受累时出现表情淡漠、咀嚼无力、饮水呛咳、吞咽困难、说话带鼻音、发音困难；颈软、抬头难、转颈耸肩无力可见于胸锁乳突肌和斜方肌受累；四肢肌肉主要累及近端肌肉，表现为抬臂、梳头、上楼梯困难，但一般不会影响腱反射，感觉通常正常；呼吸肌受累常表现为呼吸困难。

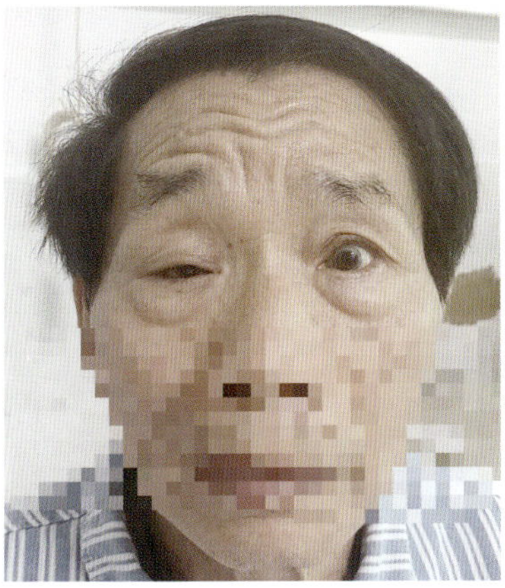

A 注射新斯的明前

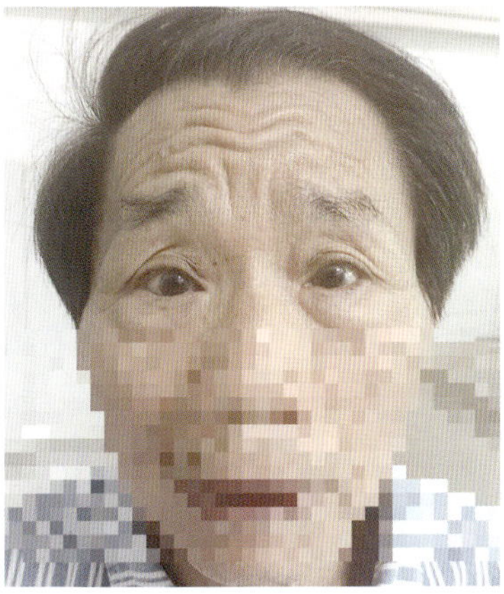

B 注射新斯的明后

图 15–1　眼肌型重症肌无力患者新斯的明试验前后对比

4. 重症肌无力危象

指病情恶化，肌无力累及呼吸肌及咽喉肌，出现咳嗽无力、呼吸困难等症状，需用开放气道辅助通气，是致死的主要原因。常见诱发因素包括呼吸道感染、手术（包括胸腺切除术）、药物使用不当、严重精神创伤、全身疾病等。当心肌受累时可引起突然死亡。大约 10% 的 MG 患者出现危象。

四、治疗

（一）药物治疗

（1）胆碱酯酶抑制剂：常用的为新斯的明、溴吡斯的明等，是治疗所有类型 MG 的一线药物，可缓解、改善绝大部分 MG 患者的临床症状。溴吡斯的明应当作为 MG 患者初始治疗的首选药物，成年人的首次剂量为 60mg，3 ～ 4 次 /d，口服 30 ～ 45min 后起效，全天最大剂量不超过 480mg，病情重者可酌情加量，儿童根据具体年龄减量。

（2）免疫抑制剂：包括糖皮质激素和其他口服非激素类免疫抑制剂，如硫唑嘌呤、环孢菌素 A、甲氨蝶呤、他克莫司、环磷酰胺等。70% ～ 80% 的患者经过糖皮质激素治疗后症状可得到明显改善，最常用的制剂为醋酸泼尼松以及甲泼尼龙。硫唑嘌呤与糖皮质激素联合使用，有助于减少激素用量以及防止疾病复发，作为 GMG 及部分 OMG 的一线用药。甲氨蝶呤是三线用药，用于其他免疫抑制剂治疗无效的难治性或伴胸腺瘤的 MG。

（3）其他药物：如靶向生物制剂，包括已经被美国食品药品监督管理局（FDA）批准使用的靶向补体的依库珠单抗以及适应证外用药的靶向 B 细胞的利妥昔单抗等。

（二）手术治疗

对于 MG 合并胸腺瘤或 AchR-Ab 阳性的患者，早期手术可显著缓解患者的症状、减少免疫抑制药物的治疗剂量和延缓病情的进展。故推荐早期手术治疗，手术应完全切除胸腺瘤、全部胸腺及纵隔脂肪。对于 MuSK 抗体阳性、肌联蛋白抗体阳性、Ryanodine 受体抗体阳性或 AchR-Ab 阴性等非胸腺瘤 MG 患者，尚未确定胸腺切除对患者的意义，故不推荐常规手术治疗，仅在药物控制不佳或不耐受时方考虑手术。儿童单纯眼肌型 MG 用免疫抑制剂容易起效，未必需要切除胸腺。

（三）其他治疗

其他治疗方法包括胸腺放疗、血浆交换及净化治疗等。胸腺放疗主要用于巨大或多个胸腺瘤无法手术时作为术前准备治疗或手术无法完全切除胸腺瘤时术后放疗。血浆交换及净化治疗适用于抢救危象，能较快缓解无力症状，迅速清除血浆中 AChR-Ab 及免疫复合物。

五、营养与重症肌无力

目前营养学与 MG 的相关研究尚处于早期阶段。已有的临床研究显示，MG 患者的血清白蛋白和肌酐明显低于正常人，而营养治疗及增强患者对营养治疗支持的依从性，能使患者保持良好的营养状态，规范的营养治疗对维持 MG 患者内环境稳定、增强免疫力、降低感染、减少并发症有积极作用。另有研究发现，重症肌无力危象患者在围手术期接受以谷氨酰胺为主的免疫营养制剂后，患者的拔管时间、肺炎发生率、监护室入住时间及普通病房入住时间均显著下降。MG 患者的营养治疗需要医生、营养师、护士等团队的共同合作，进行全面的营养评估、设计和实施个体化的营养治疗方案，定期监测和调整治疗策略，方能达到最佳的治疗效果。

（凡　蝶　项　薇　林　宁）

第二节　重症肌无力的营养代谢特点

目前尚无研究明确 MG 患者在不同阶段的能量消耗、氮平衡等营养代谢特点，然而，由于 MG 本身的疾病特点以及相关治疗手段影响，MG 患者容易发生营养不良。

一、营养不良的常见原因

（1）疾病本身所致：MG 主要表现为不同肌群的肌无力，当面肌、咀嚼肌、咽喉肌受累时，可出现咀嚼无力、饮水呛咳、吞咽困难等症状，患者经口进食受限，能量及营养素摄入不足引起营养不良；同时吞咽障碍易引起误吸、吸入性肺炎等并发症，增加感染风险，加速营养消耗，能量及营养素需求增加。

（2）治疗药物所致：MG 是临床常见的自身免疫性疾病，患者若长期应用免疫抑制剂和（或）糖皮质激素，易出现胃肠功能障碍。免疫治疗后常见的消化道症状包括恶心、呕吐、食欲下降、腹胀、腹痛、便秘和腹泻等，其中腹泻是最常见的不良反应，其次是与肠炎相关的临床表现。因此，MG 患者可因治疗诱发胃肠功能障碍而出现摄食减少或营养不良，在很大程度上影响治疗效果。营养不良一旦发生，可使原发疾病加重，并发症增多，住院时间延长，医疗费用增长和死亡率增加。

（3）并发症增加营养不良风险：营养状况与 MG 患者合并呼吸衰竭并发症的发生率及预后相关，MG 患者的营养不良也与呼吸困难的风险增加相关。MG 患者术前营养治疗能有效减少术后并发症，缩短住院时间。

二、早期肠内营养对 MG 患者的意义

在治疗 MG 原发疾病的同时，纠正负氮平衡，加强营养治疗尤为重要。MG 患者的胃肠道较少出现或者没有出现器质性病变，在消化与吸收功能健全的情况下，早期的肠内营养更加符合人体的正常生理状态，可维持内脏血流的稳定，维持肠黏膜结构和功能的完整性，激活胃肠道神经内分泌免疫轴，刺激肠道激素分泌，调节肝胆胰的分泌功能，促进胃肠道蠕动和黏膜生长，对维持肠壁局部免疫系统及其细胞的功能和减少后期并发症均有重要意义。

研究表明，当 MG 患者获得营养治疗后，能得到足够的代谢底物，可纠正分解代谢，促进蛋白质合成，克服呼吸肌的疲劳和萎缩，从而提高呼吸肌强度和耐力，改善呼吸功能，同时预防营养不良导致的肺功能进行性减退的发生。

（凡　蝶　林　宁）

第三节　重症肌无力的营养治疗

重症肌无力（MG）患者因咀嚼无力、吞咽障碍导致的进食困难，因药物治疗导致的食欲下降、腹胀、腹泻等胃肠道不良反应，均使患者的营养摄入严重不足；而呼吸肌受累等临床表现又使患者能量消耗增加。因此，通过合理的途径为患者提供足够的能量和营养素，帮助患者改善营养状态，增强机体抵抗力，提高治疗效果和生活质量至关重要。

一、营养筛评

对重症肌无力患者的营养状况进行常规筛查、评估，并确定是否存在营养不良，这对 MG 患者的管理至关重要。迄今为止，尚无针对 MG 患者的特异性营养筛查 / 评估工具。因此，可根据患者的年龄、疾病状态等选择合适的营养风险筛查 / 评估工具，如 NRS 2002、MNA-SF、MNA、SGA、PG-SGA、GLIM 等。目前有研究探讨了新的生物标志物用于 MG 营养评定的可能性。如唾液作为一种由唾液腺分泌的液体，在一定程度上反映了身体的营养状态和代谢变化。味觉、嗅觉、牙齿状态和唾液流

动被认为是维持良好营养状况的重要因素。大量研究表明，唾液分泌减少的患者存在味觉、嗅觉障碍，而味觉、嗅觉异常时，患者的营养状况更易受到负面影响。也有研究显示，MG 患者对酸刺激反应的唾液 α-淀粉酶活性降低，在营养不良的 MG 患者中尤为明显。唾液 α-淀粉酶活性可以作为评估营养不良 MG 的潜在生物标志物，唾液 α-淀粉酶活性的变化反映了唾液分泌过程改变所致的唾液成分的改变。因此，监测唾液成分有助于了解 MG 患者的营养状态。但这种简便、无创的方法可否作为一种有效的临床营养诊断工具，有待进一步的研究验证。

二、营养治疗目标量

1. 能量

目前尚无明确针对 MG 患者的能量建议。若有能量代谢车，可在测量 MG 患者的能量及三大营养素代谢等情况后，再设定个体化的能量目标；若无能量代谢车，可按照 25 ～ 30kcal/(kg · d)计算供给总热量，并根据患者病情适当进行调整。也可计算患者的静息能量消耗(REE)：男性 REE(kcal/d)=66+13.7×W+5.0×H−6.8×A。女性 REE(kcal/d)=655+9.6×W+1.7×H−4.7×A。公式中 W 代表体质量(kg)，H 为身高(cm)，A 为年龄。所需热量 AEE(kcal/d)=REE+0.12×(T−37)+0.65×REE+575，T 为体温(℃)。根据患者营养状况、消化道反应及其他全身情况，对热量供给进行适当调整。

2. 三大营养素

增加蛋白质供给量虽对本病无明显治疗效果，但可增强机体免疫功能，缓解肌肉疲劳，减少感染风险，因此 MG 患者应适当增加优质蛋白食物摄入，可供给 1.5g/(kg · d)蛋白质，以优质蛋白为主。碳水化合物和脂肪的供给无特殊要求，碳水化合物占总热量的 50% ～ 65%，脂肪占总热量的 20% ～ 30%。

3. 矿物质

增加钾、钙、镁的供给，减少钠的摄入，以预防长期应用激素引起的低钾、骨质疏松及水钠潴留等。适宜的细胞内外钾离子浓度梯度能维持神经肌肉的应激性，维持心肌自律性和兴奋性，保证心肌正常功能。血钾浓度异常可能影响横纹肌的活性，造成肌肉传导异常。钙对肌肉的收缩以及神经肌肉兴奋性有重要作用，缺钙可能引起手足抽搐和惊厥等症状。镁是多种酶的辅助因子，参与蛋白质合成、调节肌肉和神经功能，镁缺乏可引起神经肌肉过度兴奋，主要表现为肌肉颤抖、精神紧张、手足抽搐、共济失调等。因此，MG 患者应定期监测电解质水平，当存在钾、钙、镁等微量元素不足时，应加强膳食补充，必要时可给予补充剂。

4. 维生素

增加维生素 B_1、维生素 B_6 和维生素 C 的摄入。维生素 B_1 在体内能量代谢中发挥重要作用，主要通过影响 α-酮酸的氧化脱羧反应，影响糖的进一步氧化。若维生素 B_1 缺乏，可能导致神经组织能量供应不足，进而导致丙酮酸和乳酸等中间代谢产物在肌肉组织中积累，引起肌肉纤维化以及心肌、脑组织结构功能的改变。随着肌肉纤维化的进展，患者可表现出肌肉无力和全身乏力等症状。MG 的患者补充维生素 B_1 可减轻受累横纹肌的疲劳感。同时维生素 B_1 还是一种胆碱酯酶抑制剂，因此充足的

维生素 B_1 可缓解 MG 患者的症状。维生素 B_6 能抑制震颤和精神紧张。维生素 B_6 是糖原磷酸化反应中磷酸化酶的辅助因子，催化糖原转变为 1- 磷酸葡萄糖从而影响糖代谢；维生素 B_6 也参与多种氨基酸的转氨和脱氨反应，促进蛋白质的合成与分解；对 MG 的患者可增加肌纤凝蛋白的合成，并能增强肌肉的收缩能力。适当补充维生素 C 可增强 MG 患者的自身免疫力。因此，MG 患者应保证摄入充足的维生素。

三、营养治疗途径

（1）治疗膳食：MG 患者的治疗膳食遵循能量适宜、营养均衡、适当增加优质蛋白、矿物质和维生素充足的原则。因 MG 患者极易疲劳，故进食前应限制体力活动以确保以最佳的体力状态进食，进食时应在肌肉出现疲劳前优先给予营养密度较高的食物。此外，采取少量多餐的进食方式不仅便于咀嚼和吞咽，也有助于更有效地补充营养。面肌、咀嚼肌、咽喉肌等肌肉群受累时，进食会有不同程度的困难，因此，推荐选择细软、易咀嚼、易吞咽的食物，如半流食或软食。对于存在吞咽困难的 MG 患者，根据《吞咽障碍膳食营养管理中国专家共识（2019 版）》，食物应遵循以下原则。①硬的变软：将较硬的食品制作成软烂的食物，比如土豆泥、果泥等，便于咀嚼和吞咽。②稀的增稠：在水、饮料、果汁、牛奶等液体食物中加入食物增稠剂，以增加食物的黏稠度，减缓食物在咽和食管中流动的速度，减少呛咳风险。③避免异相夹杂：避免将固体食物和液体食物混合在一起食用，减少进食过程中的液固分离现象，避免造成咀嚼和吞咽障碍。④食物均质顺滑：食物应加工至均匀且顺滑的质地，避免因食物质地不均或存在较大颗粒而引发吞咽困难。

（2）肠内营养：当 MG 患者出现重度吞咽困难、严重呛咳或肌无力危象时，应及时启动肠内营养，采用管饲的方式供给营养。一般来说，短期肠内营养可以选用鼻胃管，而长期喂养则建议选用 PEG 或 PEJ，这些管路可用于保障经口进食不足患者的营养，多选择均衡型营养制剂。在采用饮水试验、影像学检查等手段评估患者的吞咽功能，确定吞咽障碍和误吸的风险后，再决定是否拔除肠内营养管路。

（3）肠外营养：在大多数情况下，MG 患者的胃肠功能仍能保持完好状态，营养治疗时应首选肠内营养。然而，当患者肠内营养能量持续不能满足目标需要量的 50%，且超过 7d，或合并严重胃肠功能障碍、消化道活动性出血等肠内营养的禁忌证时，建议开始肠外营养。

四、特殊营养素的补充

1. 免疫营养

免疫营养是指在常规的营养治疗配方基础上添加一些特异性免疫营养素，如谷氨酰胺、精氨酸及 ω-3PUFA，能提高机体免疫功能、调节炎性反应。目前免疫营养治疗在胃肠道外科领域的研究相对较多，但在 MG 中应用较少。MG 患者围手术期大多存在免疫功能低下及吞咽困难，进而可引起营养不良，此临床表现与胃肠外科围手术期患者相似，这为免疫营养在 MG 患者中的应用提供了理论依据。一项针对 244 例合并胸腺瘤的 MG 患者的研究分析显示，围手术期接受了 2 周免疫营养治疗组的术后肺部感染等并发症发生率明显低于对照组，且术后 IgA、IgG、IgM、$CD3^+T$ 细胞、$CD4^+T$ 细胞、$CD4^+T$ 细胞 /$CD8^+T$ 细胞水平明显升高，说明免疫营养治疗可有效减少术后并发症发生，促进胃肠功能恢复，增强机体免疫力，缩短住院时间。这些研究结果为免疫营养在 MG 中的应用提供了参考依据。然而，免疫营养在 MG 应用中的安全性、疗程、最佳组合、适应证等仍需要进一步的大样本研究。

2. 益生菌

一项动物研究比较了双歧杆菌和乳酸杆菌改善实验性自身免疫性重症肌无力（experimental autoimmune myasthenia，EAMG）动物模型的能力，实验使用了 2 种乳酸杆菌（L.crispatus 和鼠李糖乳杆菌）和 2 株双歧杆菌（B. 乳酸亚属和 B. 乳酸亚属 LMG S-28195），结果显示在急性和慢性 EAMG 阶段，口服乳酸菌和双歧杆菌益生菌组的大鼠从免疫后第 7 ～ 9 周开始，EAMG 评分明显下降。有研究认为，Treg 细胞可能是 MG 和自身免疫性疾病的新免疫治疗策略的关键靶点，一些研究已经调查了益生菌在健康动物和自身免疫性动物模型中间接促进 Treg 细胞发育的能力。总之，这些研究支持益生菌治疗在不同免疫介导的炎症条件下的有效性以及它们作为 MG 治疗的可能用途，可以调节免疫系统并有助于恢复对 AChR 的免疫耐受。

五、营养监测

1. 误吸监测

吞咽困难在 MG 患者中很常见，因此发生误吸的风险很高。由于口咽肌肉收缩较弱，MG 患者可发生无症状误吸，导致肌无力危象和吸入性肺炎。因此，必须定期评估患者的吞咽能力和咽反射、咳嗽能力，这有助于降低误吸风险和保持气道畅通。目前还没有治疗吞咽困难的药物，因此处理原则主要包括：①控制 MG 原发症状，缓解肌肉疲劳，改善吞咽困难；②支持性处理，首选吞咽训练，以减轻患者的吞咽困难，尽量采用半流质或全流质增稠饮食；③使用上述方法无效及严重吞咽困难的患者，留置鼻胃管或鼻肠管等保证营养治疗和药物治疗。同时医务人员应认真按规范落实反流和误吸的预防措施。

2. 营养监测

进行营养治疗的过程中应定期对营养状况进行监测。营养监测的是动态趋势，而不是单次测量值或点估值，应定期开展。不同参数对治疗发生反应的时间不一致，因此，不同参数复查的间隔时间也不相同。根据时间长短，分为 3 类。①快速反应参数：如体重、实验室检查、摄入量及排出量、血糖、肝肾功能等，每周检测 1 ～ 2 次。②中速反应参数：如人体学测量、人体成分分析、影像学检查、器官代谢活性、生活质量、体能及心理变化，每 4 ～ 12 周复查一次。③慢速反应参数：生存情况，每年评估一次。进行营养治疗的 MG 患者，可定期监测体重、出入量、大便情况、水肿情况、脱水情况、胃残余量、胃肠道症状、血清电解质、尿素氮、肌酐、电解质水平以及前白蛋白、白蛋白等营养相关指标。对于存在血糖、血脂异常的患者，还应定期监测血糖、血脂水平。

（凡　蝶　林　宁）

参考文献

[1] PUNGA A R，MADDISON P，HECKMANN J M，et al.Epidemiology，diagnostics，and biomarkers of autoimmune neuromuscular junction disorders[J].Lancet Neurol，2022，21(2):176-188.

[2] 常婷 . 中国重症肌无力诊断和治疗指南(2020 版)[J]. 中国神经免疫学和神经病学杂志，2021，28(1):1-12.

[3] 谭群友，陶绍霖，刘宝东，等 . 重症肌无力外科治疗中国临床专家共识 [J]. 中国胸心血管外科临床杂志 [J]，2022，29(5):529-541.

[4] HUANG Y，WANG W K，ZHENG X M，et al.Decreased salivary α-amylase activity responding to citric acid stimulation in Myasthenia gravis with malnutrition[J]. PLoS One，2022，17(6):e0269621.

第十六章　进行性肌营养不良症的营养治疗

第一节　进行性肌营养不良症概述

进行性肌营养不良症（progressive muscular dystrophy，PMD）是一组遗传性骨骼肌变性病。临床特点为进行性加重的对称性肌无力、肌萎缩，是儿童时期常见的肌营养不良疾病。主要包括杜氏肌营养不良症（Duchenne muscular dystrophy，DMD）和贝氏肌营养不良症（Becker muscular dystrophy，BMD），其中以 DMD 最为常见且预后差。作为一种严重的进行性肌肉萎缩性疾病，DMD 会导致运动困难，最终需要辅助通气，并可能出现过早死亡。大多数 DMD 患者在 20 ～ 40 岁死于心脏衰竭和（或）呼吸衰竭。BMD 是一种症状较轻的疾病，发病较晚，进展比 DMD 慢。本章重点介绍 DMD。

一、流行病学特点

进行性肌营养不良症是一种 X 连锁隐性疾病，每 5000 ～ 6000 名活产男婴中就有 1 人患病，通过早期有效护理以及心肺功能管理，DMD 患者的生存期可以延长至 40 多岁。DMD 在女性中罕见，发病率小于百万分之一，仅限于特纳综合征患者的病例报告 。一条 X 染色体发生 DMD 突变的女性携带者通常无症状，但在极少数情况下与 BMD 相似，2.5% ～ 19% 的携带者有骨骼肌症状，7.3% ～ 16.7% 发展为扩张型心肌病，携带者还可能有其他心脏症状，包括超声心动图异常，但未累及肌肉。高达 13.3% 的 BMD 突变女性携带者有骨骼肌症状和扩张型心肌病，但通常不发生呼吸缺陷。我国 DMD 患者无显著地区分布特征。

二、发病机制及危害

（一）肌营养不良蛋白缺乏的后果

肌营养不良蛋白缺乏导致肌营养不良相关蛋白复合物（dystrophin-related protein complex，DAPC）结构破坏，F- 肌动蛋白与细胞外基质之间的相互作用失调。由于 DAPC 在维持肌肉细胞结构完整性和收缩活性方面具有重要的机械和信号作用，因此 DAPC 结构破坏会对肌肉细胞功能产生广泛的影响。

1. 肌膜完整性受损

在健康肌肉中，肌膜的完整性是通过 DAPC 和整合素复合物在细胞骨架、肌膜和细胞外基质之间的联系来维持的。在 DMD 中，DAPC 的不完整性破坏了肌膜结构，使其极易受到收缩损伤。此外，肌肉损伤与肌肉压力相关，压力最大的肌肉，如横膈膜，受到的影响比压力较小的肌肉更早，也更严重。在动物模型中，使用高度缩短的微肌营养不良蛋白来部分恢复细胞骨架、肌膜和细胞外基质的联系，能显著缓解肌肉无力的症状。

2. 肌肉局部缺血

最先观察到的肌肉病变是肌肉的退化和再生形成的小簇。症状出现前的第一年，在苏木精 - 伊红（HE）染色的活检骨骼肌横截面上容易检测到，可以此早期识别肌营养不良。神经元一氧化氮合酶（neuronal nitric oxide synthase，nNOS）锚定在肌膜后，在运动肌肉中产生一氧化氮并释放到周围血管，导致血管舒张，增加收缩肌肉的血液灌注量。在缺乏肌营养不良蛋白的情况下，nNOS 错误定位于骨骼肌细胞质内，细胞 nNOS 总水平降低，从而损害保护性血管的舒张功能并导致肌肉缺血损伤。

3. 自由基损伤

动物模型和 DMD 患者的肌肉产生的自由基明显多于健康肌肉。主要来源是由 NADPH 氧化酶 2（NADPH oxidase 2，NOX2）产生的活性氧（reactive oxygen，ROS）。在机械拉伸肌肉时，NOX2 被激活而产生 ROS；肌营养不良蛋白 - 微管相互作用的丧失也显著增加 NOX2 介导的 ROS 产生；由错误定位在细胞质内的 nNOS 活化产生的活性氮是 DMD 肌肉中自由基的另一个重要来源；浸润的炎症细胞和功能失调的线粒体会在 DMD 肌肉中进一步产生自由基。总之，自由基的产生导致 DMD 肌肉中蛋白质、脂质和 DNA 氧化的标记物增加，从而导致持续和反复的氧化损伤。

4. 细胞质钙超载

动物模型和 DMD 患者肌肉中静息的胞质钙浓度高于健康肌肉。钙超载诱导的线粒体功能障碍导致代谢缺陷，可触发钙依赖性钙蛋白酶、磷脂酶 A2 以及线粒体介导的细胞凋亡等途径，导致肌肉坏死。钙超载包括钙通道的功能障碍、细胞膜上的钙 ATP 酶活性降低、钠钙交换机制失衡以及肌膜微损伤的形成。但在临床应用中发现，钙通道阻滞剂对 DMD 患者几乎没有益处，这提示钙通道介导的机制可能不是 DMD 的主要发病机制。

5. 肌肉再生障碍

肌肉再生障碍是 DMD 患者肌肉萎缩、纤维化和脂肪替代的基础，健康肌肉的损伤修复主要依赖于卫星细胞的不对称分裂。一些研究表明，DAPC 在肌肉再生中起直接作用。DAPC 蛋白复合体保护肌肉细胞在收缩过程中不受损伤，并在肌肉的损伤修复过程中发挥核心作用。DAPC 蛋白复合体的解体会影响卫星细胞的激活，进而损害肌肉的再生能力。

（二）肌肉损伤的后果

DAPC 分解导致营养不良肌肉的细胞器缺陷和细胞成分改变。在健康肌肉中，有缺陷的细胞器和蛋白质聚集体会通过自噬被清除。但由于自噬抑制剂 Akt 的激活，自噬受到严重抑制。DAPC 分解，通过 ROS 介导的 Src/PI3 激酶通路的激活促进 Akt 的激活。整合素上调和整合素 - 层粘连蛋白结合也通过 PI3 激酶途径促进 Akt 活化。自噬途径障碍导致某些蛋白质功能失调和存在缺陷的细胞器逐渐积累，最终导致肌肉细胞变性。

退化和受损的肌肉细胞被浸润的炎性细胞识别和清除，在 DMD 儿童（2 ～ 8 岁）中，这些浸润的炎性细胞主要由巨噬细胞和 T 细胞组成。在炎症早期，促炎 M1 巨噬细胞通过产生可诱导的 NOS 促进肌肉细胞裂解，在后期，M1 巨噬细胞被抗炎 M2 巨噬细胞取代，促进再生和纤维化。$CD4^+$ 辅助性 T 细胞通过分泌促炎因子并激活 $CD8^+$ 细胞毒性 T 细胞，协同促进其他免疫细胞的活性，进而经由穿孔素介导的机制诱导肌肉细胞凋亡。此外，中性粒细胞、肥大细胞及嗜酸性粒细胞也在营养不良肌肉的炎症和免疫介导的病理过程中发挥重要作用。疾病的早期阶段，退化的肌肉通过再生得到修复；在后期阶段，由于再生能力受损和 DMD 肌肉慢性炎症环境中 TGF-β 的上调，死亡的肌肉细胞最终被脂肪和纤维化组织所取代。

三、临床表现

肌肉无力通常在 2 ～ 3 岁时变得明显。儿童的症状从下肢开始，表现为渐进式肌肉无力，导致患儿在走路行为上落后于同龄人以及出现跳跃、跑步、爬台阶和从地板上站起来等运动行为的困难，同时可能伴有肌肉疼痛、动作笨拙和频繁摔倒。儿童可能表现为用脚趾走路或出现摇摆步态。（图 16-1 至图 16-3、视频 16-1）

视频 16-1

检查时，患儿可能出现头部控制不良、张力低下、小腿肥大或表现出高尔斯征，即从地面起身困难，这表明已出现近端肌肉无力。有 DMD 家族史的儿童更应引起重视。DMD 也与非运动表现有关，患有 DMD 的儿童普遍存在学习和行为问题，语言迟缓和发育不良也可能同时存在。DMD 常与高水平的肌酸激酶有关，如果患者在肝功能检查中出现不明原因的肌酸激酶水平升高，应考虑 DMD。对机体营养状况产生影响的临床表现包括吞咽困难、胃食管反流、便秘以及长期使用类固醇治疗导致骨量减少等。

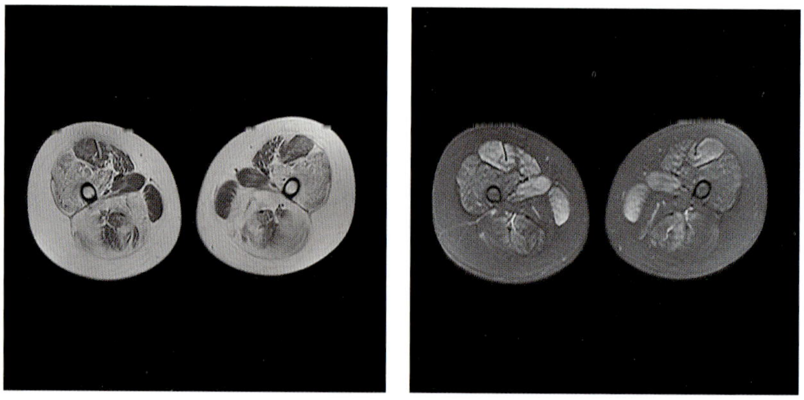

A　　　　B

图 16–1　杜氏肌营养不良症患者大腿骨骼肌 MRI

注：MRI 示大腿肌肉萎缩、其内可见条索状 T1WI 高信号（A），T2 压脂序列呈低信号（B），提示肌肉脂肪化改变。

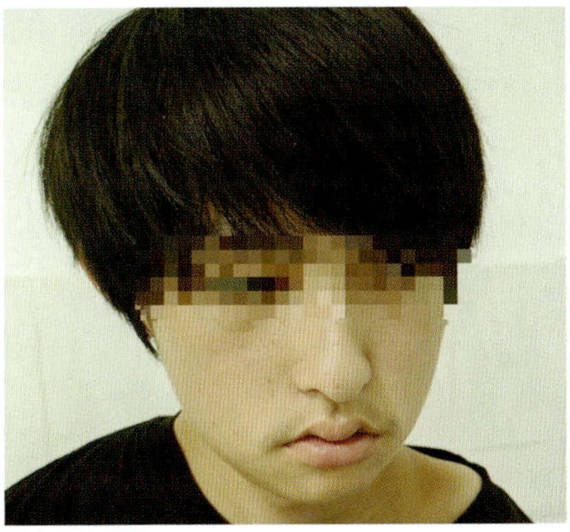

图 16-2　进行性肌营养不良症——肌病面容

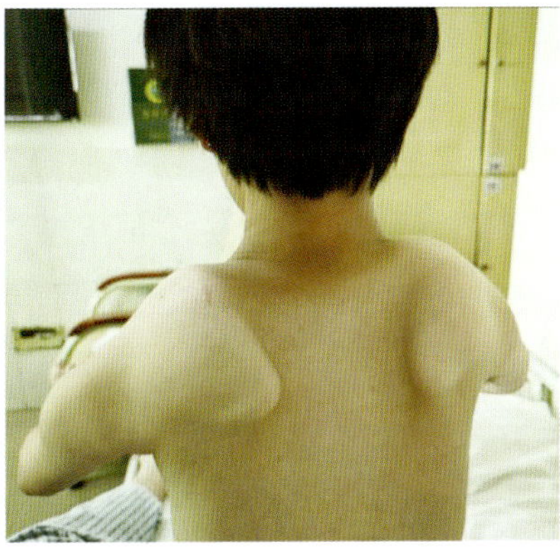

图 16-3　进行性肌营养不良症——翼状肩胛

(一)吞咽困难

通常从青少年时期开始，吞咽功能障碍在 DMD 患者中是普遍和渐进的。患者有咀嚼困难、食物团在口腔内转运缓慢、吞咽后咽残留等症状。首先出现的症状可能是吃饭时间延长，进而发展到害怕或实际发生窒息事件以及吞咽固体食物困难。严重时，吞咽困难可使患者面临体重下降和脱水的危险，因此，医护团队必须警惕窒息和误吸风险。在每次就诊时，要确定患者是否存在吞咽困难，必要时转诊至营养科或相关专科，采取适当的干预措施。

(二)胃肠道症状

胃肠道的并发症(gastrointestinal complications，GIC)在 DMD 中相对常见。与 DMD 相关的常见 GIC 包括胃食管反流(gastroesophageal reflux，GER)和胃排空延迟、便秘等。

1. 胃食管反流和胃排空延迟

一项 118 名青少年和成人的队列研究显示，近一半的人报告偶有胃灼热感，但只有 5 人因胃食管反流需要药物治疗。非门诊 DMD 患者胃灼热感的发生率明显高于门诊患者，DMD 中胃食管反流发展的潜在危险因素包括脊柱侧弯和肥胖，使用正压通气可以预防胃食管反流事件的发生。DMD 的儿童胃排空缓慢，并日趋严重，其症状类似胃食管反流表现，包括餐后腹痛、早饱、恶心和呕吐。如果出现胃排空明显延迟，应采取适当的干预措施，如低脂饮食、少食多餐等饮食调整；提供促胃肠动力药物治疗；必要时进行幽门后喂养。

2. 便秘

便秘在 DMD 患者中较为常见，有研究显示，DMD 患者便秘的发生率达 47%，故有必要对便秘相关症状进行更详细的询问，如排便时是否疼痛、粪便形状与硬度以及排便频率与习惯的改变等。同时，需要对 DMD 患者进行必要的便秘筛查，筛选、评估多种潜在的危险因素，包括吞咽功能障碍引起的脱水、缺乏膳食纤维摄入和潜在的运动功能障碍等。

(三)骨量减少

目前尚不清楚 DMD 是否直接影响骨骼，但长期使用皮质类固醇治疗会产生某些副作用，例如骨量减少和骨折的风险增加。DMD 骨骼健康的问题包括负重活动减少和肌肉无力，进而导致骨质减少、骨痛、脊柱侧弯、骨质疏松症、骨折和生活质量差。在约 2/3 的 DMD 病例中，通过补充骨化二醇、膳食钙至推荐剂量，减少钠摄入以避免钙尿增加，能够减少 DMD 患者骨吸收、纠正维生素 D 缺乏和增加骨量。在儿童期和青少年时期，确保摄入达到推荐量的钙对实现最佳峰值骨量是至关重要的，以乳制品为基础的富含钙的饮食通常受到儿童的青睐，并且可能对骨健康有益处，相比之下，儿童对钙补充剂的接受度较低并可能存在耐受性不佳的问题。对于所有存在低骨量风险的患者来说，食用高钙乳制品可以成为一种健康的习惯。随着患者生存期的延长，骨折风险的增加成为一个日益严峻的问题。

四、治疗

类固醇治疗是目前临床上唯一可用于减缓 DMD 肌肉无力进展的药物，如泼尼松或泼尼松类似物，但会产生副作用，如体重增加、身材矮小、骨质疏松、行为问题等。类固醇的使用通常在患者 4 ～ 8 岁，这时运动技能达到稳定但还未下降。在实施类固醇治疗时，应给予预防治疗，防止体重过度增加。目前尚无治愈 DMD 的方法，但正在进行大量针对 DMD 病理生理机制并改善肌肉再生的临床试验研究，包括基于细胞治疗、基因治疗、反义寡核苷酸治疗、停止密码子穿透治疗和生长因子通路治疗，旨在开发能够促进肌肉再生与功能恢复的创新治疗策略。

五、营养与进行性肌营养不良症

目前营养学与 DMD 的相关研究尚处于早期阶段。DMD 患者的营养不良非常常见，但有时被忽视。针对 DMD 患者中营养过剩和营养不良的双向营养失衡、胃肠道并发症的频发、吞咽功能障碍的普遍存在以及骨量减少的高发等问题，亟须开展深入研究，开发更具针对性与个体化的临床营养治疗策略。由于 DMD 患者的预期寿命较长，应考虑与成年年龄相关的营养问题和并发症，比如体重增加以及运动障碍可能会增加发生代谢综合征以及心血管疾病的风险。因此，除内分泌科、神经科和心血管科的专科治疗外，营养科、康复科和心理科的综合治疗对改善进行性肌营养不良症患者的康复进程和预后产生重要影响。

（康　超　项　薮　林　宁）

第二节　进行性肌营养不良症的营养代谢特点

目前尚无研究明确进行性肌营养不良症（DMD）患者在不同阶段的能量消耗、氮平衡等营养代谢特点，然而，由于 DMD 本身的疾病特点以及相关治疗手段的影响，肌肉量减少是 DMD 患者的典型特征。

一、DMD 能量代谢的特点

约 54% 的 10 ～ 13 岁 DMD 患者出现营养过剩，这与体力活动减少、脂肪和结缔组织浸润肌肉组织以及皮质类固醇的使用有关。患者不应为了增加身体的肌肉蛋白而过度饮食，这样不但不会增加肌肉合成，还可能导致体重过度增加，进一步加重骨骼畸形，甚至需要进行手术整形。营养不良使肌肉进一步萎缩，并影响患者的机体功能和日常生活。随着病情进展，肌肉萎缩导致体重下降，进而会引起虚弱、进食困难和吞咽困难。

静息能量消耗（REE）是指为维持瘦体重的代谢活性成分所需的最低能量。人体大约 30% 的 REE 由肝脏消耗，20% 由肌肉消耗，20% 由大脑消耗。在总能量消耗（TEE）中，REE 占总能量需求的最大百分比（60% ～ 70%）。根据患者的身体活动水平，将 REE 乘以活动系数得到 TEE。DMD 患者普遍存在较低 REE，可能与肌肉丢失、消耗减少有关。研究者对年龄在 10 ～ 37 岁的 77 例 DMD 患者进行了检查，发现该人群的 REE 明显低于正常水平。DMD 的非肥胖男孩的肌肉损失与较低的 REE 有关。也有研究发现，在 9 名 6 ～ 12 岁的 DMD 儿童中，结果并未显示肌肉质量的减少与较低的 REE 有关。DMD 患者肌肉减少与 REE 的关系有待进一步研究。

二、DMD 蛋白质代谢的特点

脂肪浸润到骨骼肌，导致脂肪增加、瘦体重下降，此时 DMD 患者的体重和 BMI 可能在正常范围内，但这些测量指标不能反映瘦体重信息。尤其是处于生长发育期的儿童，由于体重和身高的明显增加，BMI 往往更高，然而，BMI 并不能准确地描述体成分组成，尤其是肌肉质量。因此，体成分分析是 DMD 患者的一个重要监测指标。目前进行体成分分析，测量肌肉质量的方法较多，最常用的包括 DEXA、BIA 和 MRI。

（康　超　林　宁）

第三节　进行性肌营养不良症的营养治疗

DMD 是进行性肌营养不良症中发病率最高的类型，作为一种严重的进行性肌肉萎缩性疾病，DMD 会导致运动困难和呼吸困难，需要辅助通气，大多数患者最终死于心力衰竭和（或）呼吸衰竭。现代医学多推荐糖皮质激素疗法，但不良反应明显，在 DMD 的综合治疗中，营养治疗不可或缺。

一、营养筛查与评定

DMD 患者通常会出现胃肠道或营养并发症，包括吞咽功能障碍、下颌挛缩、体重增加或减轻、饮食或营养素失衡、骨密度降低和体液失衡等。这些并发症的影响因素包括糖皮质激素治疗、能量消耗减少和运动缺乏等。营养不良会加重 DMD 患者呼吸系统、心血管系统和骨骼肌的负面影响。

从患者确诊开始，应进行营养筛查以便及时发现患者与营养结局相关的风险。营养师应定期评估患者营养状况，测量体重和身高数据，为其制订个体化的营养治疗计划，提供营养指导、治疗方案和监测管理；出现超重风险时，为其设计安全、有效的饮食和运动方案；出现吞咽困难，营养风险增加时，多学科协同干预是必要的。

良好的营养状态定义为身高体重比或年龄 BMI 位于标准生长图上第 10 个到第 85 个百分位之间。若无法测量身高从而无法计算 BMI，则应使用年龄比体重百分位数。由于 DMD 患者的身体成分发生变化，因此使用标准生长图并非最佳选择，可结合人体成分分析等技术进行综合评估。

二、营养治疗目标量

DMD 患者的膳食可在普通人群的膳食指南基础上进行调整。DMD 患者从诊断起即需要持续的营养治疗与终身营养管理。

1. 能量

DMD 患者需要定期监测体重，并根据体重确定总能量需求，计算公式如下：总能量需求 = 静息能量消耗（REE）× 体力活动水平。REE 的测量首选间接测量法，其次采用公式计算。若采用公式计算得到的 REE 高于 DMD 患者的实际 REE，应根据患者实际情况来计算确定。一般来说，DMD 患者能量需求为《中国居民膳食指南（2022）》中对应年龄段人群的能量摄入目标量的 70% ～ 80%。

2. 蛋白质

关于 DMD 人群特定蛋白质需求的研究较少。蛋白质摄入量至少应满足相应年龄人群的膳食 DRIs。对于 4 ～ 18 岁的男孩，蛋白质摄入量的可接受百分比为总热量的 10% ～ 30%。目前尚无证据表明患有 DMD 的男孩需要额外补充蛋白质。成人患者每日蛋白质摄入量参考中国居民膳食营养的蛋白质参考摄入量，以优质蛋白为主。

3. 维生素 D 和钙元素

建议每日补充维生素 D 1000IU 和钙 750mg，尤其是已经开始接受激素治疗的患者或者血清 25-（OH）-D 低于 30ng/ml 者，必须及时补充。其他微量营养素建议按照膳食 DRIs 进行补充。

4. 液体需求

目前尚无针对 DMD 患者的液体补充指南。DMD 患者因为肌肉紧张度低而便秘的风险增加，与此同时，吞咽困难随着疾病进展而恶化，且限制了患者摄入液体的能力。故给予 DMD 患者足够的液体量十分重要。首先，根据患者体重对液体的需要量进行估算，再根据个体实际进行调整。在提供准确身高的情况下，基于身高和体重的液体计算方法均可使用。采用 Holliday-Segar 法估计液体需求（表 16-1）。

表 16-1 Holliday-Segar 法估计液体需求

质量 /kg	液体需求
1 ～ 10	100ml/kg
11 ～ 20	1000ml+50ml/kg（＞ 10kg 的每 kg）
＞ 20	1500ml+20ml/kg（＞ 20kg 的每 kg）

三、营养治疗途径

1. 饮食及口服营养补充

合理饮食有助于 DMD 患者尽可能维持健康、减轻症状。随着疾病进展，患者逐渐出现肌肉萎缩和功能丧失，合理的膳食、必要的口服营养补充对维持患者的营养状况非常重要。DMD 患者的饮食建议如下。

（1）高蛋白饮食：DMD 患者需摄入足够蛋白以维持肌肉健康。瘦肉、鱼类、鸡蛋、豆类和奶制品等为优质蛋白来源。对于咀嚼和吞咽困难的患者，可考虑易消化的蛋白质补充剂。

（2）饮食调整：DMD 患者一旦出现咀嚼和吞咽困难，则需要调整食物性状，以易于患者嚼碎、吞咽的食物为主。必要时使用吸管等工具辅助进食。

（3）维生素和矿物质：确保 DMD 患者摄入足够维生素 D、钙和镁以保持骨骼健康。维生素 C 和维生素 E 等抗氧化剂可减轻肌肉损伤。

（4）高纤维饮食：高纤维食物有助于促进消化、预防便秘。谷物、豆类、蔬菜和水果为良好的膳食纤维来源，患者应增加这些食物的摄入量并保持充足的水分摄入。

2. 肠内营养

DMD 患者出现肠内营养适应证时，经与患者和家属充分沟通并获得同意后，及时启动肠内营养，以获得更好的临床结局。例如，当患者进餐时间超过 30min 且无法满足营养需求、体重减轻或 3 个月内未增加、体重或身高百分位数下降 2 位或更多时，应考虑肠内营养支持。若存在明显误吸风险，则停止口服喂养，患者所需热量和营养素需由管饲喂养。留置鼻胃管、鼻肠管或经皮内窥镜胃造瘘术，可降低呼吸系统感染率和住院治疗次数，提高患者生活质量，延长生存期，在改善患者体重和身高方面比口服营养补充效果更佳。留置喂养管后，若患者能够进食且无误吸风险，则可继续口服喂养，经口进食无须满足全部能量需求。

3. 肠外营养

只要 DMD 患者的胃肠功能仍能保持完好状态，肠内营养是首选。然而，当肠内营养持续不能达到目标需要量的 50%，且超过 7d，或合并严重胃肠功能障碍等肠内营养的禁忌证时，建议启动肠外营养。

四、特殊营养素的补充

特殊营养素可防治 DMD 相关并发症，降低体内炎症和氧化应激水平，并维持骨骼和肌肉健康。在存在明显营养不良的情况下，一些特殊营养素可能是必要的，但是，特殊营养素防治 DMD 需要更多的循证医学证据。世界各国的有关特殊营养素的立法是不同的，一些特殊营养素在某些国家被视为“膳食补充剂”，而在其他国家则被当作“药品”，因此，应当合理使用特殊营养素。

1. 支链氨基酸

为人类必需氨基酸，包括亮氨酸、异亮氨酸和缬氨酸，与其他必需氨基酸一样，必须通过饮食摄入。支链氨基酸的合成代谢作用是一个 ATP 高消耗过程，因此合成需要高能底物。亮氨酸可促进骨骼肌的葡萄糖摄取并增强胰岛素敏感性，因此，补充支链氨基酸可能会降低血糖水平，这可能使接受降糖药物治疗的 DMD 患者产生不良反应。支链氨基酸促进谷氨酸盐的合成，谷氨酸盐是谷氨酰胺产生的底物，进而发挥对骨骼肌的氨解毒作用。补充支链氨基酸有助于肌肉的合成、提高瘦体重，但补充过多会导致大量谷氨酰胺合成，产生高渗效应，参与脑水肿的形成，且诱发代谢性碱中毒，反而加重肝性脑病。因此，对于 DMD 患者，应特别注意支链氨基酸的摄入剂量。支链氨基酸最常见的副作用是食欲下降、厌食、恶心和胃部不适等胃肠道症状。

2. 谷氨酰胺

骨骼肌在谷氨酰胺的储存、代谢和释放中起着重要的作用，维持着约 80% 的氨基酸含量。DMD 患者由于肌萎缩，体内谷氨酰胺的生物利用度显著下降，谷氨酰胺严重缺乏。因此，给 DMD 患者补充谷氨酰胺理论上是必要的，然而目前缺乏相关的循证医学证据支持。最近的一项研究调查了谷氨酰胺对 DMD 男童体内葡萄糖代谢的影响，谷氨酰胺通过三羧酸循环参与糖异生，静脉输注谷氨酰胺 5h 后，可观察到血浆胰岛素水平一过性升高，之后马上恢复到正常水平。因此，接受胰岛素治疗的 DMD 患者应避免谷氨酰胺联合给药。谷氨酰胺最常见的不良反应为恶心和呕吐。

3. 肌酸

在过去几十年里，肌酸因对肌肉功能和运动能力具有显著益处而得到了广泛的应用。肌酸有助于增加肌肉纤维大小，参与骨骼肌细胞能量代谢，对肌肉新陈代谢产生多种影响。肌酸及其磷酸化形式磷酸肌酸（phosphocreatine，PCr）可携带 ATP 在线粒体和胞质间运输。通过这种方式，在身体活动期间，肌纤维可以获得动态储备的能量底物。DMD 患者和 mdx 小鼠（DMD 最常用的动物模型）的肌肉组织中肌酸和 PCr 浓度显著降低。在动物模型中给予肌酸可以增强骨骼肌力量和肌细胞氧化能力，并减少肌纤维的坏死。肌酸参与肌肉保护作用，可能与减少 DMD 肌纤维慢性 Ca^{2+} 超载有关。目前，补充肌酸对 DMD 患者的人群研究证据尚不充分，应当根据疾病的不同阶段，针对性地补充肌酸。除了可能导致胃肠道不适和肌肉痉挛外，DMD 患者补充肌酸后可出现体重增加，也需要引起关注。

4. 牛磺酸

牛磺酸具有抗氧化、抗感染以及调节离子通道等多种生物学功能，在哺乳动物组织中广泛存在，在代谢活跃的组织中尤其丰富。牛磺酸比肌酸更有效地改善 mdx 小鼠骨骼肌细胞坏死、氧化应激水平和炎症指标。急性注射牛磺酸会导致雄性大鼠低血压和血管舒张，需考虑牛磺酸可能与调节血压的药物之间存在的相互作用；牛磺酸还可与糖皮质激素相互作用，导致 DMD 患者的血液中类固醇和其他药物水平降低。

5.L- 精氨酸和瓜氨酸

L- 精氨酸或其前体瓜氨酸可以增强一氧化氮合酶（NOS）和一氧化氮合成的活性，对维持线粒体功能至关重要，可预防肌萎缩。精氨酸可以安全地单独用药或与多种活性成分联合给药。在人体试验中尚未出现与 L- 精氨酸或瓜氨酸给药相关的严重不良反应，证实了这些氨基酸的安全性。最常见的副作用是恶心和轻度腹泻，这可能由于 L- 精氨酸摄入刺激肠道一氧化氮合酶活性，增加局部一氧化氮合成，而一氧化氮与肠道蠕动、保水和电解质运输等功能密切相关。局部一氧化氮过多导致肠道吸收和分泌功能失衡，水分流失增多，加大了营养素损耗。

6. 绿茶提取物

绿茶提取物（green tea extract，GTE）含有类黄酮儿茶素，如表没食子儿茶素-3-没食子酸酯（epigallocatechin-3-gallate，EGCG）、表儿茶素没食子酸酯、表儿茶素、没食子酸，均具有抗氧化特性。EGCG是绿茶的主要多酚抗氧化剂，也是绿茶发挥生物学作用的主要成分之一。研究表明，GTE能改善治疗动物的肌肉功能，减少肌肉组织的坏死。此外，EGCG是介导叶酸肠道吸收的质子偶联叶酸转运蛋白（proton-coupled folate transporters，PCFT）的竞争性抑制剂，因此，摄入绿茶可能会干扰叶酸在小肠中的吸收，降低生物利用度。叶酸吸收不足会影响半胱氨酸代谢，诱发高同型半胱氨酸血症（hyperhomocysteinemia，HHcy）。HHcy与骨骼肌功能障碍有关，并可能加剧DMD的肌肉退化。葡糖醛酸化是儿茶素代谢中最重要的反应之一，由UDP-葡糖醛酸基转移酶（UGT）同工酶催化，因此，DMD患者接受UGT代谢的药物或其他苯酚类营养保健品治疗时，可能会与GTE发生不必要的相互作用。如Ataluren是一种最近被批准用于DMD的促通读（ribosomal read-through）新药，改善DMD患者体内的提前终止密码子（premature termination codon，PTC）导致的遗传错误，该药的代谢可能被GTE延迟或损害，具有潜在的毒性作用。GTE最常见的副作用是GTE提取物中的咖啡因导致的一系列临床症状，包括头痛、紧张、睡眠障碍、腹泻等。咖啡因还具有利尿作用，这可能会加剧DMD患者的尿钙流失。

7. ω–3脂肪酸

炎症反应是营养不良患者肌肉的主要特征之一。ω-3脂肪酸具有较为明确的抗感染作用，在mdx小鼠中补充ω-3脂肪酸或EPA可减少炎症、促进肌肉再生。每日补充ω-3PUFA 2.9g，6个月后可降低DMD男童的胰岛素抵抗，减缓肌肉流失进程和减少脂肪量。ω-3脂肪酸的副作用包括恶心、胃部不适和腹泻等。

8. 维生素D

DMD男童的血清25-（OH）-D水平往往较低，这主要是由于长期使用皮质类固醇。同时，患者由于运动障碍，户外活动量少，阳光照射不足，也导致维生素D水平不足。患者体内较低的25-（OH）-D水平导致骨密度降低，增加长骨和椎骨骨折的风险。补充维生素D是DMD患者对抗皮质类固醇诱发的骨质疏松症的常用策略。适量服用维生素D通常被认为是安全的，但长期服用高剂量会引起副作用，包括虚弱、疲劳、头晕、恶心、呕吐、头痛、厌食等。过量维生素D可加重高钙血症及相关症状，如高血压和肾损伤等。

9. 白藜芦醇和姜黄素

白藜芦醇可促进骨骼肌健康，具体机制包括具有较强的抗氧化能力，减少蛋白质降解，抑制炎症。白藜芦醇与其他药物可能存在相互作用，特别是CYP3A4代谢相关的药物。姜黄素具有预防肌肉萎缩作用，在mdx小鼠中腹腔注射姜黄素10d后，小鼠肌肉功能得到改善。也有研究表明mdx小鼠口服姜黄素效果不明显，提示姜黄素的给药途径可能会严重影响其生物利用度。姜黄素通常被认为是安全的，但人群研究结果显示可能存在头痛、恶心、腹胀、腹泻等不良反应。

10.N-乙酰半胱氨酸

N-乙酰半胱氨酸（N-acetylcysteine，NAC）又称乙酰半胱氨酸，是半胱氨酸的乙酰化衍生物，为天然存在于洋葱中的植物抗氧化剂，也是人体主要的内源性抗氧化剂谷胱甘肽的前体。营养不良患者的肌肉可能产生更多的 ROS，更容易受到氧化损伤，因此补充抗氧化剂可作为一种辅助疗法。NAC 是半胱氨酸的前体，本身可作为抗氧化剂来直接发挥作用，也可通过谷胱甘肽的合成间接发挥作用。半胱氨酸也是牛磺酸合成的前体，肌肉牛磺酸含量的增加有助于改善中密度纤维肌的力量和功能。补充 NAC 可能引起恶心、呕吐、腹胀和腹泻等胃肠道不良反应。

11. 辅酶 Q（CoQ）

辅酶 Q（CoQ）作为线粒体电子传递链的辅酶发挥重要作用，具有抗氧化作用，可以抑制营养不良状态下肌纤维中产生过量的 ROS。CoQ 还具有神经保护和心血管保护作用，补充 CoQ 可促进神经元的生长和分化，改善 DMD 患者受损的心肌功能和身体运动功能，但超声心动图参数未发生显著变化。艾地苯醌是辅酶 Q10 的人工合成类似物，具有抗氧化特性，可用于治疗 DMD 患者心肺功能障碍，目前暂无严重不良反应的报道。

12. 褪黑激素

褪黑激素可调控机体氧化应激水平，维持骨骼肌健康。研究显示褪黑激素可改善小鼠的肌营养不良和肌纤维收缩功能。在针对 DMD 患者的研究中表明，褪黑激素治疗可以使血浆促炎细胞因子和氧化应激恢复正常水平，同时减轻肌肉萎缩。值得注意的是，口服褪黑激素可降低凝血活性，并存在剂量 - 效应关系。褪黑激素可通过干扰钙调节蛋白来影响钙信号传导，提示高血压患者使用褪黑激素可能影响抗高血压药物的效果。故应当注意，高血压患者晚间服用硝苯地平等钙通道阻滞剂基础上再服用褪黑激素时，可能导致血压升高。某些褪黑激素产品中含有血清素，血清素可能引起心动过速、心悸和高血压等症状，需要在使用前严格审查说明书。此外，褪黑激素在儿童中的应用安全性尚待深入评估。

五、营养管理与监测

1. 营养管理

营养管理的目标是预防 DMD 患者超重或肥胖，通过定期评估患者生长和体重变化促进健康、均衡饮食来缓解营养不良。营养管理内容如下。

（1）收集病史和实验室结果，解释体检结果。

（2）了解饮食史，包括饮食和液体摄入量，维生素、矿物质摄入量；估算能量、蛋白质、微量营养素以及液体需求。

（3）了解用药史及药物摄入量。

（4）评估咀嚼和吞咽功能，了解是否存在食物过敏和不耐受。

（5）了解是否存在社会和心理问题。

（6）进行营养教育：给予能量摄入和补液目标建议；宣教饮食中常见营养素和微量营养素的摄入量；指导通过改变食物质地安全舒适地咀嚼和吞咽；提供营养教育材料；鼓励开展家庭营养。

（7）定期检测体重、身高、BMI 和人体成分等指标。（图 16-4）

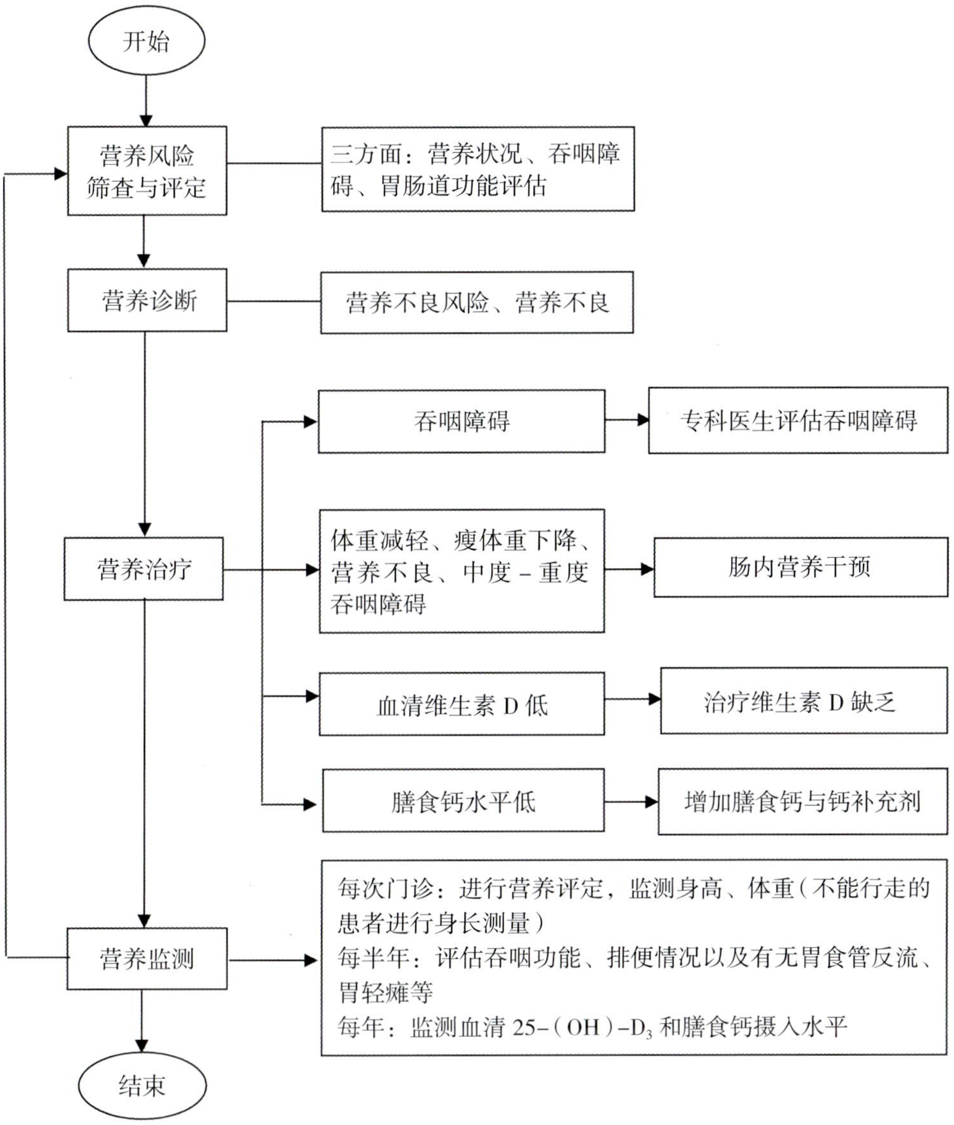

图 16-4　进行性肌营养不良症患者的营养管理流程

2. 营养监测

患者每次就诊时，营养师应评估其营养状况，调整个体化营养治疗方案。在患者使用皮质类固醇治疗前，应进行营养评估，内容如下。

（1）评估患者是否存在体重过轻或超重的情况以及风险。

（2）是否存在非自主 / 自愿的体重减轻或体重增加不良。

（3）是否计划进行大手术。

（4）是否存在慢性便秘。

（5）是否存在进食困难或吞咽困难。

（6）监测药物对患者生长发育和生活质量产生的副作用。

（康　超　林　宁）

参考文献

[1] 谭虎，梁德生，邬玲仟．杜氏进行性肌营养不良的临床实践指南[J]. 中华医学遗传学杂志，2020，(3):258-262.

[2] DUAN D，GOEMANS N，TAKEDA S，et al.Duchenne muscular dystrophy[J].Nat Rev Dis Primers，2021，7(1):13.

[3] GROUNDS M D，TERRILL J R，AL-MSHHDANI B A，et al.Biomarkers for Duchenne muscular dystrophy:myonecrosis，inflammation and oxidative stress[J].Disease Models & Mechanisms，2020，13(2):043638.

主要英文缩写词索引

英文缩写	英文全称	中文全称
ASPEN	American Society for Parenteral and Enteral Nutrition	肠外肠内营养学会
AHA	American Heart Association	美国心脏学会
ASA	American Stroke Association	美国脑卒中学会
ASS	argininosuccinate synthase	精氨酸琥珀酸合成酶
Arg	arginase	精氨酸酶
AChR	acetylcholine receptor	乙酰胆碱受体
ACh	acetylcholine	乙酰胆碱
ARDS	acute respiratory distress syndrome	急性呼吸窘迫综合征
AGI	acute gastrointestinal injury	急性胃肠道损伤
ALS	amyotrophic lateral sclerosis	肌萎缩侧索硬化
APACHE Ⅱ	acute physiology and chronic health evaluation Ⅱ	急性生理与慢性健康评分Ⅱ
BCAAs	branched-chain amino acids	支链氨基酸
BMI	body mass index	体重指数
BMD	Becker muscular dystrophy	贝氏肌营养不良症
CCN	critical care nutrition	重症监护营养组织
CHI	creatinine height index	肌酐身高指数
CPN	central parenteral nutrition	中心静脉营养
CRP	C-reactive protein	C- 反应蛋白
CVC	central venous catheter	经皮穿刺中心静脉置管
CVT	cerebral venous thrombosis	脑静脉血栓
CoQ10	coenzyme Q10	辅酶 Q10
DBS	deep brain stimulation	深部脑刺激
DAPC	dystrophin-related protein complex	肌营养不良相关蛋白复合物

续表

英文缩写	英文全称	中文全称
DEXA	dual energy X-ray absorptiometry	双能 X 射线吸收法
DRIs	dietary reference intakes	膳食营养素参考摄入量
DHA	docosahexaenoic acid	二十二碳六烯酸
EPA	eicosapentaenoic acid	二十碳五烯酸
EAA	essential amino acids	必需氨基酸
EAMG	experimental autoimmemyasthenia	实验性自身免疫性重症肌无力
ESICM	European Society of Intensive Care Medicine	欧洲危重病协会
ESPEN	European Society for Parenteral and Enteral Nutrition	欧洲肠外肠内营养学会
eNOS	endothelial nitric oxide synthase	内皮型一氧化氮合酶
EN	enteral nutrition	肠内营养
FVC	forced vital capacity	用力肺活量
GBD	global burden of disease study	全球疾病负担研究
GCS	Glasgow coma scale	格拉斯哥昏迷量表
GI	glycemic index	血糖指数
GLIM	Global Leadership Initiative on malnutrition	全球领导人营养不良倡议
Gln	glutamine	谷氨酰胺
GRV	gastricresidual volume	胃残余量
GUSS	Gugging swallowing screen	Gugging 吞咽功能评估量表
HEN	home enteral nutrition	家庭肠内营养
HPN	home parenteral nutrition	家庭肠外营养
HMB	beta-hydroxy-beta-methylbutyrate	β - 羟基 - β - 甲基丁酸
IAP	intra abdominal pressure	腹内压
ICU	intensive care unit	重症监护病房
IFN- γ	interferon- γ	干扰素 - γ
IL-1	interleukin-1	白细胞介素 -1
IL-6	interleukin-6	白细胞介素 -6
KWST	Kubota water swallow test	洼田饮水试验
LRP4	low density lipoprotein receptor-related protein 4	低密度脂蛋白受体相关蛋白 4
LCT	long chain triglycerides	长链三酰甘油
MCT	medium chain triglycerides	中链三酰甘油
MLCT	medium/long-chain triglycerides	中 / 长链三酰甘油

续表

英文缩写	英文全称	中文全称
MNs	micronutrients	微量营养素
MNA	mini nutritional assessment	微型营养评定
MNA-SF	mini-nutritional assessment short form	微型营养评定 - 简表
mNUTRIC	modified nutrition risk in critically ill	改良版 NUTRIC 评分
MUST	mal-nutrition universal screening tool	营养不良通用筛查工具
MeDi	Mediterranean diet	地中海膳食模式
MG	myasthenia gravis	重症肌无力
MRI	magnetic resonance imaging	磁共振成像
MuSK	muscle-specific receptor tyrosine kinase	肌肉特异性受体酪氨酸激酶
NOS	nitric oxide syntheses	一氧化氮合酶
NICE	National Institute for Health and Care Excellence	英国国家卫生与临床优化研究所
NUTRIC	the nutrition risk in critically ill	危重症营养风险评分
NRS 2002	nutrition risk screening 2002	营养风险筛查 2002
ONS	oral nutritional supplements	口服营养补充
PEG	percutaneous endoscopic gastrostomy	经皮内镜下胃造瘘术
PEJ	percutaneous endoscopic jejunostomy	经皮内镜下空肠造瘘术
PN	parenteral nutrition	肠外营养
PPN	peripheral parenteral nutrition	外周静脉营养
PVC	peripheral venous catheter	外周静脉导管
PICC	peripherally inserted central catheter	经外周静脉置入中心静脉导管
PORT	implantable venous access port	植入式静脉输液港
PICS	persistent inflammation immunosuppression catabolism syndrome	炎症 - 免疫抑制 - 分解代谢综合征
PD	Parkinson′ s disease	帕金森病
RCT	randomized controlled trial	随机对照试验
RIG	radiologically inserted gastrostomy	放射嵌入式胃造瘘术
SAPS	simplified acute physiology score	简明急性生理评分
SGA	subjective global assessment	主观全面评定
SMI	skeletal muscle index	骨骼肌指数
SNAQ	short nutritional assessment questionnaire	短期营养评估问卷
SNST	spinal nutrition screening tool	脊髓营养筛查工具

续表

英文缩写	英文全称	中文全称
SSA	standardized swallowing assessment	标准吞咽功能评估量表
SCI	spinal cord injury	脊髓损伤
SPN	supplemental parenteral nutrition	补充性肠外营养
sTBI	severe traumatic brain injury	重型颅脑损伤
TBI	traumatic brain injuries	颅脑损伤
TPN	total parenteral nutrition	全肠外营养
TNF-α	tumor necrosis factor-α	肿瘤坏死因子-α
TOR-BSST	Toronto bedside swallowing screening test	多伦多床边吞咽筛查试验
VAP	ventilator-associated pneumonia	呼吸机相关性肺炎
ω-3PUFA	ω-3 polyunsaturated fatty acids	ω-3 多不饱和脂肪酸

注：按照英文字母排序。

Thanks

致 谢

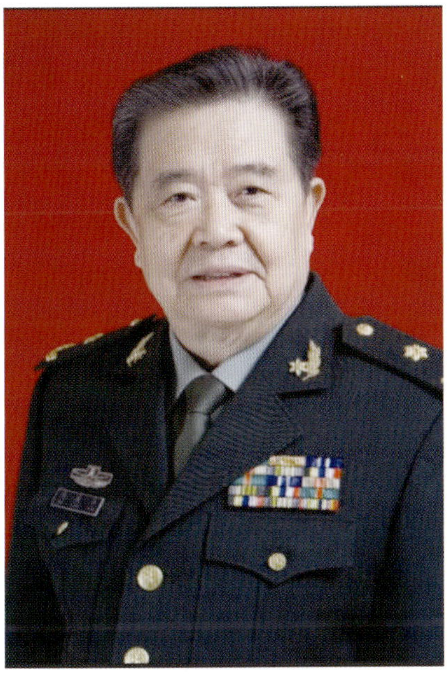

马廉亭教授

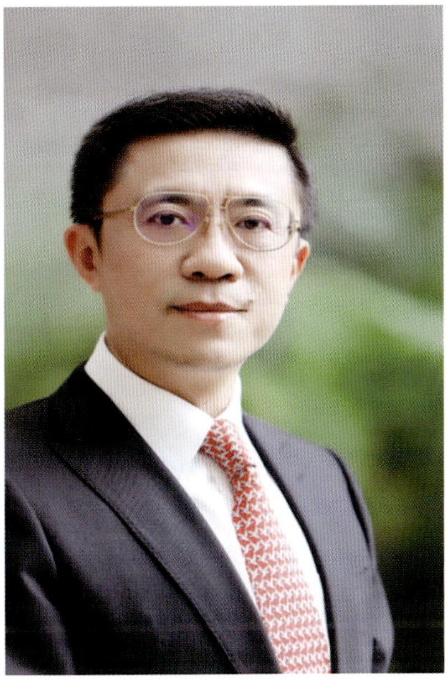

于康教授

感谢马廉亭教授，正是您的诲人不倦和精益求精的指导，才有了这本书的面世。作为我国神经外科血管内介入治疗创始人，您孜孜以求服务患者与科研创新的精神，一直是我们仰望的标杆，感召着我们砥砺前行。

感谢于康教授，正是您的大力支持和坚定不移的鼓励，才有了这本书的尘埃落定。作为我国临床营养领域的学术带头人，您丰富的实践经验和严谨治学的态度，始终是我们学习的典范，引领着我们一路追随。

在本书的撰写过程中，参考了众多专家、学者的著作和研究成果，也得到了许多同行热忱的指导，在此一并致谢！